ECMO

Daniel Räpple

ECMO

Ein Manual für die Intensivmedizin

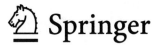 Springer

Daniel Räpple
Internistische Intensivmedizin
Klinikum Stuttgart
Stuttgart, Deutschland

ISBN 978-3-662-66676-0   ISBN 978-3-662-66677-7   (eBook)
https://doi.org/10.1007/978-3-662-66677-7

Die Deutsche Nationalbibliothek verzeichnet diese Publikation in der Deutschen Nationalbibliografie; detaillierte bibliografische Daten sind im Internet über http://dnb.d-nb.de abrufbar.

Planung: Dr. Anna Krätz
Springer ist ein Imprint der eingetragenen Gesellschaft Springer-Verlag GmbH, DE und ist ein Teil von Springer Nature.
Die Anschrift der Gesellschaft ist: Heidelberger Platz 3, 14197 Berlin, Germany

Vorwort

Die Entwicklungen im Bereich der extrakorporalen Reanimation (eCPR) und die COVID-Pandemie haben in den letzten Jahren in Deutschland flächendeckend zu einem deutlichen Anstieg von veno-arteriellen und veno-venösen ECMO-Verfahren geführt.

Während jeder ECMO-Therapie, sei sie als Herz-, Lungen-, oder Herz-Lungenersatz konzipiert, wird dem Anwender dabei immer wieder deutlich, wie wichtig es ist, neben den manuellen und technischen Herausforderungen einer ECLS- oder ECMO-Therapie sich auch eingehend mit den physiologischen Grundlagen der Hämodynamik und der Lungenfunktion, sowie deren pathophysiologischen Aspekte im kardiogenen Schock oder im Lungenversagen zu beschäftigen.

Deshalb ist es die Intention des ECMO-Manuals, ein graphisch orientiertes, pragmatisches Handbuch zur Planung, Implantation, Inbetriebnahme und Aufrechterhaltung der verschiedenen ECMO-Verfahren zu sein, zugleich aber auch allen den an einer erfolgreichen ECMO-Therapie beteiligten Berufsgruppen pathophysiologische Grundlagen zum Verständnis und der Steuerung der ECMO-Therapie an die Hand zu geben.

Wenige in den Grenzgebieten der Intensivmedizin angewendete Verfahren sind durch prospektive, randomisierte Studien zweifelsfrei belegt, im Bereich der Intensivmedizin können gar eine oder wenige Studien sozusagen "über Nacht" bisher empirisch etablierte Therapieverfahren als obsolet oder schädlich darstellen. Das Manual orientiert sich neben den aktuellen Leitlinien auf Studien und Reviews, aber es sind auch viele eigenen Erfahrungen aus Anwendung, Simulation und zahlreichen Diskussionen mit anderen ECMO-AnwenderInnen sowohl am Patientenbett, aber auch am Rande von Fortbildungen und Kongressen, mit eingeflossen.

Danken möchte allen Kolleginnen und Kollegen, die mit Rat und Tat in schwierigen Situationen der Anwendung, sowie mit konstruktiver Diskussion über die Hämodynamik und die Pathophysiologie des Schocks zu diesem Manual beigetragen haben. Stellvertretend für alle, die hier nicht genannt werden können, danke ich den Herren Dr. J. Heymer, PD Dr. D. Staudacher und Prof. Dr. T. Wengenmayer.

Mein besonderer Dank gilt meiner Familie, die mit viel Geduld und vor allem viel Zeit zu diesem Manual beigetragen hat.

Dr. med. Daniel Räpple
Stuttgart, im Dezember 2022

Inhaltsverzeichnis

eCPR - ECLS in extremis   45

Allgemeine Aspekte ECLS/ECMO

Übersicht Beispielformulare   165

Abkürzungsverzeichnis

#

3/8"	Innendurchmesser ECLS-Schläuche
4H/4T	"4Hs & HITS": Reversible Ursachen

A

ATP/ADP	Adenosin-Tri-Phosphat/-Di-Phosphat
ARDS	Adult Respiratory Distress Syndrome
ASR	Atraumatischer Schockraum

B

BGA	Blutgasanalyse
BIVAD	Bi-Ventricular Assist Device,
BZ	Blutzucker

C

CARDS	COVD-assoziiertes ARDS
C_aO_2	arterieller Sauerstoffgehalt
CI	Cardiac Index, Herzindex
CIRS	Critica Incident Reporting System
CO	Cardiac Output, Herzzeitvolumen
CPI	Cardiac Power Index
CPO	Cardiac Power Output
CPR	Cardiopulmonary Resuscitation
CRRT	Continous Renal Replacement Therapy
CVVH	Kont. venovenöse Hämofiltration

D

DO_2	Delivery of O_2, Sauerstoffangbot

E

ECLS	Extracorporal Life Support
ECMO	Extracorporal Membrane Oxygenation
$ECCO_2R$	Extracorporal CO_2-Removal
eCPR	extrakorporael CPR
EF	Ejektionsfraktion
eFAST	Sonographie bei Trauma
EK	Eryhtozytenkonzentrat
etCO2	endexpiratorisches CO2

F

FFP	Fresh Frozen Plasma, Frischplasma
"F", French	Innenmaß, 1F = 1/3 mmm

G

GET	Gemeinsames Entscheidungstreffen

H

HDM	Herzdruckmassage
HI	Herzindex, HZV auf KÖF indiziert
HIT	Heparin-induzierte Thrombopenie
HZV	Herzzeitvolumen

L

LA	Left Atrium, Linker Vorhof
LCOS	Low Cardiac Output Syndrom
Low-Flow	Zeit unter CPR mit geringem Fluss
lpm	Liter pro Minute
LUS	*Lung Injury Score*
LV	Linker Ventrikel
LVV	Linksventrikuläres Volumen
LVAD	Linksventrikuläres Assist Device
LVOT	Linksvetrikulärer Ausflusstrakt
LVP	Linksventrikuläres Volumen

M

M&M	Morbidity and Mortality (Konferenz)
MAD	Mittlerer Arterieller Druck
MCS	Mechanical Circulatory Support

N

No-Flow	Zeit unter CPR ohne sicheren Fluss
NSE	Neuronenspezifische Enolase

O

Oxy	Oxygenator

P

P/F-Ratio	Oxygenierungs- oder Horovitz-Index
PAK	Pulmonaliskatheter
p_aO_2	arterieller Sauerstoffpartialdruck
P_{art}	Arterieller Abgabedruck der ECMO
PAOP	Pulmonary artery occlusion pressure
PAP	Pulmonalartierendruck
PCI	Perkutane Koronarintervention
PCWP	Pulmonary Capillary Wedge Pressure
P_{delta}	Druckdifferenz in der Beatmung
PIK	Peripheral Insertion Kit
P_{perf}	Perfusionsdruck
Purge	Spüllösung für das PVAD
PVAD	Peripher impl. Unterstützungssytem
pven	Venöser Ansaugdruck/ "Sog"
PV-Loop	Pressure/Volume Loop
PVR	Pulmonalvaskulärer Widerstand
PVZ	Peripherer Venenzugang

Kapitelübersicht

Begriffsklärung ECLS, ECMO und MCS

Begriffsklärung ECLS, ECMO, ECCO₂R und MCS

Extra**c**orporal **L**ife **S**upport

Extra**c**orporal **M**embrane **O**xygenation

Extra**c**orporal CO₂ **R**emoval

Mechanical **C**irculatory **S**upport

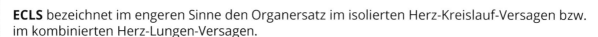

V-A ECMO
eCPR
Kardiogener Schock
(Sepsis)

V-AV ECMO
Eskalation von
V-A + zusätzlicher
respiratorischer
Insuffizienz oder
V-V + Pumpversagen

V-V ECMO
Respiratorische
Insuffizienz

V-V/A-V ECCO₂R
CO₂-Retention
Lungenprotektion

PVAD
LVAD, RVAD
BIVAD, TAH
Ventrikuläre Assist
Devices (VADs)

ECLS bezeichnet im engeren Sinne den Organersatz im isolierten Herz-Kreislauf-Versagen bzw. im kombinierten Herz-Lungen-Versagen.

ECMO bezeichnet den Organersatz im isolierten Lungenversagen. Aufgrund eines ähnlichen technischen Aufbaus mit Pumpe, Oxygenator und Steuerkonsole, der sich oft nur durch die Kanülen-Konfiguration unterscheidet, wird jedoch zumeist der Begriff ECMO in Verbindung mit der Kanülenkonfiguration auch für ECLS-Verfahren verwendet. Veno-arterielle (V-A) ECMO und veno-arteriovenöse (V-AV) ECMO sind ECLS-Verfahren. Dies wird besonders deutlich, betrachtet man die Sauerstoffangebotsformel (DO₂) und die Möglichkeit der verschiedenen Verfahren, deren Faktoren HZV bzw. C$_a$O₂ zu modifizieren.

ECCO₂R und V-V ECMO unterscheiden sich maßgeblich im technischen Aufbau der Systeme und den daraus resultierenden maximalen Blutflüssen. ECCO₂R kann aufgrund der geringeren Blutflüsse im Verhältnis zum Herzzeitvolumen zumeist keine signifikante Oxygenierung sichern, jedoch eine effektive CO₂-Auswaschung (Decarboxylierung) ermöglichen. Eine definierte Grenze bezüglich des Flusses gibt es nicht, die Verfahren V-V ECMO und ECCO₂R unterscheiden sich jedoch in der Intention: voller Lungenersatz vs. partieller Ersatz.

MCS: Ventrikuläre **A**ssist **D**evices (**VAD**s) unterstützen die entsprechenden Ventrikelfunktionen (LVAD linker, RVAD rechter, BIVAD beide Ventrikel) und müssen bis auf die peripher implantier-baren Systeme (PVAD) meist chirurgisch implantiert werden. MCS bewirken nur Fluss/HZV, es findet am gepumpten Blut kein Gasaustausch (O₂/CO₂) statt.

Physiologisches Funktionsprinzip

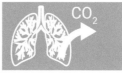

$$DO_2 = HZV \times C_aO_2$$

mit

$$C_aO_2 = Hb \cdot 1{,}34 \cdot S_aO_2 + 0{,}0031 \cdot p_aO_2$$

Der physikalisch gelöste Sauerstoff (p$_a$O₂) ist unter normalen, nicht in extremis konstruierten Verhältnissen, vernachlässigbar.

Das Sauerstoffangebot (Delivery of O₂, DO₂) berechnet sich aus dem Produkt aus dem Herzzeitvolumen (HZV) und dem arteriellen Sauerstoffgehalt (Content of O₂, C$_a$O₂). Der arterielle Abgabedruck der ECLS in einer V-A Konfiguration sichert im arteriellen Kreislaufsystem des Patienten den Perfusionsdruck (P$_{perf}$) über den Proportionalitätsfaktor des systemvaskulären Widerstands (SVR): P$_{perf}$ = MAD - ZVD = SVR · HZV. Nicht alle ECMO-Konfigurationen sichern sowohl HZV, als auch S$_a$O₂: Nur eine V-AV Konfiguration kann in allen klinischen Situationen gleichzeitig den Ersatz von HZV und C$_a$O₂ garantieren („Herz-Lungen-Maschine")

Typische ECLS/ECMO Konfigurationen

Allgemeiner Aufbau

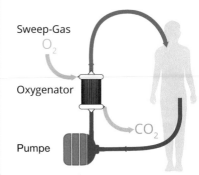

Eine Pumpe fördert das aus dem venösen Kreislauf entnommene Blut über einen Oxygenator. In diesem erfolgt die Oxygenierung, das hierzu eingesetzte Sweep-Gas „wäscht" CO_2 aus. Die Rückgabe erfolgt in den arteriellen (V-A) oder venösen (V-V) Kreislauf mit dem über den Oxygenator aufgebauten Druck. Eine V-V Konfiguration erhöht letztendlich die gemischt-venöse Sättigung (S_vO_2) des Blutes des Patienten vor der Lungenpassage. Bei der V-A Konfiguration führt der V-A Fluss und der Abgabedruck des Systems zur Erhöhung des Flusses bzw. des P_{perf} im arteriellen System/Kreislauf des Patienten.

Beispiele für gängige peripher implantierbare ECMO Konfigurationen

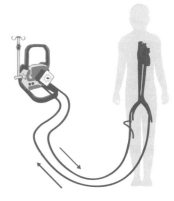

V-Ad ECMO

Bi-femorale Konfiguration mit distaler Beinperfusion (d), typische ECLS im Rahmen einer eCPR. Die distale, antegrade Kanüle sichert die Beinperfusion distal einer ggf. durch die arterielle Kanüle (teil-)okkludierte A. femoralis communis.

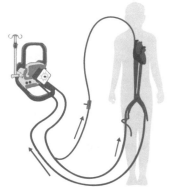

V-AdV ECMO

Bi-femoral-juguläre Konfiguration. Meist Erweiterung aus einer V-Ad ECMO bei zusätzlichem Lungen- oder bei bestehender V-V ECMO mit zusätzlichem Herzversagen. Die arterielle Linie ist über ein Y-Stück aufgesplittet, eine Drosselklemme regelt den V-A bzw. V-V Anteil am Gesamtfluss.

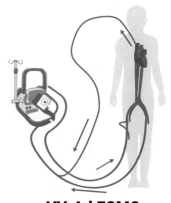

VV-Ad ECMO

Bi-femoral-juguläre Konfiguration mit zusätzlich drainierender Kanüle in der V. jugularis interna re., z.B. bei ungenügender Drainage oder zur zusätzlichen Entlastung des rechten Ventrikels.

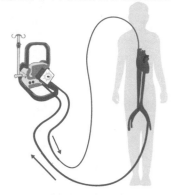

V-V ECMO

Typische femoro-juguläre Konfiguration einer V-V ECMO. Neben der femoro-juguläreren Kanülierung kann auch eine bi-femorale oder eine rein juguläre (bicavale Dual-Lumen Kanüle) Konfiguration erfolgen.

Physikalisches Funktionsprinzip

Physikalische Abstraktion eines ECMO-Systems

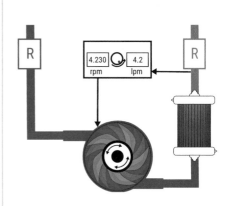

Ein ECMO-System kann auf wenige Komponenten abstrahiert werden:
- Pumpe
- Oxygenator
- Steuergerät und Flusssensor
- Schlauchsystem mit Kanülen

Je nach Aufbau des Sytems übersetzt die Pumpe eine von dem Steuergerät vorgegebene Drehzahl (rounds per minute, rpm) in einen Fluss, der über einen Fluss-Sensor gemessen wird (liter per minute, lpm). Am blauen, venösen Schenkel entsteht dadurch ein Unterdruck ("Sog"), am arteriellen Schenkel ein positiver Abgabedruck. Die für die Übersetzung des Flusses in die Drücke im System maßgeblichen Widerstände (R) sind neben dem Schlauchsystem vor allem die Kanülendurchmesser.

Fluss und Druck in einem ECMO-System
(Gesetz von Hagen-Poiseuille und die Kirchhoffschen Regeln)

Bei einem einfachen ECMO-Aufbau, z.B. bei einer V-A ECMO oder V-V ECMO, sind alle Komponenten des Systems in Reihe geschaltet. Der Fluss im System ist überall gleich, er könnte theoretisch also am venösen oder am arteriellen Schenkel gemessen werden. Sobald jedoch eine der beiden Linien aufgezweigt wird, z.B. bei einer V-AV Konfigruation, wird der Fluss nach der Aufzweigung nach den Regeln der Parallelschaltung aufgeteilt.

$$\dot{V} = \frac{dV}{dt} = \frac{\pi \cdot r^4}{8 \cdot \eta} \frac{\Delta p}{l}$$

Volumenstrom durch das Rohr [m³/s]
Innenradius des Rohres [m]
Länge des Rohres [m]
Dynamische Viskosität [Pa x s]
Druck [Pa]

Reihenschaltung

U_1, R_1, I_1 U_2, R_2, I_2

Der Fluss ist im gesamten System gleich
$I_1 = I_2$
Die Drücke addieren sich
$U_1 + U_2 = U_{ges}$
Die Widerstände addieren sich
$R_1 + R_2 = R_v$

Parallelschaltung

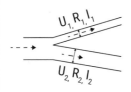

U_1, R_1, I_1

U_2, R_2, I_2

Die Teilflüsse addieren sich
$I_1 + I_2 = I_{ges}$
Die an den Teilstücken anliegenden Drücke sind gleich
$U_1 = U_2$
Der Kehrwert des Gesamtwiderstandes ist die Summe der Kehrwerte der einzelnen Widerstände
$1/R_1 + 1/R_2 = 1/R_{ges}$

Klinische Relevanz
Der Fluss durch eine Kanüle bei gegebenem Druckgradient oder umgekehrt, der entstehende Druckgradient bei einem vorgegebenen Fluss, ist proportional zur 4. Potenz des Innendurchmessers der Kanüle. Der Widerstand einer Kanüle ist zudem umgekehrt proportional zur Länge. Bei gleicher Länge und gleichem anliegenden Druck fließt somit durch eine 27F Kanüle fast der doppelte Volumenstrom im Vergleich zu einer 23F Kanüle:
Verhältnis der Innen-ø
27F/23F = 1,174/1
Verhältnis der Volumenflüsse
$1,174^4/1 = 1,9/1$
Auch die Wahl der Länge hat einen Einfluss:
Eine 38cm lange Kanüle hat fast die Hälfte des Widerstands einer 61cm lange Kanüle gleichen Innendurchmessers.

Das Prinzip der korrespondierenden Röhren

Prinzip der korrespondierenden Röhren

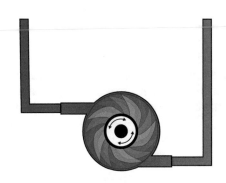

Prinzip der korrespondierenden Röhren

Das Flügelrad der Zentrifugalpumpe ist über ein Magnetfeld angetrieben. Übersteigt der Druck im arteriellen Schenkel den Druck im venösen Schenkel, kommt es zu einer Flussumkehr („Backflow"). Dies ist z.B. der Fall, wenn sich der Patient bei Anschluss an die V-A ECMO noch unter CPR befindet oder noch, bzw. wieder einen eigenen LV-Auswurf hat. Deshalb muss vor Entfernen der letzten Klemme eine Drehzahl vorgelegt werden (je nach Konsole um 1000-1200 rpm). Auch besteht die Gefahr einer Flussumkehr, sobald im Weaning von der V-A ECMO der Fluss sukzessive reduziert wird und der LV-Auswurf überwiegt.

Bei der V-V ECMO ist die Flussumkehr kaum relevant. Beim klassichen femoro-jugulären V-V Aufbau kann ein Anschluss auch ohne vorgelegte Drehzahl erfolgen. Aufgrund des größeren Querschnitts der drainierenden Kanüle wird mit hoher Wahrscheinlichkeit keine Flussumkehr erfolgen.

Im Notfall kann überall geklemmt werden, um einen Blutverlust zu verringern. Präferentiell aber an der arteriellen Linie (Kavitation).

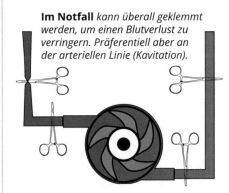

Klemmen im Notfall

Aufgrund des Aufbaus aus korrespondierenden Röhren ist es theoretisch irrelevant, an welcher Stelle im Kreislauf ein Klemmen erfolgt. Das Setzen einer Klemme im arteriellen oder venösen Schenkel führt zu einem Stillstand der Zentrifugalpumpe, es wird kein Blut mehr transportiert. Ist der arterielle Schenkel geklemmt, kommt es auch zu einem Abfall von P_{ven}, da ohne Vorwärtstransport auch kein Blut mehr angesaugt werden kann. Disloziert eine Multistage-Kanüle und ragen Seitlöcher über das Hautniveau wird es jedoch so lange bluten, bis die Kanüle komplett entfernt ist.

CAVE: Kavitation

Der physikalische Vorgang der Kavitation ähnelt dem Sieden, nur dass die Luftblasen durch stark erhöhten Unterdruck enstehen. Der Unterdruck entsteht durch den Bernoulli (Venturi)-Effekt durch Flussbeschleunigung an einer Engstelle. Im ECLS-System kann dies im venösen Schenkel bei Unterdruckspitzen entstehen, z.B. beim „Chugging", beim Klemmen oder bei Knicken im Schlauchsystem. Kavitation ist bei *-200 bis -400 mmHg* beschrieben. Die Zentrifugalpumpe kann diese „Mikrobubbles" weiter zerschlagen und diese können, wenn auch zu einem sehr geringen Teil, den Oxygenator passieren und in den Patientenkreislauf gelangen. Durch diesen Effekt kann Luft auch über das Entstehen einer „Venturi-Düse" an undichten Luer-Anschlüssen oder Konnektionen ins System gelangen: Möglichst keine Konnektionen in den venösen Kreislauf einbringen, Schlauch auf die Konnektionen komplett aufschieben und mit Kabelbindern sichern. Auch starke Temperaturunterschiede (>10° C zwischen Patientenblut und Heizung) können „Mikrobubbles" entstehen lassen. Weitere Quellen: Infusionen über ZVK (keine Infusion mit Schwerkraftsystemen) und eröffnete stammnahe Venen (ZVK-Anlage, Tracheotomie).

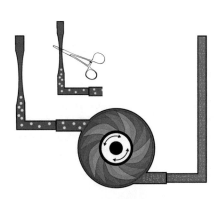

Kavitation kann auch beim Klemmen in der venösen (blauen) Linie entstehen, deshalb immer bei Beginn der Reperfusion **zuerst die venöse Linie und zuletzt die arterielle Linie öffnen.**

Um beim Anschluss sowohl ein versehentliches Belüften des Oxygenators, als auch Kavitation zu vermeiden: Sicherheitsklemme auf die arterielle Linie, die dann auf Ansage beim „Anfahren" zuletzt geöffnet wird.

Physikalische Grundlagen der Kanülen

Die Kirchhoffschen Regeln in einer V-AV Konfiguration

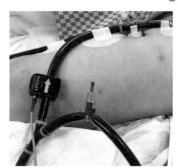

Wird der arterielle Schenkel über ein Y-Stück aufgezweigt, fließt das Blut den Weg „des geringsten Widerstands", bei einem V-AV Aufbau fließt somit fast alles oxygenierte Blut über den zurückgebenden venösen Schenkel. Um dies zu vermeiden, muss eine Drossel-klemme eingebracht werden. Aufgrund des geringeren Gegen-drucks im venösen System muss beim V-AV-Setup die Drossel-klemme an der roten Linie angebracht werden, die über die V. jugularis Blut zurück gibt. Die Flüsse in den beiden Linien nach dem Y-Stück addieren sich zum Gesamtfluss. Im Dauerbetrieb sollte der Fluss-Sensor an der arteriellen Linie angebracht werden (V-A Fluss).

Fluss-Druck-Kennlinien ("Pressure Drop")

Um die in einem System herrschenden Drücke und vor allem maximal erzielbaren Flüsse bei der Planung einer Konfiguration abschätzen zu können, muss vor allem der Widerstand bzw. der Druckabfall über die Kanülen berücksichtigt werden ("Pressure Drop"). Dieser berechnet sich aus Innendurchmesser und Länge, jedoch werden von den Herstellern oft experimentell ermittelte Messwerte zur Verfügung gestellt.

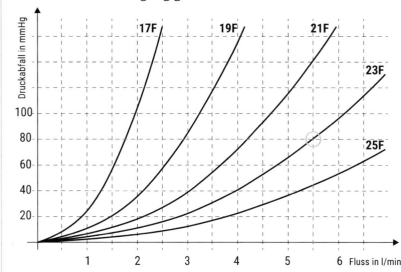

○ *Beispiel:*
Bei einem gewählten Durchmesser von 23F einer venöse Kanüle bei 5,5 l/min Fluss ist ein Druckabfall (p_{Ven}) von ca. -80 mmHg zu erwarten.

Bei deutlich höherem p_{Ven} Kanüle auf Thrombus/Lage der Spitze/Knickstellen/Ansaugen überprüfen. Die Werte werden üblicherweise mit H_2O und nicht mit Blut ermittelt. Aufgrund einer höheren Viskosität ist der Druckabfall bei Blut höher.

Beispiel für Fluss-Druck-Kennlinien einer hypothetischen Kanüle mit verschiedenen Innendurch-messern. Die Werte geben einen groben Anhalt für den Druckgradienten über den eingesetzten Kanülen: Erwartungswerte für p_{Ven} und p_{Art}. Bei der Planung des Aufbaus sollte ein p_{ven} von nicht niedriger als -100 mmHg berücksichtigt werden, sonst besteht die Gefahr einer Hämolyse.

Literatur

Broman LM, Prahl Wittberg L, Westlund CJ, et al. Pressure and flow properties of cannulae for extracorporeal membrane oxygenation I: return (arterial) cannulae. Perfusion. 2019;34(1_suppl):58-64. doi:10.1177/0267659119830521

Ganushchak YM, Körver EP, Maessen JG. Is there a "safe" suction pressure in the venous line of extracorporeal circulation system?. Perfusion. 2020;35(6):521-528. doi:10.1177/0267659120936453

Ganushchak YM, Kurniawati ER, Maessen JG, Weerwind PW. Peripheral cannulae selection for veno-arterial extracorpore-al life support: a paradox. Perfusion. 2020;35(4):331-337. doi:10.1177/0267659119885586

Giani M, Lucchini A, Rona R, Capalbi S, Grasselli G, Foti G. Pressure-flow relationship of cannulae for extracorporeal membrane oxygenation. Perfusion. 2020;35(3):271-272. doi:10.1177/0267659119867182

Rainer Klinke (Hrsg.): Physiologie. Zahlreiche Tabellen. 5. Auflage. Georg Thieme Verlag, Stuttgart / New York 2005, ISBN 3-13-796005-3

Maastricht Nomenklatur

Maastricht Nomenklatur und Dokumentation

Die Maastricht-Nomenklatur unterscheidet verschiedenen Ebenen. Für die Haupt-Kanülen werden Großbuchstaben verwendet, für zusätzliche Kanülen Kleinbuchstaben. Das Trennzeichen „-" steht immer für die Stelle des Oxygenators im Aufbau. Level 2 bezeichnet mit tiefgestellten Kleinbuchstaben das kanülierte Gefäß. Entsprechend wäre eine femoro-juguläre V-V ECMO eine „V_f-V_j" ECMO. Außerhalb klinischer Studien, im klinischen Alltag und in der Korrespondenz sind tiefgestellte Buchstaben jedoch nicht immer praktikabel, deshalb sollte hier das punktierte Gefäß und die Lage der Kanülenspitze im erklärenden Begleittext angegeben werden. Für die Qualitätssicherung im Rahmen der eCPR sollten auch die Zeiten zu Kanülierungsdauer und Zeit bis zur Reperfusion dokumentiert werden.

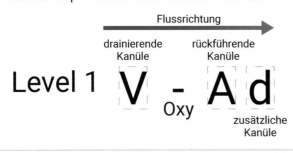

Im PDMS/Arztbrief dokumentieren (Bsp. V-A):
- V: xF/y cm venöse Kanüle, *Gefäß, Hersteller*
- A: xF/y cm arterielle Kanüle, *Gefäß, Hersteller*
- xF distale Beinperfusion, *Gefäß*
- *n Liter/Hersteller/Typ* Oxygenator
- *Hersteller/Typ* der ECMO-Konsole
- Beginn Reperfusion, Zeit bis Reperfusion
- Dauer der Kanülierung bei eCPR

Literatur

Abrams D, Combes A, Brodie D. Extracorporeal membrane oxygenation in cardiopulmonary disease in adults. J Am Coll Cardiol. 2014;63(25 Pt A):2769-2778. doi:10.1016/j.jacc.2014.03.046

Bartlett RH. Extracorporeal life support: history and new directions. ASAIO J. 2005;51(5):487-489. doi:10.1097/01.-mat.0000179141.08834.cb

Brogan T.V., Lequier L., Lorusso R., MacLaren G., Peek G.J. Extracorporeal Life Support: The ELSO Red Book. 5th ed. Extracorporeal Life Support Organization; Ann Arbor, MI, USA: 2017. p. 831

Broman LM, Taccone FS, Lorusso R, et al. The ELSO Maastricht Treaty for ECLS Nomenclature: abbreviations for cannulation configuration in extracorporeal life support - a position paper of the Extracorporeal Life Support Organization. Crit Care. 2019;23(1):36. Published 2019 Feb 8. doi:10.1186/s13054-019-2334-8

Extracorporeal Life Support Organization (ELSO) General Guidelines for all ECLS Cases. ELSO Guidelines for Cardiopulmonary Extracorporeal Life Support Extracorporeal Life Support Organization, Version 1.4 August 2017

Frenckner B. Extracorporeal membrane oxygenation: a breakthrough for respiratory failure. J Intern Med. 2015;278(6):586-598. doi:10.1111/joim.12436

Gattinoni L, Kolobow T, Damia G, Agostoni A, Pesenti A. Extracorporeal carbon dioxide removal (ECCO2R): a new form of respiratory assistance. Int J Artif Organs. 1979;2(4):183-185.

Guglin M, Zucker MJ, Bazan VM, et al. Venoarterial ECMO for Adults: JACC Scientific Expert Panel. J Am Coll Cardiol. 2019;73(6):698-716. doi:10.1016/j.jacc.2018.11.038

Kalbhenn J, Neuffer N, Zieger B, Schmutz A. Is Extracorporeal CO2 Removal Really "Safe" and "Less" Invasive? Observation of Blood Injury and Coagulation Impairment during ECCO2R. ASAIO J. 2017;63(5):666-671. doi:10.1097/MAT.0000000000000544

Le Gall A, Follin A, Cholley B, Mantz J, Aissaoui N, Pirracchio R. Veno-arterial-ECMO in the intensive care unit: From technical aspects to clinical practice. Anaesth Crit Care Pain Med. 2018;37(3):259-268. doi:10.1016/j.accpm.2017.08.007

Lim HS, Howell N, Ranasinghe A. Extracorporeal Life Support: Physiological Concepts and Clinical Outcomes. J Card Fail. 2017;23(2):181-196. doi:10.1016/j.cardfail.2016.10.012

Lorusso R, Shekar K, MacLaren G, et al. ELSO Interim Guidelines for Venoarterial Extracorporeal Membrane Oxygenation in Adult Cardiac Patients [published correction appears in ASAIO J. 2022 Jul 1;68(7):e133]. ASAIO J. 2021;67(8):827-844. doi:10.1097/MAT.0000000000001510

Mosier JM, Kelsey M, Raz Y, et al. Extracorporeal membrane oxygenation (ECMO) for critically ill adults in the emergency department: history, current applications, and future directions. Crit Care. 2015;19:431. Published 2015 Dec 17. doi:10.1186/s13054-015-1155-7

Napp LC, Kühn C, Hoeper MM, et al. Cannulation strategies for percutaneous extracorporeal membrane oxygenation in adults. Clin Res Cardiol. 2016;105(4):283-296. doi:10.1007/s00392-015-0941-1

Quintel M, Bartlett RH, Grocott MPW, et al. Extracorporeal Membrane Oxygenation for Respiratory Failure. Anesthesiology. 2020;132(5):1257-1276. doi:10.1097/ALN.0000000000003221

Zwischenberger JB, Bartlett RH. Extracorporeal circulation for respiratory or cardiac failure. Semin Thorac Cardiovasc Surg. 1990;2(4):320-331.

Das integrative Kreislaufmodell

Die traditionelle Einteilung der Schockformen und deren Anwendbarkeit im Rahmen einer ECLS-Therapie

Nach aktueller Definition werden die Schockformen in vier Kategorien mit dem Ziel eingeteilt, innerhalb dieser Kategorien einheitliche Behandlungspfade zu definieren. Angelehnt an die Organsysteme Blut-/Flüssigkeitskompartiment, Herz-Kreislauf und Gefäßsystem werden die Schockformen in den Volumenmangelschock, den kardiogenen Schock, den obstruktiven Schock und den distributiven Schock eingeteilt, letzterer mit seinen Unterformen septischer, anaphylaktischer und neurogener Schock. Die Wertigkeit der Einteilung in diese Schockformen bezüglich einer ersten klinischen Differenzialdiagnose und den initialen Behandlungsschritten soll nicht zur Diskussion gestellt werden. Im Bereich der Intensivmedizin und besonders während extrakorporaler spiegelt diese Einteilung jedoch nicht gänzlich die Realität wider und stößt bisweilen auf Inkonsistenzen, da sich die „reinen" Schockformen allenfalls zu Beginn einer akuten Erkrankung als distinktive Entitäten zeigen, deren Grenzen im Verlauf jedoch oft verschwimmen. Eine zu frühe oder gar fixierte oder fehlgeleitete Festlegung auf eine Schockentität kann bei zu starrem Befolgen von denn dann vorgesehenen Behandlungspfaden nicht immer zielführend sein. Im klinischen Alltag teilen sich alle Schockformen eine phänotypisch gemeinsame Endstrecke, das „Multiorganversagen". Um dies abzuwenden, ist ein tiefgreifendes Verständnis von Physiologie und Pathophysiologie der Hämodynamik und auch biochemischen Prozesse notwendig, um die Vorgänge insbesondere während einer ECLS-Therapie zu verstehen und diese zu steuern.

Das integrative Kreislaufmodell

Das integrative Kreislaufmodell ist der Versuch einer integrativen Sicht des Schockgeschehens im kritisch kranken Patienten mit dem Ziel eines tieferen Verständnisses der pathophysiologischen Vorgänge und der Möglichkeit einer differenzierteren Therapie. Im Gegensatz zu der Einteilung in distinktive Schockarten soll das integrative Kreislaufmodell als universelles Modell vielmehr alle pathophysiologischen Vorgänge in einem Modell ohne Widersprüchlichkeiten in Diagnostik und Therapie vereinen, um insbesondere auch die Steuerung extrakorporaler Verfahren zu erleichtern. Es soll deshalb keine parallele Theorie darstellen, sondern bestehende Konzepte möglichst widerspruchsfrei integrieren.

Die integrative Betrachtung der pathophysiologischen Vorgänge ermöglicht die parallele und sich nicht gegenseitig ausschließende diagnostische Wertung und Therapie von lebensbedrohlichen pathophysiologischen Vorgängen, im Folgenden als Limitierungen bezeichnet, die einzeln, meist aber in zeitlicher Sequenz und Kombination zum Tode führen. Das integrative Modell soll auch verdeutlichen, dass z.B. das Normalisieren eines Surrogatparameters - oder gar dessen Anheben in supranormale Bereiche - nicht immer den gewünschten klinischen Effekt haben kann.

Missverhältnis zwischen Sauerstoffangebot (DO_2) und Verbrauch (VO_2) im Schock

DO_2 ist proportional dem HZV. Im Ruhezustand übersteigt DO_2 VO_2 um den Faktor 4-5. Nicht alle Patienten im septischen Schock z.B. zeigen jedoch ein erhöhtes oder hochreguliertes VO_2, im Gegenteil, Patienten, die im septischen Schock versterben, zeichnen sich oft in der Unfähigkeit aus, VO_2 zu steigern. Dies ist ein Hinweis, dass der konstant oder gar über ein erhöhtes HZV/DO_2 angebotene Sauerstoff (hyperdyname Phase) nicht verarbeitet werden kann. Am anderen Spektrum, im kardiogenen Schock besteht per Definition ein vermindertes HZV bzw. DO_2, doch Ronco et al. haben gezeigt, dass auch hier erst unmittelbar präfinal von einer globalen DO_2-Limitierung auszugehen ist. Im klinischen Alltag ist ein Patient mit einer chronischen Herzinsuffizienz der Forrester-Kategorie „cold and dry" mit dem gleichen HZV wie ein Patient im akuten kardiogenen Schock weder im "Multiorganversagen", noch in der „Laktazidose" oder in Gefahr, perakut zu versterben.

Bei genauerer Betrachtung kann somit eine, zumindest globale, Imbalance zwischen VO_2 und DO_2 als generelles Schockprinzip nicht aufrechterhalten werden.

D. Bösel, ECMO, https://doi.org/10.1007/978-3-662-66676-7_3

Cytopathic Dysoxia

Hypothese: Laktat-Anstieg als Ausdruck eines DO_2/VO_2-Mismatches bzw. anaeroben Stoffwechsels

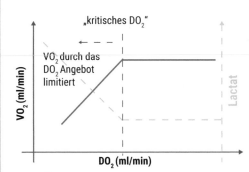

Sowohl im kardiogenen Schock, als auch im septischen Schock, ist ein Laktatanstieg regelhaft zu beobachten und deskriptiv mit einer ungünstigen Prognose verbunden. Im schwersten kardiogenen Schock kann das globale Sauerstoff-Angebot tatsächlich die Nachfrage übersteigen, dies ist jedoch erst unmittelbar präfinal der Fall. Um die Hypothese eines globalen DO_2/VO_2 mismatches in der Sepsis aufrecht zu erhalten, müsste im septischen Schock ein deutlich erhöhter globaler O_2-Bedarf postuliert werden, da es im hyperdynamen Zustand der Sepsis es nicht an HZV und somit nicht an DO_2 mangelt.

Eine Überlagerung der DO_2/VO_2 Kurve mit Laktat-Spiegeln zeigt zwar einen Anstieg im „aneroben" Bereich, jedoch sollte aus dieser Koinzidenz nicht zwangsläufig auf eine Kausalität geschlossen werden, weder auf die Existenz eines „aneroben" Stoffwechsels, noch auf die Existenz einer „Laktazidose" (cum hoc ergo propter hoc). Auch wenn im Rahme einer ECLS-Therapie ein $DO_2 > 3$ x VO_2 gefordert wird, ist die Schwelle, an der das globale VO_2 durch das globale DO_2 limitiert ist („kritisches DO_2") später im Schockgeschehen anzusiedeln, als dies ein Laktat-Anstieg suggeriert.

Hyperlaktatämie und metabolische Azidose

Die Koinzidenz von Hyperlaktatämie und metabolischer Azidose stützt weiterhin die Ansicht, dass die metabolische Azidose im kritisch kranken Patienten eine Folge einer Laktatproduktion in einem „anaeroben" Stoffwechsel (i.e. $VO_2 > DO_2$) sei. Eine Betrachtung der Stöchiometrie des Glucosestoffwechsels und Tracer-Untersuchungen zeigen jedoch, dass Laktat keinesfalls ein Abfallprodukt eines „anaeroben" Stoffwechsels ist, sondern vielmehr ein Teil eines Substrat-Shuttles zwischen aerobe-glykolytischem und aerobe-oxidativem Stoffwechsel darstellt. Laktat wird im Stressstoffwechsel zum größten Teil unter aeroben Bedingungen, z.T. adrenerg ß$_2$-Rezeptor-vermittelt, produziert. Im Muskel „aerob" produziertes Lactat dient dann physiologisch als „Notfallbrennstoff" für z.B. Herz und Gehirn, es kann via MCT-Shuttles in Kardiomyozyten und Neuronen zur weiteren Verbrennung gelangen. Durch die häufige Koinzidenz von Hyperlaktatämie und metabolischer Azidose im kritisch kranken Patienten engrammierte sich jedoch der Begriff „Laktazidose".

Therapierefraktäre Azidose und Cytopathic Dysoxia (Fink)

Trotz maximaler intensivmedizinischer, medikamentöser und organunterstützender Therapie versterben viele Patienten in einem „Multiorganversagen", dessen Endstrecke zumeist die therapierefraktäre metabolische Azidose darstellt. Eine renale Pufferung der metabolischen Azidose ist zwar passager, energetisch jedoch nicht „anaerob" oder ausgeglichen möglich, und absehbar erschöpft, zumal die Nieren eines der ersten Effektoren des Schockgeschehens sind. Bei der im Zyotsol stattfindenden Hydrolyse von Glucose zu Lactat entstehen jedoch bei genauer Betrachtung stöchiometrisch unmittelbar keine Protonen.

Eine metabolische Azidose entsteht erst dann, wenn das Lactat im Mitochondrium nicht weiter und nicht komplett mit O_2 zu H_2O und CO_2 „verbrannt" wird und/oder durch eine kompromittierte oder relative insuffizente Glukoneogense Lactat nicht mehr zur Glucose aufgebaut wird (klinisch oft als „Leberversagen" interpretiert). Bei der Glukoneogenese werden ansonsten die Protonen (H^+), die bei der ATP-Hydrolyse der beiden „Lactat-ATP" entstehen, regeneriert. Durch eine Disruption der stöchiometrisch kompletten Oxydation von Glucose zu H_2O und CO_2 und ATP kommt es zu einer Akkumulation von der bei der ATP-Hydrolyse frei werdenden H^+ und letztendlich zu einer metabolischen Azidose. Fink prägte den Begriff „Cytopathic Dysoxia".

Das Konzept der Limitierungen

Phänotyp der Cytopathic Dysoxia (Fink)

Phänotypisch ähnelt die Cytopathic Dysoxia im Schockgeschehen einer Zyanid-Vergiftung. Auch in Fallberichten subletaler Zyanidvergiftungen zeigen sich schwere metabolische Azidosen als eines der führenden klinischen Probleme. Eine koinzidente und nicht direkt kausale Hyperlaktatämie und Azidose findet sich neben der Cyanidvergiftung auch bei der Metforminvergiftung.

Täglicher ATP-Umsatz

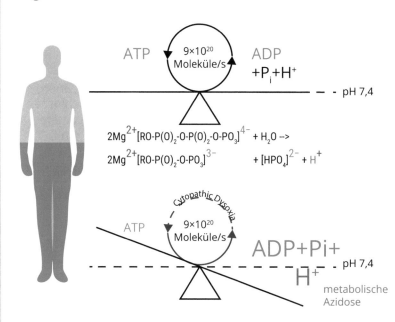

Angesichts des hochmolaren stofflichen ATP-Umsatzes im Kilogramm-Bereich pro Tag und dem damit verbundenen Protonenumsatzes wird deutlich, dass es im menschlichen Organismus keine nachhaltige „anaerobe Stoffwechsellage" oder größere „Sauerstoffschuld" geben kann. Hyperlaktatämie und Azidose sind somit viel mehr als Folge einer „Protonenschuld", als einer „Sauerstoffschuld" zu sehen.
Im Schock besteht somit durch eine kompromittierte mitochondriale Atmungskette eher eine Imbalance von ATP-Hydrolyse und ADP/H$^+$-Regeneration als von O$_2$-Angebot und -Verbrauch.

Bereits in Ruhe beläuft sich der stoffliche Umsatz von ATP ungefähr im Bereich des halben Körpergewichts. Die bei der ATP-Hydrolyse frei werdenden Protonen können nur durch a) vollständige Verbrennung der Stoffwechseledukte in CO$_2$ und H$_2$O oder b) durch Gluconeogenese regeneriert werden. Ist die mitochondriale Leistungskapazität kritisch kompromittiert (Cytopathic Dysoxia), oder werden diese durch den Kreislauf nicht erreicht (Zentralisierung, Unterschreitung der Autoregulationsschwelle, Störungen der Mikrozirkulation), kommt es zu einem Anfall von Protonen und somit zur metabolischen Azidose. Aus Gründen der nicht vollständigen Verbrennung und/oder ausbleibenden Gluconeogense kommt es auch zu einer Akkumulation von Laktat, bei dessen unmittelbarer Entstehung jedoch keine Protonen entstanden, sondern erst bei der ausbleibenden Regeneration von ADP zu ATP, wurde die Energie dieser zwei bei der „aneroben" Glykolyse entstehenden ATP „ausgegeben".

Das Leben ist somit ein steter Kampf gegen die (metabolische) Azidose und endet stets in dieser.

$$y = a \cdot b$$
$$DO_2 = C_aO_2 \cdot HZV$$

Das Konzept der primären Limitierung am Beispiel des DO$_2$

Die physiologischen Gesetzmäßigkeiten der Hämodynamik sind in Formeln beschrieben, die sich alle in einem einfachen Term abstrahieren lassen: $y = a \cdot b$. Betrachtet man diesen Term wird klar, dass sobald sich einer die beiden Faktoren, a oder b, gegen 0 bewegt, sich auch das Ergebnis y gegen 0 bewegt.
So lässt sich z.B. das Sauerstoffangebot (Delivery of O$_2$, DO$_2$) als Produkt aus Sauerstoffgehalt des arteriellen Blutes (C$_a$O$_2$) und dem Herzzeitvolumen (HZV) darstellen.

Primäre und sekundäre Limitierungen

Betrachtet man nun mathematisch die möglichen Limitationen von DO_2, sind dies die Faktoren C_aO_2 und HZV. Ein Patient kann also durch die primären Limitationen einer C_aO_2-Limitation („Ersticken oder Verbluten") oder einer HZV-Limitation (Herzkreislaufstillstand) versterben. Ein „unbehandelter" Herzkreislaufstillstand (keine CPR) bewirkt natürlich auch rasch einen Atemstillstand und umgekehrt. Eine DO_2-Limitierung führt zu einem Ausfall der mitochondrialen Atmungskette, der Organismus depletiert den universellen Energiespeicher ATP, das ohne O_2 nicht mehr regeneriert werden kann, die abgespaltenen Protonen können in Folge nicht mehr regeneriert werden. Umgekehrt kann aus der Formel abgeleitet werden, dass z.B. ein Patient an der V-V ECMO mit einem normalen Hb und einem hohen HZV und einer konsekutiv hohen venösen Beimischung - diese ja aufgrund eines HZV/V-V Fluss-Mismatchs - mit einer S_aO_2 von z.B. 85% mit sehr hoher Wahrscheinlichkeit nicht DO_2-limitiert ist.

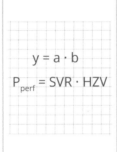

$$y = a \cdot b$$

$$P_{perf} = SVR \cdot HZV$$

Das Konzept der sekundären Limitierung am Beispiel des P_{perf}

Eine weitere grundlegende Formel der Makrohämodynamik stellt den Zusammenhang zwischen Perfusionsdruck (P_{perf}) und dem HZV dar. P_{perf} ist das Produkt aus SVR und HZV. Dabei berechnet sich P_{perf} aus der Druckdifferenz zwischen mittlerem arteriellem Druck (MAD) und dem rechtsatrialen Druck (RAP).
Eine Limitierung des SVR führt bei gegeben konstantem HZV somit sekundär zu einer Limitierung des P_{perf}. Eine P_{perf} Limitierung ist auch bei gegeben konstantem SVR durch eine HZV-Limitierung möglich. Diese Betrachtungen zeigen, dass Limitierungen primär (bisher: HZV, SVR und C_aO_2) und sekundär (bisher: P_{perf}) sein können.

Synthese - Hömoostase

Obwohl DO_2 das Produkt aus C_aO_2 und HZV ist, besteht ein Bias bezüglich der Wahrnehmung der Bedeutung des Sauerstoffs. P_aO_2 fällt jedoch von ca. 160 mmHg in der Raumluft auf 1-3 mmHg am Mitochondrium ab. HZV als Faktor in der DO_2 Formel verdeutlicht aber gleichzeitig, dass auch möglichst viele Mitochondrien erreicht werden müssen. Die Betrachtungen zur „Cytopathic Dysoxia" verdeutlichen, dass diese Mitochondrien auch funktional sein müssen. Die Homöostase ist somit die *untrennbare Kombination* aus einem ausreichenden *Fluss* ausreichend O_2-*gesättigten Blutes*, das durch den *SVR* vermittelt die Autoregulationsschwelle der Organe und möglichst viele *funktionale Mitochondrien* „in der Peripherie" erreicht. Supranormales Anheben von Einzelfaktoren (z.B. Hyperoxygenierung im Schock) können die anderen Faktoren nicht kompensieren.

Übersicht über die vier primären Limitierungen

Aus den grundlegenden makrohämodynamischen Gleichungen können folgende vier primären Limitierungen abgeleitet werden:
1. **HZV-Limitierung:** ein unzureichender Blutfluss stellt nicht mehr den Substratwechsel sicher.
2. **SVR-Limitierung:** P_{perf} ist das Produkt aus SVR und HZV, eine Limitierung des SVR führt bei gegeben stabilem HZV zu einer Limitierung von P_{perf}, das Blut als Vektor des Substratwechsels kann die Autoregulationsschwelle der Organe und Gewebe nicht mehr überwinden.
3. **C_aO_2-Limitierung:** Der Sauerstoffgehalt des zirkulierenden Blutes (HZV) reicht nicht aus, um den Organismus mit dem Substrat O_2 zu versorgen
4. **Mitochondriale/Protonen/H^+-Limitierung:** Die meist prognoseentscheidende, metabolische Limitierung ist nur biochemisch zu erfassen, nämlich in der Zunahme nicht regenerierter Protonen, also der metabolischen Azidose. Durch einen Zusammenbruch mitochondrialen Leistungskapazität kann trotz ausreichend O_2-gesättigtem HZV (DO_2) und SVR zur Aufrechterhaltung der Organperfusion der lebenslimitierende Anfall von Protonen nicht abgewendet werden.

Hierachie der Limitierungen

Hierarchie der Limitierungen

Außer in seltenen, durch exogene Zellatmungsgifte bedingten, Szenarien kann die Kausalität eines Schockgeschehens, bzw. einer abwärts gerichteten „Schockspirale" hierarchisch meist von initialen HZV-, SVR- oder C_aO_2-Limitationen abgeleitet werden. Die verschiedenen Limitationen bewirken und verstärken sich im zeitlichen Verlauf untereinander und können somit im integrativen Kreislaufmodell parallel in verschiedener Ausprägung ko-existieren.
Die gemeinsame Endstrecke der Abwärtsspirale ist stets die irreversible Azidose, die Unfähigkeit des Organismus, die in der ATP-Hydrolyse entstehenden Protonen zu regenerieren.

Auch wenn Limitierungen von HZV, SVR und C_aO_2 pharmakologisch oder durch extrakorporale Verfahren wiederhergestellt werden können, ist eine Irreversibilität der metabolischen Limitierung im Nachgang der Wiederherstellung der Makrohämodynamik prognoseentscheidend bzw. lebenslimitierend. Deshalb müssen die limitierenden, aber beinflussbaren Faktoren so früh wie möglich erkannt und aggressiv therapeutisch adressiert werden, um im Schockgeschehen eine irreversible Abwärtsspirale in die terminale H^+-Limitierung zu durchbrechen.
Ist der Zustand der akuten globalen Limitierung(en) zu lange bestehend, wird im klinischen Alltag oft beobachtet, dass trotz einer aggressiven Wiederherstellung der limitierenden Faktoren, z.B. Wiederherstellung der myokardialen Pumpfunktion durch Revaskularisierug oder Stabilisierung mittels Transfusion nach Blutungsschock, die metabolische Limitierung irreversibel fortschreitet. Der Patient verstirbt im „Multiorganversagen", bei näherer Betrachtung zumeist jedoch in der therapierefraktären Azidose. Je nach klinischem Kontext ist auch eine Hierarchie bzw. eine zeitliche Abfolge der Limitierungen erkennbar.
Zum Beispiel führt im kardiogenen Schock (HZV-Limitierung) eine durch die globale und lokale Hypoperfusion (initiale reflektorische Zentralisierung mit konsekutiver Mikroperfusionsstörung) entstehende SIRS-Kaskade im Verlauf zu einem Verlust des peripheren Widerstandes (SVR-Limitierung). Die Kombination beider Limitierungen bewirkt sekundär weitere C_aO_2-Limitierungen (Pperf = SVR · HZV), gelegentlich auch eine globale C_aO_2-Limitierung (z.B. im fulminanten Lungenödem).

Die durch diese Prozesse losgetretene „Cytopathic Dysoxia", einem Zusammenbruch der Atmungskette, führt zu einer metabolischen Limitierung und letztendlich der therapierefraktären Azidose, selbst wenn HZV (Fluss der ECLS), SVR (Vasopressoren) und P_{perf} (Fluss der ECLS in Kombination mit Vasopressoren) wieder in den „Normbereich" wiederhergestellt sind.

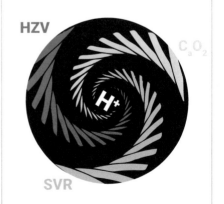

Die „Abwärtsspirale" von oben betrachtet, die Eingangs-Limtierungen sind als Auslöser austauschbar.

Horizontale Eingangsszenarien in die Schockspirale

Alle vier primären Limitierungen können der Auslöser einer infausten Schockspirale sein. Auch wenn bei den Limitierungen von HZV und SVR das kardiale Pumpversagen bzw. die Sepsis den häufigsten Ursachen entsprechen, kann, wenn auch seltener, eine „reine" C_aO_2-Limitation das Schockgeschehen auslösen. Durch die Bedeutung von O_2 als Substrat der Atmungskette und den oft klinisch dichotomen Ausprägungen (A-Problem ja/nein, B-Problem ja/nein) endet die Spirale oft rasch im Tod (z.B. PEA bei Hypoxie).

Ein primär mitochondrial limitierter Zustand wäre eine Zyanid-Vergiftung. In Fallberichten subletaler Zyanidvergiftungen zeigen sich schwere metabolische Azidosen als eines der führenden klinischen Probleme. In unseren Breiten wäre eher z.B. eine schwere Metformin-Intoxikation denkbar.

Die Schockspirale

Vertikale Abläufe in der Schockspirale

Die gemeinsame, irreversible Endstrecke der benannten Limitationen ist zumeist die mitochodriale/H^+ Limitierung. Bis zu dieser können, je nach Auslöser, in verschiedener Reihenfolge weitere Limitationen von der vorausgehenden bedingt werden.

Vermittler zwischen SVR-Limitierung und HZV-Limitierung bzw. umgekehrt ist zumeist eine losgetretene SIRS-Kaskade (Zytokine, DAMPs, NO, etc.). Bei einer HZV-bedingten Limitierung kann es auch, z.B. durch ein fulminantes Lungenödem im kardiogenen Schock zu einer globalen C_aO_2-Limitierung kommen.

Sowohl bei einer HZV-Limitierung, als auch bei einer SVR-Limitierung fördern lokale C_aO_2-Limitierungen durch Unterschreiten lokaler Autoregulation oder flussbedingter lokaler Hypoperfusion die Aktivierung der SIRS-Kaskade. Die Unterschreitung der lokalen Autoregulation geschieht durch einen nicht ausreichend hohen P_{perf}. Dieser, meist pragmatisch mit dem MAD gleichgesetzt, ist jedoch keine eigenständige primäre Limitierung, sondern aus einer Kombintation einer HZV- und/oder SVR Limitierung abzuleiten.

Das integrative Kreislaufmodell berücksichtigt somit die Beobachtung aus dem klinischen Alltag, dass eine klare Trennung von HZV- vs. SVR-limitierten Schockarten, wenn überhaupt, nur in der Initialphase zu beobachten ist. Viel mehr führt oft eine akzelerierende, SIRS-artige vasodilatatorische Entwicklung im protrahierten kardiogenen Schock, oder eine „Reperfusion Injury" zu einem Abfall des SVR mit konsekutivem Vasopressorenbedarf.

Spiegelbildlich führt eine septische, Zytokin-vermittelte Kardiomyopathie im septischen Schock oft zu einer zusätzlichen HZV-Limitation (septische Kardiomyopathie).

Mögliche Abwärtsspiralen

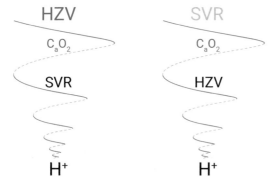

HZV → C_aO_2 → SVR → H^+

SVR → C_aO_2 → HZV → H^+

C_aO_2 → HZV → SVR → H^+

H^+ → HZV/C_aO_2 → SVR → H^+

Vertikale Hierarchie am Beispiel einer primären **HZV-Limitierung**, die durch eine PCWP-Erhöhung zum Lungenödem führt (C_aO_2-Limitierung) und im protrahierten Verlauf Zytokin-getriggert zusätzlich SVR-limitiert in der metabolischen Limitierung endet.

Vertikale Hierarchie am Beispiel einer primären **SVR-Limitierung**. Eine im Verlauf zytoking-getriggerte HZV-Limitierung (z.B. eine Septische Kardiomyopathie) führt im protrahierten Verlauf zur metabolischen Limitierung.

Eine C_aO_2-Limitierung spielt ggf. eine untergeordnete Rolle.

Vertikale Hierarchie am Beispiel einer primären **C_aO_2-Limitierung**. Eine akute Hypoxie führt zumeist rasch in eine HZV-Limitierung über eine PEA. Auf eine akute C_aO_2-Limitierung ist zumeist eine SVR-Limitierung folgend und auch nach Beheben der C_aO_2-Limitierung prognoseentscheinden (SIRS).

Vertikale Hierarchie am Beispiel einer primären **H^+-Limitierung**, denkbar z.B. durch eine primär subletale Cyanid-Intoxikation oder eine Metformin-Intoxikation.

Im Verlauf steht zumeist eine protrahierte SVR-Limitierung im Vordergrund.

Literatur

Asfar P, Meziani F, Hamel JF, et al. High versus low blood-pressure target in patients with septic shock. N Engl J Med. 2014;370(17):1583-1593. doi:10.1056/NEJMoa1312173

Bailey CJ, Turner RC. Metformin. N Engl J Med. 1996 Feb 29;334(9):574-9. doi: 10.1056/NEJM199602293340906. PMID: 8569826.

Bakker J, Postelnicu R, Mukherjee V. Lactate: Where Are We Now?. Crit Care Clin. 2020;36(1):115-124. doi:10.1016/j.ccc.2019.08.009

Boulos M, Astiz ME, Barua RS, Osman M. Impaired mitochondrial function induced by serum from septic shock patients is attenuated by inhibition of nitric oxide synthase and poly(ADP-ribose) synthase. Crit Care Med. 2003;31(2):353-358. doi:10.1097/01.CCM.0000050074.82486.B2

Braden GL, Johnston SS, Germain MJ, Fitzgibbons JP, Dawson JA. Lactic acidosis associated with the therapy of acute bronchospasm. N Engl J Med. 1985 Oct 3;313(14):890-1. doi: 10.1056/NEJM198510033131413. PMID: 4033719.

Brooks GA. Intra- and extra-cellular lactate shuttles. Med Sci Sports Exerc. 2000;32(4):790-799. doi:10.1097/00005768-200004000-00011

Cimolai MC, Alvarez S, Bode C, Bugger H. Mitochondrial Mechanisms in Septic Cardiomyopathy. Int J Mol Sci. 2015 Aug 3;16(8):17763-78. doi: 10.3390/ijms160817763. PMID: 26247933; PMCID: PMC4581220.

Coudroy R, Jamet A, Frat JP, et al. Incidence and impact of skin mottling over the knee and its duration on outcome in critically ill patients. Intensive Care Med. 2015;41(3):452-459. doi:10.1007/s00134-014-3600-5

Court O, Kumar A, Parrillo JE, Kumar A. Clinical review: Myocardial depression in sepsis and septic shock. Crit Care. 2002 Dec;6(6):500-8. doi: 10.1186/cc1822. Epub 2002 Sep 12. PMID: 12493071; PMCID: PMC153435.

Crouser ED, Julian MW, Blaho DV, Pfeiffer DR. Endotoxin-induced mitochondrial damage correlates with impaired respiratory activity. Crit Care Med. 2002;30(2):276-284. doi:10.1097/00003246-200202000-00002

Donaldson AE, Lamont IL. Biochemistry changes that occur after death: potential markers for determining post-mortem interval. PLoS One. 2013;8(11):e82011. Published 2013 Nov 21. doi:10.1371/journal.pone.0082011

Duke T. Dysoxia and lactate. Arch Dis Child. 1999;81(4):343-350. doi:10.1136/adc.81.4.343

Evans L, Rhodes A, Alhazzani W, et al. Surviving Sepsis Campaign: International Guidelines for Management of Sepsis and Septic Shock 2021. Crit Care Med. 2021;49(11):e1063-e1143. doi:10.1097/CCM.0000000000005337

Fink MP. Bench-to-bedside review: Cytopathic hypoxia. Crit Care. 2002;6(6):491-499. doi:10.1186/cc1824

Fink M. Cytopathic hypoxia in sepsis. Acta Anaesthesiol Scand Suppl. 1997;110:87-95. doi: 10.1111/j.1399-6576.1997.tb05514.x. PMID: 9248546.

Fink MP. Cytopathic hypoxia. A concept to explain organ dysfunction in sepsis. Minerva Anestesiol. 2000 May;66(5):337-42. PMID: 10965712.

Fink MP. Cytopathic hypoxia in sepsis: a true problem? Minerva Anestesiol. 2001 Apr;67(4):290-1. PMID: 11376526.

Fink MP. Cytopathic hypoxia. Is oxygen use impaired in sepsis as a result of an acquired intrinsic derangement in cellular respiration?. Crit Care Clin. 2002;18(1):165-175. doi:10.1016/s0749-0704(03)00071-x

Finkel MS, Oddis CV, Jacob TD, Watkins SC, Hattler BG, Simmons RL. Negative inotropic effects of cytokines on the heart mediated by nitric oxide. Science. 1992;257(5068):387-389. doi:10.1126/science.1631560

Foucher CD, Tubben RE. Lactic Acidosis. 2022 Jul 18. In: StatPearls [Internet]. Treasure Island (FL): StatPearls Publishing; 2022 Jan–. PMID: 29262026

Gore DC, Jahoor F, Hibbert JM, DeMaria EJ. Lactic acidosis during sepsis is related to increased pyruvate production, not deficits in tissue oxygen availability. Ann Surg. 1996;224(1):97-102. doi:10.1097/00000658-199607000-00015

Hayes MA, Timmins AC, Yau EH, Palazzo M, Hinds CJ, Watson D. Elevation of systemic oxygen delivery in the treatment of critically ill patients. N Engl J Med. 1994;330(24):1717-1722. doi:10.1056/NEJM199406163302404

Jacob M, Chappell D, Becker BF. Regulation of blood flow and volume exchange across the microcirculation. Crit Care. 2016 Oct 21;20(1):319. doi: 10.1186/s13054-016-1485-0. PMID: 27765054; PMCID: PMC5073467.

Kline JA, Thornton LR, Lopaschuk GD, Barbee RW, Watts JA. Lactate improves cardiac efficiency after hemorrhagic shock. Shock. 2000;14(2):215-221. doi:10.1097/00024382-200014020-00023

Kraut JA, Madias NE. Lactic acidosis. N Engl J Med. 2014 Dec 11;371(24):2309-19. doi: 10.1056/NEJMra1309483. PMID: 25494270.

Levy RJ. Mitochondrial dysfunction, bioenergetic impairment, and metabolic down-regulation in sepsis. Shock. 2007 Jul;28(1):24-8. doi: 10.1097/01.shk.0000235089.30550.2d. PMID: 17483747.

Literatur

Lin H, Wang W, Lee M, Meng Q, Ren H. Current Status of Septic Cardiomyopathy: Basic Science and Clinical Progress. Front Pharmacol. 2020;11:210. Published 2020 Mar 3. doi:10.3389/fphar.2020.00210

Loiacono LA, Shapiro DS. Detection of hypoxia at the cellular level. Crit Care Clin. 2010;26(2):. doi:10.1016/j.ccc.2009.12.001

Merdji H, Curtiaud A, Aheto A, et al. Performance of Early Capillary Refill Time Measurement on Outcomes in Cardiogenic Shock: An Observational, Prospective Multicentric Study [published online ahead of print, 2022 Jul 18]. Am J Respir Crit Care Med. 2022;10.1164/rccm.202204-0687OC. doi:10.1164/rccm.202204-0687OC

Meyhoff TS, Hjortrup PB, Wetterslev J, et al. Restriction of Intravenous Fluid in ICU Patients with Septic Shock. N Engl J Med. 2022;386(26):2459-2470. doi:10.1056/NEJMoa2202707

Miller WL. Fluid Volume Overload and Congestion in Heart Failure: Time to Reconsider Pathophysiology and How Volume Is Assessed. Circ Heart Fail. 2016;9(8):e002922. doi:10.1161/CIRCHEARTFAILURE.115.002922

Myburgh JA, Mythen MG. Resuscitation fluids. N Engl J Med. 2013;369(13):1243-1251. doi:10.1056/NEJMra1208627

Nadiminti Y, Wang JC, Chou SY, Pineles E, Tobin MS. Lactic acidosis associated with Hodgkin's disease: response to chemotherapy. N Engl J Med. 1980 Jul 3;303(1):15-7. doi: 10.1056/NEJM198007033030104. PMID: 7374729.

Oulehri W, Collange O, Tacquard C, Bellou A, Graff J, Charles AL, Geny B, Mertes PM. Impaired Myocardial Mitochondrial Function in an Experimental Model of Anaphylactic Shock. Biology (Basel). 2022 May 10;11(5):730. doi: 10.3390/biology11050730. PMID: 35625458; PMCID: PMC9139016.

Pan P, Wang X, Liu D. The potential mechanism of mitochondrial dysfunction in septic cardiomyopathy. J Int Med Res. 2018;46(6):2157-2169. doi:10.1177/0300060518765896

Rivers E, Nguyen B, Havstad S, et al. Early goal-directed therapy in the treatment of severe sepsis and septic shock. N Engl J Med. 2001;345(19):1368-1377. doi:10.1056/NEJMoa010307

Ronco JJ, Fenwick JC, Tweeddale MG. Does increasing oxygen delivery improve outcome in the critically ill? No. Crit Care Clin. 1996;12(3):645-659. doi:10.1016/s0749-0704(05)70268-2

Ronco JJ, Fenwick JC, Wiggs BR, Phang PT, Russell JA, Tweeddale MG. Oxygen consumption is independent of increases in oxygen delivery by dobutamine in septic patients who have normal or increased plasma lactate. Am Rev Respir Dis. 1993;147(1):25-31. doi:10.1164/ajrccm/147.1.25

Ronco JJ, Phang PT, Walley KR, Wiggs B, Fenwick JC, Russell JA. Oxygen consumption is independent of changes in oxygen delivery in severe adult respiratory distress syndrome. Am Rev Respir Dis. 1991;143(6):1267-1273. doi:10.1164/ajrccm/143.6.1267 DO2/VO2 Mismatch

Shimada BK, Boyman L, Huang W, Zhu J, Yang Y, Chen F, Kane MA, Yadava N, Zou L, Lederer WJ, Polster BM, Chao W. Pyruvate-Driven Oxidative Phosphorylation is Downregulated in Sepsis-Induced Cardiomyopathy: A Study of Mitochondrial Proteome. Shock. 2022 Apr 1;57(4):553-564. doi: 10.1097/SHK.0000000000001858. PMID: 34506367; PMCID: PMC8904652.

Stacpoole PW, Wright EC, Baumgartner TG, Bersin RM, Buchalter S, Curry SH, Duncan CA, Harman EM, Henderson GN, Jenkinson S, et al. A controlled clinical trial of dichloroacetate for treatment of lactic acidosis in adults. The Dichloroacetate-Lactic Acidosis Study Group. N Engl J Med. 1992 Nov 26;327(22):1564-9. doi: 10.1056/NEJM199211263272204. PMID: 1435883.

Stanzani G, Duchen MR, Singer M. The role of mitochondria in sepsis-induced cardiomyopathy. Biochim Biophys Acta Mol Basis Dis. 2019 Apr 1;1865(4):759-773. doi: 10.1016/j.bbadis.2018.10.011. Epub 2018 Oct 17. PMID: 30342158.

Standl T, Annecke T, Cascorbi I, Heller AR, Sabashnikov A, Teske W. The Nomenclature, Definition and Distinction of Types of Shock. Dtsch Arztebl Int. 2018;115(45):757-768. doi:10.3238/arztebl.2018.0757

Vincent JL, De Backer D. Oxygen transport-the oxygen delivery controversy. Intensive Care Med. 2004;30(11):1990-1996. doi:10.1007/s00134-004-2384-4

Zampieri FG, Machado FR, Biondi RS, et al. Association between Type of Fluid Received Prior to Enrollment, Type of Admission, and Effect of Balanced Crystalloid in Critically Ill Adults: A Secondary Exploratory Analysis of the BaSICS Clinical Trial. Am J Respir Crit Care Med. 2022;205(12):1419-1428. doi:10.1164/rccm.202111-2484OC

Zhu CL, Yao RQ, Li LX, et al. Mechanism of Mitophagy and Its Role in Sepsis Induced Organ Dysfunction: A Review. Front Cell Dev Biol. 2021;9:664896. Published 2021 Jun 7. doi:10.3389/fcell.2021.664896

Zilva JF. The origin of the acidosis in hyperlactataemia. Ann Clin Biochem. 1978;15(1):40-43. doi:10.1177/000456327801500111

Zou C, Synan MJ, Li J, et al. LPS impairs oxygen utilization in epithelia by triggering degradation of the mitochondrial enzyme Alcat1. J Cell Sci. 2016;129(1):51-64. doi:10.1242/jcs.176701

Die Bedeutung des Perfusionsdrucks

Metabolische Limitierung infolge der eCPR

Als prognostisch sehr ungünstig im Rahmen einer Reanimation oder bis zur Wiederherstellung eines Flusses (ROSC oder Fluss via eCPR/ECMO) kann ein Unterschreiten eines pHs von 6,8 gelten, so auch ein Überschreiten eines Lactats von 18 mmol/l. Auch bei optimaler Herzdruckmassage ist dieses zumeist spätestens nach 1-1,5 Stunden erreicht. Auch bei ROSC bzw. extrakorporaler Reperfusion nach dieser Zeit ist mit hoher Wahrscheinlichkeit von einem irreversiblen Abgleiten in ein Multiorganversagen auszugehen. Neben der „Cytopathic Dysoxia" ist auch ein inflammatorisch getriggerter Zusammenbruch der Glykokalyx zu beobachten. Eine stark positive Volumenbilanz zur Aufrechterhaltung des ECLS-Flusses korreliert mit einer schlechten Prognose bzw. kann die Unmöglichkeit der Aufrechterhaltung der ECLS-Flusses nach sich ziehen. Ein massiver Verlust von intravasalem Volumen in extravasale Kompartimente führt zudem zu einer ödembedingten Verlängerung der Diffusionsstrecke für Substrate und bei kapselumschlossenen Organen (z.B. Niere) oder ganzer Körperhöhlen (Abdomen) durch ein Kompartmenteffekt zu einer Verminderung des P_{perf}. Ein schlechter ECLS-Fluss im Sinne eines geringeren Rechts-Links-Shunts führt wiederum zu einem Absinken des P_{perf} durch einen ZVD-Anstieg.

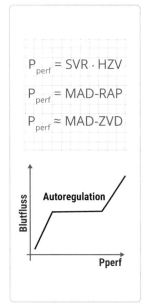

$$P_{perf} = SVR \cdot HZV$$

$$P_{perf} = MAD\text{-}RAP$$

$$P_{perf} \approx MAD\text{-}ZVD$$

Die Bewertung des Perfusionsdrucks in der Therapie des Schocks

Die Therapie der verschiedenen Schockformen ist MAD-zentriert, zumal dieser im klinischen Setting mit der am einfachsten zu erhebende Vitalparameter darstellt. Dennoch gibt es über einen adäquaten MAD im Schockgeschehen erstaunlich wenig Evidenz. Die meisten Algorithmen geben einen mittleren arteriellen Druck (MAD) um 65 mmHg als Zielgröße vor. Noch viel weniger untersucht ist der adäquate P_{perf}, da zu einer exakten Bestimmung des P_{perf} noch die des RAP oder zumindest des ZVD durchgeführt werden müsste. Hinter einer therapeutischen Adressierung des MAP steht das Konzept der Aufrechterhaltung der Autoregulation. Das Phänomen der Autoregulation beschreibt die Fähigkeit der lokalen Regulierung des Blutflusses als die intrinsische Fähigkeit eines Organs. Trotz Änderungen des P_{perf} kann ein konstanter Blutfluss aufrechterhalten werden. Organe mit hoher Fähigkeit zur Autoregulation sind Gehirn und Niere. Diesen Organen gegenüber besitzt der Skelettmuskel nur eine geringe Fähigkeit zur Autoregulation.

Unterschied zwischen P_{perf} und MAD

Im akuten kardialen Pumpversagen kann der P_{perf} nicht per se mit dem MAD gleichgesetzt werden, da dem MAD der rechtsatriale Druck (RAP) entgegenwirkt. Pragmatisch wird zumeist der RAP dem ZVD gleichgesetzt. Der Grund, dass in den gängigen Studien und Guidelines oft nicht P_{perf} als Zielgröße betrachtet wird, ist der Umstand, dass die Absolutwerte von RAP und ZVD weder invasiv, noch nicht-invasiv ohne größeren Aufwand bzw. verlässlich bestimmt werden können. Als ein pragmatisches Vorgehen hat sich etabliert, beim kardial kritisch kranken Patienten von einem RAP von mind. 10 mmHg auszugehen. Bei deutlich erhöhtem PAP_{syst} und bestehender Trikuspidalklappeninsuffizienz gar von 15-20 mmHg und mehr. Diese Betrachtungen haben Auswirkungen auf die Volumentherapie im kardiogenen Schock: Bei einem „rückgestauten" Patienten bewirken alle Maßnahmen, die den ZVD erhöhen (z.B. ein Volumenbolus) einen Rückgang des P_{perf}, wenn diese Maßnahmen nicht gleichzeitig das Schlagvolumen bzw. HZV steigern und der MAD steigt (Frank-Starling-Mechanismus). Wird umgekehrt der SVR gesteigert (Vasopressoren), um einen MAD zu erzielen, kann über den vermehrten „Rückstau" der P_{perf} ebenfalls sinken. Auch wird deutlich, dass auf einen „gestauten" Patienten nicht unbedingt das aus der Sepsis-Therapie übertragene MAD-Ziel von 65 mmHg übertragen werden kann (die septischen Patienten hatten wahrscheinlich einen geringeren RAP/ZVD).

D. Bänple, ECMO, https://doi.org/10.1007/978-3-662-66677-7_3

Differenzierung der HZV-Limitierungen

Mögliche zugrunde liegende Ursachen einer HZV-Limitierung

Intrakardiale HZV-Limitierung
Die akute intrakardiale HZV-Limitierung ist die Ursache des klassischen kardiogenen Schocks oder des Low-Output Syndroms (LCOS). Durch einen Verlust funktionellen Myokards durch Ischämie, Myokarditis oder andere Faktoren (z.B. bei einer Tako-Tsubo Kardiomyopathie), kommt es zu einem akuten Abfall des Schlagvolumens und somit, wenn der SV-Verlust nicht durch eine (jedoch nicht die diastolische Füllung komprimittierende) Herzfrequenzsteigerung ausgeglichen wird, zu einem Abfall des HZV.

Globale vorlastbedingte HZV-Limitierung
Die verminderte globale Vorlast kann sowohl in einem verminderten venösen Rückfluss zum rechten Herzen (RVEDP), als auch in einem zu geringen LVEDP (Frank-Starling-Prinzip, Beziehung von LVEDP mit dem Schlagvolumen) begründet sein. Eine Diskrepanz zwischen RVEDP und LVEDP zeigt sich bei einem erhöhtem pulmonalvaskulären Widerstand (PVR), z.B. durch eine Lungenarterienembolie.

Vorlastbedingte HZV-Limitierung in der Sepsis
Nicht jede HZV-Limitierung in der Sepsis ist per se vorlastlimitiert. Ca. 50% der Pat. im septischen Schock profitieren nicht von einem Volumenbolus im Sinne eines HZV-Anstiegs.
Auch im Verlauf der Sepsis ist ein übermäßiger Anstieg des RAP zu vermeiden, z.B. durch die geforderte Volumentherapie von initial 30 ml/kgKG nach den aktuellen Sepsis-Guideline. Ein individuelles Vorgehen mittels stetiger Beobachtung der Auswirkung einer Volumengabe mittels Boli, invasiv kristalloid oder nicht-invasiv mittels „passive leg raise test" (PLR) auf das HZV (hilfsweise Surrogat MAD). Solange das HZV steigt (10-15%) ist davon auszugehen, dass man sich noch auf der patientenindividuellen Frank-Starling-Kurve im aufsteigenden Bereich befindet.

Vorlastbedingte HZV-Limitierung im kardiogenen Schock
Eine Vorlastlimitierung kann auch im kardiogenen Schock existieren, so z.B. bei einem zuvor chronisch diuretisch vorbehandelten Patienten (ehemals „cold and dry"). Meist führt jedoch das Vorwärtsversagen in Kombination mit einer schockbedingten Vorlasterhöhung (SVR) zu einem erhöhten LVEDP, PCWP, RVP, RAP und ZVD, sodass eine zusätzliche Volumengabe nicht zielführend ist. Ein Rückschluss von ZVD auf die Vorlastabhängigkeit jedoch ist nicht verlässlich, da aufgrund der Unkenntnis der Compliance der rechten Strombahn vom ZVD kein Rückschluss auf den LVEDP gezogen werden kann. Analog ist auch die weit verbreitete Beurteilung der Atemvariabilität der VCI kritisch zu betrachten.
Durch Beurteilung der Atemvariabilität der VCI kann beim spontan atmenden Patienten ohne signifikant erhöhten PAP_{syst} und ohne signifikante Trikuspidalklappeninsuffizienz (TI) allenfalls vorsichtig postuliert werden, dass bei einer Atemvariabilität der VCI von ca. 80% ein Volumenbolus (250ml) keine negativen Effekte zeigen wird. Die Größe oder Variabilität der VCI sollte jedoch nicht zur Erhebung eines Volumenstatus ("wie voll ist der Tank?") herangezogen werden und noch viel weniger sollten VCI-Variabilitäten als therapeutische Zielgrößen dienen.
Wie beim ZVD gelten auch hier Einschränkungen: Bewertet man keine Momentaufnahmen und absoluten Werte, sondern verfolgt man die Dynamik eines Parameters im Verlauf der Erkrankung oder Therapie, kann die zeitliche Betrachtung Z.b. der VCI-Variabilität wichtige Hinweise auf die „Verträglichkeit" einer Volumentherapie bringen. Bei nicht plausiblen Konstellationen, z.B. dem Vorliegen einer „prallen", nicht atemvariablen VCI beim ansonsten klinisch hypovolämen Patienten, sollte immer eine echokardiographische Abschätzung des PAP_{sys} erfolgen.

Nachlastbedingte HZV-Limitierung im kardiogenen Schock
Betrachtet man die PV-Loops im kardiogenen Schock (s.u.), die Auswirkungen einer reflektorischen Vasokonstriktion, einer Vasopressorentherapie oder ECLS auf das Schlagvolumen, kann auch eine erhöhte Nachlast über einen LVEDP-Anstieg und ein Verschieben des PV-Loops nach „rechts oben" ein bereits eingeschränktes Schlagvolumen weiter einschränken.

Der Cardiac Power Output als sekundäre Limitierung

Obstruktiv bedingte HZV-Limitierung

Mit der Bezeichnung „Obstruktiver Schock" werden im engeren Sinne Obstruktionen zwischen rechtem und linkem Ventrikel oder rechtem Ventrikel und dem venösen Rückfluss (VCI) subsummiert. Diese sind klinisch und echokardiographisch meist einfach diagnostizierbar: Die Lungenembolie, der Spannungspneumothorax, der Perikarderguss sowie die (dynamische) thorakale Hyperinflation bei schwerer bronchialer Obstruktion mit oder ohne zu invasiver Beatmung. Die gemeinsame Endstrecke ist eine HZV-Limitation, da aufgrund der Obstruktion dem linken Ventrikel die Vorlast verloren geht. Im Gegenteil zur globalen Vorlast-Limitierung kommt es auf jeden Fall zu einem Anstieg des ZVD, je nach Lokalisation der Obstruktion mit Anstieg von PAP, RVP und RAP. Ein Anstieg des ZVD bzw. RAP hat zumeist erhebliche Folgen auf die Nachlast und den P_{perf} der inneren Organe (Akutes Nierenversagen, akute Stauungsleber).

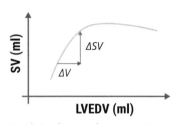

Frank-Starling-Mechanismus: Eine Steigerung der Vorlast (ΔV) bewirkt eine Steigerung des Schlagvolumens (ΔSV).

Abschätzung der Volumenreagibilität

Ob sich ein Patient noch im aufsteigenden Schenkel der Frank-Starling-Kurve befindet, kann auch durch einen Autotransfusionsversuch („Passive Leg Raise") ohne Volumenbelastung getestet werden. Validiert auf einen positiven Effekt, d.h. Vorlastabhängigkeit, sind jedoch in diesem Zusammenhang nur ein Anstieg des HZV und ein Rückgang der Schlagvolumenvarianz (SVV). Der Anstieg des MAD ist mit zu vielen Störfaktoren behaftet, insbesondere beim wachen, spontan atmenden Patienten. Dennoch ist dieses Vorgehen im klinischen Alltag praktikabel.

Theoretisch ist die Bestimmung der Schlagvolumenvarianz echokardiographisch durch die Bestimmung der LVOT-VTI oder RVOT-VTI Varianz möglich, jedoch zur verlässlichen Detektion einer z.B. 10%igen Varianz ist die echokardiographische Bestimmung zu benutzerabhängig und fehleranfällig. Die exakte Messung der Schlagvolumenvarianz ist somit mehr oder weniger den invasiven Verfahren vorbehalten. Klinisch pragmatisch können der visuelle „Swing" in einer invasiv gemessenen arteriellen Kurve oder ein RR-Anstieg aber durchaus als Surrogate dienen.

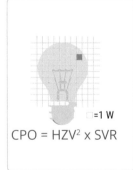

$$\square = 1\ W$$
$$CPO = HZV^2 \times SVR$$

Der Cardiac Power Output (CPO) als sekundäre Limitation

Die Gegenüberstellung des Grundumsatzes des menschlichen Körpers von ca. 80W gegenüber einem CPO von 1W verdeutlicht, dass der Mensch kein „hydraulisch" angetriebener Organismus ist. Vielmehr ermöglicht die Pumpleistung des Herzens von 1W, etwas mehr als 1% des Ruheumsatzes, den Substrataustausch der „Brennstoffzelle Mensch": An Hämoglobin gebundener Sauerstoff (C_aO_2) und Substrat (Glucose) werden zum Mitochondrium im Gewebe transportiert, CO_2 (und H_2O) abtransportiert. Es entsteht ATP als universeller Energieträger.

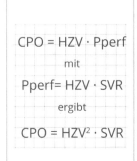

$$CPO = HZV \cdot Pperf$$
$$mit$$
$$Pperf = HZV \cdot SVR$$
$$ergibt$$
$$CPO = HZV^2 \cdot SVR$$

Ein niedriger CPO korreliert am stärksten mit der Prognose im kardiogenen Schock (CS), so z.B. in der Sub-Analyse des SHOCK-Trials: Die Wahrscheinlichkeit, im CS bei einem CPO von ≤ 0,53 W zu versterben betrug 58%, während bei einem CPO von > 0,53 W die Wahrscheinlichkeit zu überleben 71% betrug. Der CPO ist jedoch eine sekundäre Limitierung, da er sich aus zwei primären Limitierungen, dem HZV und dem SVR ableiten lässt. Die klinisch prognostisch bedeutsamen Faktoren P_{perf} und CPO können somit allein durch die primären Limitierungen HZV und SVR dargestellt werden. In dieser Darstellung des CPO mittels HZV und SVR wird deutlich, dass HZV, im Quadrat in diese Formel eingehend, nur bedingt durch SVR ersetzt werden kann. Betrachtet man den CPO als Produkt aus P_{perf} und HZV wird klar, dass bei einer gegeben Leistung nur ein Kompromiss aus Fluss und Druck erreicht werden kann.

PV-Loop: Druck-/Volumenänderungen im LV

Vereinfachte Darstellung des linksventrikulären PV-Loops

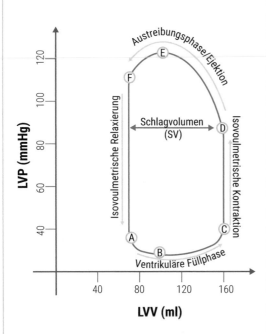

PV-Schleife Linker Ventrikel
LVP (mmHg) vs LVV (ml)

Bei Punkt C ist gerade die Diastole abgeschlossen, der Ventrikel ist gefüllt. Sobald die Systole beginnt, kontrahiert der Ventrikel, die Mitralklappe schließt, der Loop bewegt sich von Punkt C nach Punkt D. Während dieser Phase erzeugt die Kontraktion eine Druckänderung, bei noch geschlossener Aortenklappe ändert sich aber das Ventrikelvolumen zunächst nicht – isovolumetrische Kontraktion. Sobald der Druck im Ventrikel den Druck in der Aorta übersteigt, öffnet sich die Aortenklappe und die Austreibungsphase beginnt. Der Loop bewegt sich von D nach E. Während dieser Phase wird weiterhin ein Druck erzeugt, bis am Punkt E der systolische Spitzendruck erreicht wird. Sobald der Ventrikel seine Kontraktionsfähigkeit erschöpft, relaxiert und der Ventrikeldruck unter den Aortendruck fällt, schließt sich die Aortenklappe. An diesem Punkt beginnt die Diastole (endsystolischer Druck-Volumen-Punkt). Wenn sich der Ventrikel bei noch geschlossenen Klappen entspannt, fällt der Druck im Ventrikel, während das Volumen konstant bleibt – isovolumetrische Entspannungsphase. Diese dauert an, bis der Druck im Ventrikel geringer ist als der im Vorhof, erst dann öffnet sich die Mitralklappe und der Ventrikel beginnt, sich zu füllen, der Loop bewegt sich von A nach C.

Erweiterte Darstellung des linksventrikulären PV-Loops

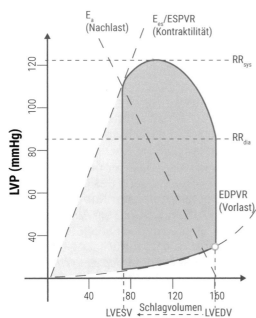

Über die Relevanz der potentiellen Arbeit im Vgl. zur exogenen Arbeit im CS oder LCOS, z.B. bei massiv erhöhtem LVEDP, ist wenig bekannt.

Die Beziehung zwischen dem endsystolischen Druck und dem endsystolischen Volumen (Punkt F) stellt den maximalen Druck dar, der vom linken Ventrikel bei einem gegebenen Volumen entwickelt wird und ist somit ein Maß für die Kontraktilität des Herzens. Die Steigung von ESPVR/E_{es} ist im engeren Sinne die endsystolische Elastance (Elastance = 1/Compliance = $\Delta P/\Delta V$) und gibt Aufschluss über die Kontraktilität. Eine Zunahme der E_{es}-Steigung ist somit bei positiver Inotropie zu beobachten (Zunahme der Kontraktilität), eine Abnahme der Neigung bei negativer Inotropie. Das Integral der PV-Schleife ist ein Maß für die externe Arbeit oder Schlagarbeit des Herzens. Es ist die Arbeit, die aufgewendet werden muss, um das Blut in die Aorta auszustoßen. Die Schlagarbeit liegt bei um 1 Nm (bei einem Schlag pro Sekunde oder einer Herzfrequenz von 60/min wird somit 1Nm/s oder 1W Leistung abgegeben). Die Arbeit des Herzens, die nicht in Form von externer Arbeit, dem Pumpen von Blut, aufgewendet wird, entspricht dem pseudo-dreieckigen Raum links von der PV-Schleife. Diese „potentielle Arbeit" muss z.B. für die Dehnung von Myokardfibrillen oder den Calcium-Transport aufgewendet werden und wird nicht in Schlagvolumen/HZV umgesetzt.

PV-Loops im kardiogenen Schock

Vierfeldertafel nach Forrester

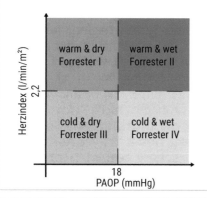

In der Vierfeldertafel nach Forrester sind Patienten mit akuter HZV-Limitierung meist „cold and wet", d.h. haben einen hohen LVEDP/PAOP (>18 mmHg). Chronisch HZV-limtierte Patienten können ein deutlich reduziertes HZV haben, jedoch durch Anpassung pulmonal nicht gestaut sein („cold and dry"). Patienten, die trotz gutem HZV ins Lungenödem geraten („warm and wet"), sind oft Pat. mit HFpEF (Heart Failure with preserved Ejection Fraction). Aufgrund einer reduzierten LV-Compliance (Relaxtionsstörung) führen hypertensiv oder sympathomimetisch getriggerten RR-Spitzen bei der HFpEF zu einem erhöhten LVEDP, PAOP und Lungenödem.

PV-Loop bei akuter kardialer HZV-Limitierung (hellblau)

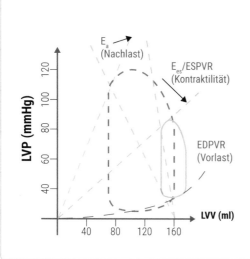

Die akut verminderte Pumpfunktion im kardiogenen Schock (CS) oder Low Cardiac Output Syndrom (LCOS) führt zu einem Abfall des Schlagvolumens und somit des HZV (HZV = SV · HF). Die Kontraktilität sinkt (Steigung von E_s wird kleiner). Die Schlagarbeit sinkt (die Fläche des PV-Loop wird kleiner).
Kompensatorisch steigt der SVR, die Nachlast steigt (Steigung von E_a wird größer). Bei nicht ausreichender SVR-Gegenregulation kommt es zu einem Abfall des systolischen Drucks und auch des MAD. Die Vorlast steigt, sowohl LVEDP als auch LVEDV steigen, es kommt zu einem Anstieg des PAOP und ein „Rückstau" bis hin zu einem ZVD-Anstieg. Fallender MAD und steigender ZVD führen zu einer Verminderung von P_{perf}. *Der Pat. befindet sich nun in der 4-Feldertafel nach Forrester im Bereich „cold and wet" (HZV erniedrigt, PAOP erhöht).*

PV-Loop nach Hinzunahme eines Vasopressors (grau)

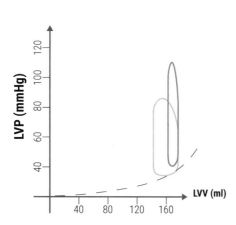

Die Hinzunahme eines Vasopressors führt zu einer supraphysiologischen Steigerung des SVR. Der Blutdruck steigt, doch die Hinzunahme eines Vasopressors steigert in erster Linie die Nachlast, die enddiastolischen Parameter steigen (LVEDP, PAOP), P_{perf} sinkt. Durch die Rechtsverschiebung des PV-Loops kommt es, auch wenn es die Normalisierung des Blutdruckes anders suggeriert, zu einem Abfall der Kontraktilität im Vergleich zum Normalzustand. Durch ein Absinken des Schlagvolumens/HZV, aber endlichen Steigerbarkeit des SVR, kommt es netto zu einem Rückgang des CPO (CPO = HZV^2 · SVR). *Der Pat. befindet sich weiterhin in der 4-Feldertafel nach Forrester im Bereich „cold and wet", ist gar „colder and wetter" (HZV noch weiter erniedrigt, PAOP noch weiter gestiegen).*

Druck kann Fluss nicht ersetzen (CPO = HZV² x SVR). Eine reine Vasopressorentherapie kann den Patienten nicht nachhaltig rekompensieren.

PV-Loops unter pharmakologischer Therapie

PV-Loop nach Hinzunahme eines Inodilatators (braun)

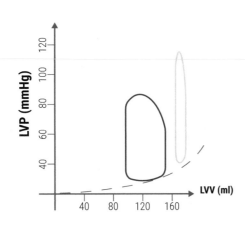

Die Hinzunahme eines Inodilatators führt durch die inotrope Komponente zu einer Linksverschiebung des PV-Loops und Vergrößerung der Fläche. Die vasodilatatorische Wirkung führt zu einem Rückgang der Nachlast und einem Rückgang der enddiastolischen Parameter und somit auch des PAOP. Überwiegt der inotrope Effekt jedoch nicht die vasodilatatorische Komponente, sinkt der Blutdruck.

Bei ausreichender Inotropie und Nachlastsenkung bewegt sich der Patient in der 4-Feldertafel von „cold and wet" in Richtung„warm and dry" (HZV steigt, PAOP sinkt). Es muss klinisch beurteilt werden, ob ggf. ein Unterschreiten des MAD-Surrogat-Ziels von 65 mmHg toleriert werden kann, oder ob die Autoregulationsschwelle kritisch unterschritten wird (Vigilanz, Urinausscheidung, Verlauf der metabolischen Azidose, Verlauf Laktat).

Kombination Inodilatator + Vasopressor (braun/grau)

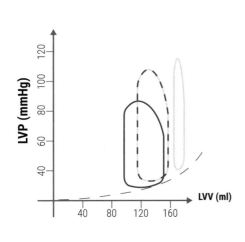

Die HZV-Steigerung kann nicht immer die vasodilatatorische Komponente des Inodilatators ausgleichen. Durch die Hinzunahme eines Vasopressors kann jedoch MAD und P_{perf} gesteigert werden. Dies geschieht jedoch möglicherweise wieder auf Kosten der gewünschten Nachlast-Senkung, der enddiatstolische Druck und somit PAOP können wieder steigen. Diese Loops verdeutlichen, dass die Kombination von Inodilatator und Vasopressor nicht unreflektiert erfolgen sollte und einer engmaschigen Erfolgskontrolle (HZV, PAOP) unterzogen werden sollte.

Bei ausreichendem pharmakologischem Ansprechen bezüglich der Inotropie und Nachlastsenkung sowie geringem Vasopressorenbedarf lässt sich der Patient bis zur myokardialen Erholung ohne Unterschreiten der Autoregulatiosschwelle rekompensieren, bewegt sich von „cold and wet" nach „warm and dry".

Fluss und Druck im kardiogenen Schock

Die Betrachtung des CPO (CPO = HZV² ⸱ SVR) macht die Bedeutung des Flusses im kardiogenen Schock deutlich. Eine Halbierung des HZV, zum Beispiel im kardiogenen Schock, reduziert den CPO bei gleichbleibendem SVR um den Faktor 4. Natürlich kann im Rahmen des kardiogenen Schocks der SVR pharmakologisch beeinflusst werden, dies ist jedoch nur in gewissem Rahmen möglich. Ein exzessiv gesteigerter SVR – in diesem Kontext die Nachlast – kompromittiert im kardiogenen Schock das HZV noch weiter. Außerdem kommt es zu einer Zunahme der „Zentralisierung" des Kreislaufs, ggf. mit Mottling der Extremitäten. In der Zentralisierung kommt es zur Minderperfusion der peripheren Gewebe und im Rahmen der peripheren Minderdurchblutung möglicherweise zu Regionen mit lokalem DO_2/VO_2-Mismatch. Kommt es dann durch diese lokale Hypoxie oder im Rahmen einer Reperfusion zusätzlich zu einem Zytokin-getriggerten SVR-Abfall ("Reperfusion Injury", Reperfusionssyndrom) eines schon maximal gesteigerten SVR, sind die Folgen bezüglich des CPO fatal.

PV-Loops unter ECLS und PVAD

PV-Loops unter V-A ECMO (dunkelblau)

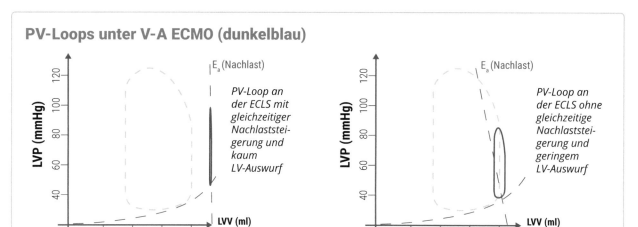

Die hämodynamischen Konsequenzen des retrograden Flusses bei femoraler Kanülierung werden kontrovers diskutiert. Durch die retrograde Perfusion kann natürlich postuliert werden, dass der PV-Loop sich nach rechts oben bewegt: ECLS-bedingte Erhöhung der Nachlast. Jedoch zeigen Modelle, dass dies *nur dann der Fall ist, wenn auch die Nachlast insgesamt steigt*. Wird nach Reperfusion der MAD jedoch konstant gehalten, z.B. oft unausweichlich durch das Reperfusions-SIRS, einer Reduktion der Vasopressoren oder gar Hinzunahme eines Vasodilatators (NO, Levosomindan), so steigt die Nachlast für den Ventrikel nicht zwangsläufig. Bei der Berechnung des MAD gehen in die Formel 2/3 des diastolischen Drucks ein, somit repräsentiert maßgeblich der diastolische Druck - oder bei laminaren Flussverhältnissen der dann angeglichene MAD - die Nachlast, die der LV „sieht", ob sich nun die Aortenklappe öffnet (der PV-Loop hat eine Fläche) oder nicht mehr öffnet (der PV-Loop ist strichförmig, das endogene HZV fällt auf null). Berücksichtigt man diese Faktoren, sollte der LVEDP bzw. der einer Messung zugängliche PAOP nicht ansteigen, wird der die Nachlast maßgeblich bestimmende SVR an der ECLS kompensatorisch gesenkt, bzw. nicht über das Maß gesteigert. Betrachtet man nun zwei theoretische LCOS-Szenarien mit identischem MAD, in dem einen wird das HZV durch einen endogenen LV-Auswurf plus Vasopressor generiert, in dem anderen durch einen V-A ECMO-Fluss, so zeigen die „Leistungen" in den Systemen (CPO = SVR x HZV²) jedoch erhebliche Unterschiede.

Durch den Windkesseleffekt der Aorta ist eine antegrade, zentrale Kanülierung nicht unbedingt von Vorteil, was die Nachlast für den linken Ventrikel betrifft. Nur ein PVAD, das Blut über die Aortenklappe fördert, bewirkt einen echten, „physiologischen" antegraden Fluss und damit ein „Unloading" des Ventrikels.

PV-Loop bei Hinzunahme eines PVAD

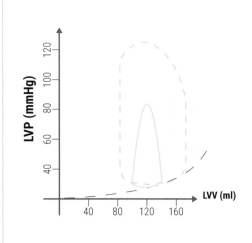

Durch die Implantation eines PVAD entfallen durch den kontinuierlichen axialen Fluss über die Aortenklappe die im PV-Loop senkrechten, isovolumetrischen Phasen, der PV-Loop ähnelt deshalb einem Dreieck. Die Dreiecksfläche würde „am Rand" durch den PVAD-Fluss ergänzt wieder die Fläche des gesamten PV-Loops ergeben. Das Schlagvolumen kann abnehmen oder zunehmen, je nach vorbestehender LV-Überdehnung und Höhe des PVAD-Flusses. Vorlast für die Eigenaktion und PVAD-Fluss müssen so aufeinander abgestimmt werden (Echo, Klinik), dass ein möglichst hoher antegrader Flusses bei idealer Entlastung des linken Ventrikels entsteht, ohne dass durch eine Überdrainage der Frank-Starling-Mechanismus ausgehebelt wird oder es zu Ansaugproblematiken kommt.

Fluss, Druck, Arbeit und Leistung im CS/LCOS

Differenzierte Betrachtung von Fluss, Druck, Arbeit und Leistung im CS/LCOS

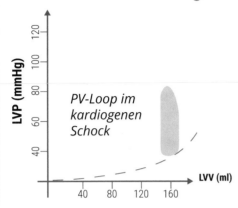

PV-Loop im kardiogenen Schock

Die Fläche (blau) des PV-Loops entspricht der externen Schlagarbeit des Herzens. Diese liegt in der Norm bei um 1 Nm, bei einer Herzfrequenz von 60/min wird somit 1 Nm/s oder 1 Watt externe Leistung abgegeben.

Sind nun im CS/LCOS endogen oder exogen katecholaminerg, positiv inotrop und chronotrop (HZV = SV · HF) alle Faktoren optmiert, muss das HZV und auch der CPO vorerst als limitiert betrachtet werden:

$CPO = HZV · P_{perf}$ ohne beeinflussbares HZV.

Bei limtierter Leistung können nun jedoch in diesem System Fluss und Druck nicht mehr gleichzeitig maximiert werden, Druck und Fluss verhalten sich gar gegensinnig.

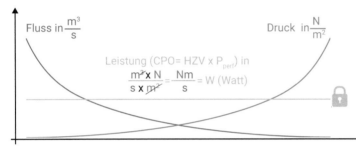

Ist die Leistung in einem System vorgegeben oder limitiert, so kann man nicht beides, Fluss (HZV) und Druck (P_{perf}) maximieren, nur einen möglichst ausgeglichenen Kompromiss finden. Der Proportionalitätsfaktor zwischen HZV und P_{perf} bzw. beeinflussbare Größe ist dann der SVR (Nachlast).

Der „Kompromiss" findet sich wahrscheinlich bei einem MAD um 60-65 mmHg, um mit einem dann die Autoregulation der Organe überschreitenden P_{perf} mit dem dann noch vorhandenen Fluss einen möglichst großen Anteil des Organismus (Mitochondrien) zu erreichen.

Kann nun jedoch kein ausreichender P_{perf} erreicht werden, sind bei limitiertem CPO folglich P_{perf} und HZV „gekoppelt": Möchte man P_{perf} in den Surrogat-Zielbereich steigern, verhält sich in dieser Situation mit dem limitierten CPO als Klammer, das HZV gegensinnig, kompensatorisch muss SVR somit um das Quadrat des gewünschten Faktors (hier n) gesteigert werden:

Bei limitiertem CPO (Kopplung von HZV und P_{perf}): $P_{perf} · n = SVR · (HZV/n)$

um den gewünschten P_{perf_n} zu erreichen: $P_{perf\_n} = SVR · n^2 · HZV$

Möchte man nun z.B. einen zu niedrigen P_{perf} um den Faktor n=2 steigern, so muss SVR um den Faktor $2^2 = 4$ gesteigert werden.

Um den P_{perf} z.B. von 30mmHg auf 60mmHg im CS/LCOS nach Ausschöpfung positiver Inotropie und Chronotropie ohne Eskalation auf eine ECLS zu steigern, ist dies nur mit massiver Vasokonstriktion und auf unweigerlich auf Kosten des Flusses möglich. Das klinische Korrelat sind exponentiell steigende Vasopressordosen, ein zunehmendes „Mottling" als Zeichen der Zentralisierung und Verlust der Mikrostrombahn und letztendlich die metabolische Limitierung, da zu wenige Mitochondrien mit ausreichend eduktbeladenem Fluss erreicht werden können, um die bei der in der Hydrolyse von Glucose gewonnenen und verbrauchten 2 ATP, bzw. deren Protonen zu regenerieren. Als Surrogat kommt es zu einer Hyperlaktatämie, einer metabolischen Azidose und ggf. zu einer präfinalen „Pseudonormalisierung" der S_vO_2 als Zeichen der „Cytopathic Dysoxia". Die „Cytopathic Dysoxia" kann auch nach und trotz Reperfusion durch Zytokine etc. weiter unterhalten werden und persisiteren (ähnliches kann auch im septische Schock in dessen „Reperfusionsphase" beobachtet werden). Der Patient verstirbt tragischerweise trotz maximalem ECLS-Fluss (oder trotz analog vasokonstriktorisch wiederhergestelltem SVR/P_{perf} in der Sepsis) in der therapierefraktären metabolischen Azidose. Konsequenterweise sollte in der Initialphase die Flussrate der ECLS auf ein Maximum optimiert werden und der SVR bzw. P_{perf} als pharmakologisch beeinflussbarer Faktor gerade so über die Autoregulationsschwelle der Organe geführt werden, bis die metabolische Limitierung beherrscht ist und sich eine Normalisierung von BE und Laktat einstellt.

Literatur

Babini G, Ameloot K, Skrifvars MB. Cardiac function after cardiac arrest: what do we know? Minerva Anestesiol. 2021 Mar;87(3):358-367. doi: 10.23736/S0375-9393.20.14574-7. Epub 2020 Sep 22. PMID: 32959631.

Baldetti L, Pagnesi M, Gallone G, Barone G, Fierro N, Calvo F, Gramegna M, Pazzanese V, Venuti A, Sacchi S, De Ferrari GM, Burkhoff D, Lim HS, Cappelletti AM. Prognostic value of right atrial pressure-corrected cardiac power index in cardiogenic shock. ESC Heart Fail. 2022 Aug 11. doi: 10.1002/ehf2.14093. Epub ahead of print. PMID: 35950538.

Belkin MN, Shah J, Neyestanak ME, Burkhoff D, Grinstein J. Should We Be Using Aortic Pulsatility Index Over Cardiac Power Output in Heart Failure Cardiogenic Shock? Circ Heart Fail. 2022 Jul;15(7):e009601. doi: 10.1161/CIRCHEARTFAILU-RE.122.009601. Epub 2022 Jun 6. PMID: 35658463.

Burkhoff D, Sayer G, Doshi D, Uriel N. Hemodynamics of Mechanical Circulatory Support. J Am Coll Cardiol. 2015;66(23):2663-2674. doi:10.1016/j.jacc.2015.10.017

Burstein B, Anand V, Ternus B, Tabi M, Anavekar NS, Borlaug BA, Barsness GW, Kane GC, Oh JK, Jentzer JC. Noninvasive echocardiographic cardiac power output predicts mortality in cardiac intensive care unit patients. Am Heart J. 2022 Mar;245:149-159. doi: 10.1016/j.ahj.2021.12.007. Epub 2021 Dec 22. PMID: 34953769.

Dickstein ML. The Starling Relationship and Veno-Arterial ECMO: Ventricular Distension Explained. ASAIO J. 2018;64(4):497-501. doi:10.1097/MAT.0000000000000660

Jacob R, Dierberger B, Kissling G. Functional significance of the Frank-Starling mechanism under physiological and pathophysiological conditions. Eur Heart J. 1992;13 Suppl E:7-14. doi:10.1093/eurheartj/13.suppl_e.7

Jentzer JC, Chonde MD, Dezfulian C. Myocardial Dysfunction and Shock after Cardiac Arrest. Biomed Res Int. 2015;2015:314796. doi: 10.1155/2015/314796. Epub 2015 Sep 2. PMID: 26421284; PMCID: PMC4572400.

Jentzer JC, Hollenberg SM. Vasopressor and Inotrope Therapy in Cardiac Critical Care. J Intensive Care Med. 2021;36(8):843-856. doi:10.1177/0885066620917630

Jentzer JC, Tabi M, Burstein B. Managing the first 120 min of cardiogenic shock: from resuscitation to diagnosis. Curr Opin Crit Care. 2021;27(4):416-425. doi:10.1097/MCC.0000000000000839

LaCombe P, Tariq MA, Lappin SL. Physiology, Afterload Reduction. In: StatPearls. Treasure Island (FL): StatPearls Publishing; April 28, 2022.

Lim HS. Cardiac Output Revisited. Circ Heart Fail. 2020;13(10):e007393. doi:10.1161/CIRCHEARTFAILURE.120.007393

Lim HS. The Physiologic Basis and Clinical Outcomes of Combined Impella and Veno-Arterial Extracorporeal Membrane Oxygenation Support in Cardiogenic Shock. Cardiol Ther. 2020;9(2):245-255. doi:10.1007/s40119-020-00175-6

Lim HS. The Physiologic Basis of Ejection Fraction. ASAIO J. 2019;65(6):e63. doi:10.1097/MAT.0000000000000899

Mérillon JP, Ennezat PV, Guiomard A, Masquet-Gourgon C, Aumont MC, Gourgon R. Left ventricular performance is closely related to the physical properties of the arterial system: Landmark clinical investigations in the 1970s and 1980s. Arch Cardiovasc Dis. 2014;107(10):554-562. doi:10.1016/j.acvd.2014.08.001

Moss RL, Fitzsimons DP. Frank-Starling relationship: long on importance, short on mechanism. Circ Res. 2002;90(1):11-13.

Naidu SS, Baran DA, Jentzer JC, et al. SCAI SHOCK Stage Classification Expert Consensus Update: A Review and Incorporation of Validation Studies: This statement was endorsed by the American College of Cardiology (ACC), American College of Emergency Physicians (ACEP), American Heart Association (AHA), European Society of Cardiology (ESC) Association for Acute Cardiovascular Care (ACVC), International Society for Heart and Lung Transplantation (ISHLT), Society of Critical Care Medicine (SCCM), and Society of Thoracic Surgeons (STS) in December 2021. J Am Coll Cardiol. 2022;79(9):933-946. doi:10.1016/j.jacc.2022.01.018

Nakamura M, Imamura T. Practical Management of ECPELLA. Int Heart J. 2020;61(6):1094-1096. doi:10.1536/ihj.20-172

Nix C, Ishikawa K, Meyns B, et al. Comparison of Hemodynamic Support by Impella vs. Peripheral Extra-Corporeal Membrane Oxygenation: A Porcine Model of Acute Myocardial Infarction. Front Cardiovasc Med. 2020;7:99. Published 2020 Jun 10. doi:10.3389/fcvm.2020.00099

Popovic B, Fay R, Cravoisy-Popovic A, Levy B. Cardiac power index, mean arterial pressure, and Simplified Acute Physiology Score II are strong predictors of survival and response to revascularization in cardiogenic shock. Shock. 2014;42(1):22-26. doi:10.1097/SHK.0000000000000170

Rao P, Khalpey Z, Smith R, Burkhoff D, Kociol RD. Venoarterial Extracorporeal Membrane Oxygenation for Cardiogenic Shock and Cardiac Arrest. Circ Heart Fail. 2018;11(9):e004905. doi:10.1161/CIRCHEARTFAILURE.118.004905

Übersicht hämodynamisches Monitoring

Nativer Kreislauf

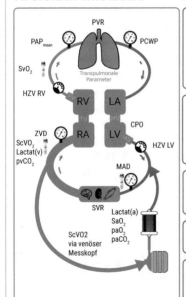

Lactat [mmol/L]/ -Clearance
Wichtiger Surrogatparameter für den Therapieerfolg des Schocks (dann stetiger Abfall). I.d.R. arterielle Bestimmung. In seltenen Fällen autochthon pulmonale Produktion (Mendelsohn, toxisches Lungenödem), dann: *Lactat(a) > Lactat(v)*

Base Excess
Surrogatparameter für die H$^+$-Limitation. Bei einer erfolgreichen ECLS-Therapie stetige Normalisierung.

Parameter	Kommentar
HZV linker Ventrikel [l/min]	Bestimmung im TTE via LVOT VTI oder Thermodilution (PAK oder transpulmonal)
SVR [dyn·sek/cm^5 bzw. Pa·s/m³(SI)]	Berechnung aus MAD, HZV und ZVD $\quad SVR = \frac{MAD - ZVD}{HZV} \times 80$
ZVD [cmH$_2$O bzw. ≈ mmHg]	Keine regelhafte Messung, außer bei PAK, Abschätzung nach Echo VCI: **10** ±5 cmH$_2$O
Cardiac Power Output (CPO) [W]	Berechnung aus MAD, HZV und ZVD $\quad CPO = \frac{(MAD - ZVD) \times HZV}{451}$
S$_c$O$_2$ bzw. S$_v$O$_2$ [%]	Die gemischt-venöse Sättigung, S$_v$O$_2$, ist nur im PAK bestimmbar, die zentral-venöse S$_c$O$_2$ (aus dem ZVK) überschätzt die S$_v$O$_2$, da meistens gilt: S$_{VCS}$O$_2$ > S$_{VCI}$O$_2$
p$_v$CO$_2$ - p$_a$CO$_2$ [mmHg]	veno-arterielle CO$_2$-Differenz, ggf. robusterer Surrogatparameter für die Gewebsperfusion
HZV rechter Ventrikel [l/min]	Bestimmung im TTE via RVOT VTI, entspricht bei fehlendem intrakard. Shunt dem HZV
PAP$_{syst}$ [mmHg], PAP$_{mean}$ [mmHg]	Abschätzung PAP$_{syst}$ im TTE via TK-Gradient Messung im PAK von PAP$_{syst}$ und PAP$_{mean}$
PAOP/"Wedge-Druck" [mmHg]	Bestimmung im TTE via TK-Gradient oder Messung im PAK
PVR [dyn·sek/cm^5 bzw. Pa·s/m³(SI)]	Berechnung aus PAP$_{mean}$, HZV, ZVD $\quad PVR = \frac{PAP_{mean} - ZVD}{HZV} \times 80$
Transpulmonale Parameter (z.B. GEDV, EVLW, PVP, etc.)	Mathematische Ableitung aus der transpulmonalen Thermodilutionskurve (Vorlastparameter und „Lungenwasser")

Kreislauf mit ECLS

Lactat und Base Excess
Bei einer erfolgreichen ECLS-Therapie stetige Clearance bzw. Normalisierung.

Sinnvolle Parameter	Kommentar
HZV linker Ventrikel [l/min] *Bei der bifemoralen V-A ECMO wird das Blut retrograd in die Aorta abgegeben. ECMO-Fluss und residueller LV-Auswurf <u>addieren sich nicht.</u>*	Bestimmung eines erhaltenen LV-Auswurfs via LVOT VTI. Bei Verwendung des gleichen LVOT-Ø reicht der LVOT VTI zur Beurteilung der LV-Fkt. im Verlauf, regelmäßige Bestimmung unter Reduktion ECMO-Fluss (Senkung der Nachlast)
S$_v$O$_2$ [%] bzw. S$_c$VO$_2$ am „venösen" Messkopf	CAVE: auch im PAK sehr viele Störgrößen, u.a. durch Oxygenierungsleistung der ECMO, noch erhaltener Herzfunktion, etc. ScVO$_2$ am Messkopf der venösen Linie berücksichtigt nicht die venöse Beimischung
HZV rechter Ventrikel [l/min]	Via RVOT VTI, entspricht bei fehlendem intrakardialem Shunt und AI dem LV-Auswurf
PAP$_{mean}$ / PAP$_{syst}$ [mmHg]	Bestimmung im PAK, Surrogatparameter in Kobination PAOP für die LV-Distension
PAOP/"Wedge-Druck" [mmHg]	Bestimmung nur im PAK, Surrogat-Parameter für EDV/LV-Distension zur Entscheidung „LV-Unloading" (PVAD)

Parameter, die von einer exakten Bestimmung des HZV sowie des ZVD abhängig sind, sind unter V-A ECMO nicht korrekt bestimmbar. Transpulmonale HZV-Messungen sind während der V-A ECMO nicht verlässlich, Thermodilution am PAK ist nur bei sehr tiefer Lage (selten) des Katheters möglich (Injektion RV).

© Der/die Autor(en), exklusiv lizenziert an
Springer-Verlag GmbH, DE, ein Teil von Springer Nature 2022
D. Bänple, *ECMO*, https://doi.org/10.1007/978-3-662-66677-7_4

Pulmonaliskatheter/PAK: Grundlagen

Überlegungen vorab

PAK im Kontext des Zugangsmanagements.
Bei bestehender oder anstehender ECMO sollte die re. V. jug. int. als Zugang nicht für den PAK gewählt werden. Der PAK ist allenfalls ein kurzfristiger ZVK-Ersatz (Lumen, Liegedauer). Von li. jug. und re. subcl. sowie an der ECLS bei fehlendem (RV-)Auswurf kann ein Einschwemmen erschwert sein.

Risiko/Nutzenabwägung gegenüber transpulmonaler Thermodilution (ohne ECLS).
PRO PAK: PAOP, PA-Druck, S_vO_2 (exklusive Parameter). Bei linkskardialen Klappenvitien verlässlicher. Unter V-A ECMO zur Abschätzung der Notwendigkeit eines LV-Unloading durch Abschätzung der LV-Füllungsdrücke. Außer der mehr oder weniger einmaligen Messung des LVEDP im Herz-Katheter, ist der PAOP die beste Näherung zum LVED zur Indikationsstellung oder Steuerung eines zusätzlich implantierten PVAD. Möglicherweise ermöglichen PAKs mit Heizwendel zur kontinuierlichen HZV-Bestimmung eine verlässlichere HZV-Bestimmung unter ECLS.

Verlässlichkeit der HZV-Bestimmung an der ECLS

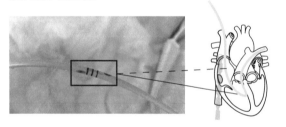

Die seitlichen Öffnungen für blau ▬ PROX INJECTATE und weiss ▭ PROX INFUSION liegen beide unmittelbar ca. 30cm proximal der Katheterspitze. Liegen beide Öffnungen in ZVD oder RA-Position, ist eine Interferenz durch die drainierende venöse Kanüle nicht ausgeschlossen. Eine verlässliche HZV-Messung ist nur möglich, wenn an diesen Öffnungen RA-Druck gemessen wird (Der PAK ist jedoch selten so tief plaziert).

Begriffsklärung „Wedge" vs. PAOP

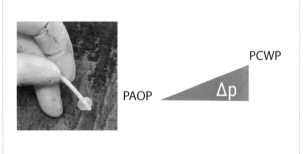

PCWP und PAOP sollten formal nicht synonym verwendet werden. In „Wedge"-Position wird am Katheter distal des Ballons der PAOP als der den linksatrialen Druckverhältnissen am nächsten liegende Druck gemessen. Auch wenn der PVR fast vernachlässigbar gering ist, besteht von den Kapillaren dennoch ein Druckgefälle. Da linksatriale Drücke „retrograd" gemessen werden:
PCWP > PAOP. Ein Lungenödem droht bei einem PCWP über ca. 25-30 mmHg, einem PAOP von ca. 18 mmHg entsprechend.

„Overwedging"-Phänomen

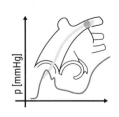

Ein deutlich steigender PAOP bei der Ballon-Inflation kann auf einen verkeilten Ballon in der Gefäßwand hinweisen: Reposition. Die Alarmgrenzen müssen immer so eingestellt sein, dass auch bei abgelassenem Ballon ein „Spontan-Wedge" erkannt wird.

Invasive ZVD-Messung

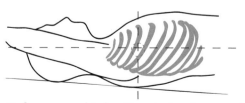

Der Referenzpunkt des Druckabnehmers der Messung muss beim liegenden Patienten auf 3/5 Thoraxhöhe (geschätzte Lokalisation des rechten Vorhofs) eingestellt werden. Dies ist mit erheblichen Ungenauigkeiten verbunden.

Pulmonaliskatheter/PAK: Vorbereitungen

HZV-Messung/Thermodilution

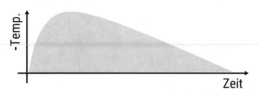

Die Fläche unter der Kurve (AUC) des Temperaturabfalls (Ordinate ist „-" T) ist proportional dem HZV (via die Katheterkonstante)

- Injektion von **10 ml** kalter (**4°C**) NaCl 0,9%
- Rasche, aber gleichmäßige Injektion
- 5 Injektionen, Auswahl der konstantesten Kurven (mind. 3)
- Berechnung der hämodyn. Paramter am Monitor nach Eingabe ZVD
- Wird dieser nicht invasiv gemessen: Konvention 10 mmHg oder nach TTE
- Die AUC der Thermodliatationskurve korreliert über die Thermokonstante mit dem HZV
- Die Thermokonstante ist Kathetermodell-spezifisch und sollte vor der Messung immer auf die korrekte Eingabe kontrolliert werden.

Bestimmung Pulmonalvaskulärer Widerstand (PVR)

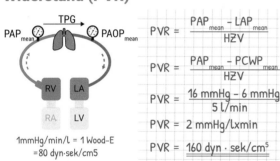

$$PVR = \frac{PAP_{mean} - LAP_{mean}}{HZV}$$

$$PVR = \frac{PAP_{mean} - PCWP_{mean}}{HZV}$$

$$PVR = \frac{16\ mmHg - 6\ mmHg}{5\ l/min}$$

$$PVR = 2\ mmHg/l \times min$$

$$PVR = 160\ dyn \cdot sek/cm^5$$

1mmHg/min/l = 1 Wood-E
=80 dyn·sek/cm5

Zur Berechnug des pulmonalvaskulären Widerstands (PVR) wird der transpulmonale Druckgradient (TPG) durch das HZV geteilt. Der TPG entspricht der Differenz PAP_{mean}, dem Eingangsdruck in das pulmonale Gefäßbett und dem linksatrialem Mitteldruck (LAP_{mean}), dem Ausgangsdruck. Der LAP_{mean} kann mittels einer invasiven Bestimmung des PAOP abgeschätzt weden (Pulmonaliskatheter). Der Faktor 80 dient zur Umrechnung von „Wood"-Einheiten in die gebräuchliche Einheit dyn · sek/cm^5.

PAK-Schleuse einführen

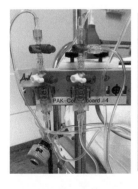

Injectate	Injectate	
0 – 5	10	0.564
	5	0.262
	3	0.139
	1	—

Beispiele für die Konstanten für einen spezifischen Katheter:
Hier beträg die Konstante bei **10ml** Injektionsvolumen **bei 4°C** z.B. *0,564*

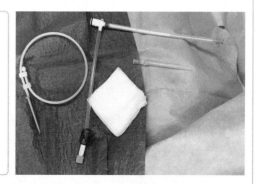

PAK-Druckmodul mit zweitem arteriellen Druck-System (PAP) vorbereiten, ZVD-Leitung belassen. Monitor auf die Hämodynamik-Ansicht stellen. **Größe, Gewicht, Alter, Geschlecht**, Injektionsvolumen und die Katheter-Konstante eingeben.
Die Katheterkonstante ist Modell-spezifisch: vor Anlage im Hersteller-Manual nachschlagen und bei neuen Patienten immer die Monitor-Eingaben kontrollieren.

Z.b. 8,5 F, 10 cm Schleuse vorlegen. Steriles Vorgehen wie bei einer ZVK-Anlage. Aufgrund der Länge des PAK-Katheters von Anfang an auf ausreichende Sterilflächen achten. Venöse Lage mittels BGA und rascher NaCl-Injektion („Bubbeln") im TTE überprüfen.

Pulmonaliskatheter/PAK: Durchführung

Den PA-Katheter vorbereiten und einschwemmen

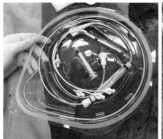 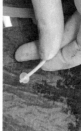 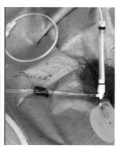 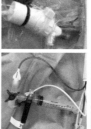 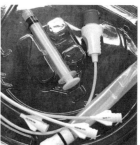

3-Lumen (hier: Edwards® Swan-Ganz) Pulmonaliskatheter. Der Ballon wird mit der mitgelieferten Spritze **mit Luft(!)** gefüllt. Das mitgelieferte Contamination-Shield auf dem Tuohy-Borst Konnektor der Schleuse mit Kabelbinder fixieren. Aufblasen des Ballons nur in ZVD-Position.

Die 3 Lumina mit 3-Wege-Hähnen bestücken: Gelb ▬▬ PA DISTAL - PA-Druck. Blau ▬▬ PROX INJECTATE zur Thermodilution. Weiss ▭▭ PROX INFUSION: ZVK Einschwemmen mit angeschlossener Druckleitung. Bei begleitender TTE-Sicht, z.B. von subxiph. 4K + lange Achse: Der PAK kann dabei jedoch nicht bezüglich Orientierung der Spitze gesteuert werden, aber zur Vorschubgeschwindigkeit und -tiefe kann das TTE eine grobe Orientierung bieten.

PA-Katheter korrekt positionieren

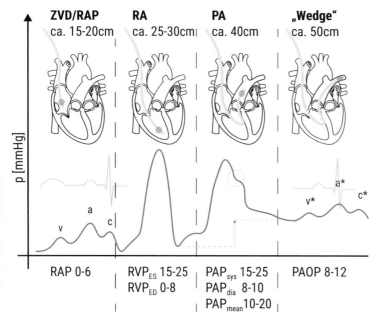

a-Welle: Kontraktion Vorhof (**a**trium); korreliert mit der P-Welle im EKG: verschwindet bei Vorhofflimmern.

c-Welle: Vorwölbung der Segelklappe (z.B. tri**c**uspid valve) bei der Ventrikelkontraktion.

v-Welle: Gegendruckwelle gegen Segelklappe bei der Füllung des Vorhofs.

Die **a*-, c*-, v***-Welle der PAOP-Kurve represäntieren das **li. Herz.** Daher zeitliche Rechtsverschiebung zum EKG.

Der PAOP (PAOP$_{mean}$ i.e.S.) muss end-esxpiratorisch und end-diastolisch bestimmt werden.
Faktoren, die den PAOP beeinflussen: Intrathorakale Druckerhöhung durch PEEP, Aitrapping oder dynamische Überblähung bei maschineller Beatmung.
Zur sicheren Verwendung eines PAK unbedingt beachten:
- **Klappenverletzung:** Kein Zurückziehen des Katheters mit aufgeblasenem Ballon.
- **PA-Ruptur:** Nur mit aufgeblasenem Ballon in Wedge-Postion einschwimmen, bei erneutem „Wedgen" vorsichtig aufblasen. Nur Luft, kein NaCl in den Ballon füllen.
- **Dauer-Wedge:** Implantationstiefe notieren, nach dem „Wedgen" Ballon immer ablassen.
- **Spontanwedge:** Druckgrenzen so einstellen, damit ein „Spontanwedge" erkannt wird
- **Liegedauer:** max. 5(-7) Tage, der PAK bietet keinen ZVK-Ersatz. Nur das proximale Lumen ist zur Infusion bedingt verfügbar.

Nicht-invasive HZV-Bestimmung

Überlegungen vorab

Die Erhebung von quantitativen Befunde mittels invasiver, aber besonders auch nicht-invasiver Verfahren zur Beurteilung der aktuellen Hämodynamik sind beim kritisch kranken Intensivpatienten oft mit erheblichen Herausforderungen verbunden: Störquellen technischer Natur, aber auch von untersucher- oder patientenabhängigen Faktoren. Deshalb sollte nie ein einzelnes Verfahren oder ein einzelner erhobener Wert zu einer Diagnose oder einer Therapieentscheidung führen. Sämtliche quantitativ erhobenen Messwert müssen im Kontext der Klinik auf Plausibilität geprüft werden. Auf der anderen Seite jedoch muss auch das „klinische Bauchgefühl" (implizites Wissen, Tacit Knowledge) mit objektiver Diagnostik untermauert werden. Das Erheben mehrerer Parameter zusammen mit der Klinik ermöglichen die Erfassung einer möglichst präzisen "hämodynamischen Gestalt" des Patienten. Die nicht-invasive HZV-Bestimmung ist nicht nur ein grundlegender Bestandteil der Beurteilung einer extrakorporalen Therapie, sondern sollte bei jedem instabilen Patienten durchgeführt werden. Alle in der erweiterten hämodynamischen Betrachtung erhobenen Parameter sollten insbesonders in ihrer Dynamik und im Kontext der extrakardiovaskulären Organfunktion, des Reperfusions-SIRS sowie der mitochondrialen Funktion ("Cytopathic Dysoxia") bewertet werden. *Kann nicht-invasiv echokardiographisch kein verlässliches HZV ermittelt werden, muss ein invasives Verfahren implementiert werden.*

Echokardiographische HZV-Bestimmung im LVOT

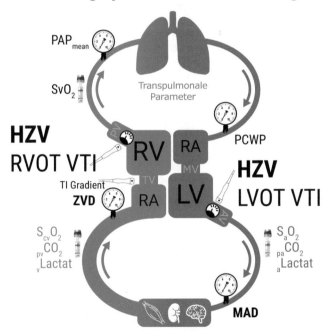

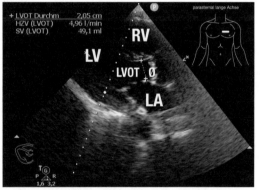

LVOT Durchmeser: Bestimmung in der parasternal langen Achse.

LVOT und RVOT: *an diesen echokardiographisch zugänglichen Stellen muss das komplette Volumen eines Herzschlages passieren.*

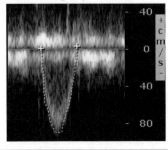

Die Messung des VTI erfolgt im **PW-Doppler**. Das Signal zeigt die typische PW-Hüllkurve. Bei starker Schlagvolumenvarianz (Hypovolämie oder TAA) immer mehrere VTI mitteln, mindestens fünf.

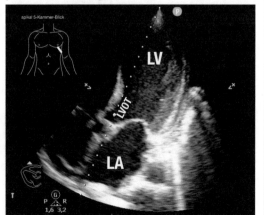

LVOT VTI Bestimmung im apikalen 5-Kammer-Blick: aus dem 4-Kammer-Blick gegen den Uhrzeigersinn drehen und ggf. kippen, bis der Dopplerstrahl längs im LVOT ausgerichtet ist.

Fehlerquellen bei der HZV-Bestimmung

Echokardiographische HZV-Bestimmung im RVOT

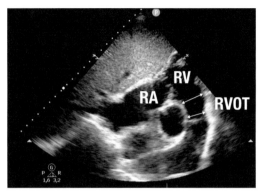

RVOT-Durchmesser
Bestimmung in der subxiphoidalen kurze Achse: Schallkopf zuerst im subxiphodalen 4-Kammer-Blick, dann gegen den Uhrzeiger drehen.

RVOT VTI Bestimmung in der subxiphoidalen „kurze Achse"
Der Marker für den pw-Doppler sollte im Bereich der tatsächlichen Messung des RVOT-Durchmessers liegen.

Normwerte RVOT-Durchmesser
RVOT prox.   28 ± 3,5 mm
RVOT dist.   22 ± 2,5 mm

Aufgrund der Schwierigkeit der RVOT-Messung (Durchmesser proximal vs. distal, Variabilät im Herzzyklus) ist die Bestimmung des HZV via RVOT VTI deutlich fehleranfälliger.

Berechnungsgrundlage und Fehlerquellen

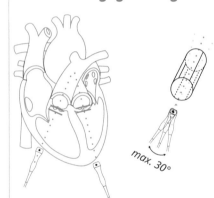

max. 30°

Berechnung des „SV- Zylinders":

- Ø LOVT = Fläche (cm²)
- ∫VTI = Strecke (cm)

$$SV = \pi \cdot \left(\frac{LVOT}{2}\right)^2 \cdot LVOT\ VTI$$

oder

$$SV = \pi \cdot \left(\frac{RVOT}{2}\right)^2 \cdot RVOT\ VTI$$

$$HZV = SV \cdot HF$$

Beispielrechung
Ø LVOT = 2 cm; LVOT-VTI = 20cm; HF = 70/min

$$SV = \pi \cdot \left(\frac{2}{2}\right)^2 cm^2 \cdot 20\ cm$$

$$SV = \pi \cdot 20\ cm^3 = 63\ cm^3 = 63\ ml$$

HZV = 63 ml · 70 · 1/min = 4410 ml/min
Bei einem „Standard"-LVOT-ø von 2cm beträgt somit SV ca. π · LVOT VTI

- Die Abweichung des PW-Doppler-Strahls von der LVOT- oder RVOT-Längsachse sollte maximal 30° betragen.
- Anatomisch ist der LVOT nicht immer kreisrund.
- Die Durchmesser von LVOT bzw. RVOT gehen im Quadrat in die Formel ein. Somit wirkt sich auch ein Messfehler „im Quadrat" auf das Ergebnis (SV bzw. HZV) aus. Bei einem Patient sollte deshalb immer der gleiche Wert für den LVOT-Durchmesser verwendet werden (Dokumentation bei Erstbestimmung).
- Bei Zweifel an der Präzison der Bestimmung des LVOT kann ein „Standard"-Wert von 20 mm angenommen werden.
- Für den RVOT kann kein Standardwert vorgegeben werden, Aufgrund der Schwierigkeit der RVOT-Messung (Durchmesser proximal vs. distal, Variabilät im Herzzyklus) ist die Bestimmung des HZV via RVOT VTI deutlich fehleranfälliger.
- Betrachtet man den LVOT VTI oder den RVOT VTI als Verlaufsparameter nach einer Intervention, kann der Durchmesser herausgekürzt werden: Anstieg LVOT VTI% = Anstieg HZV %.

Beispielrechung zu einem HZV-Anstieg vor und nach einem Volumenbolus (HZV_{post}/$HZV_{prä}$)
Ø LVOT „x" cm; LVOT-VTI$_{prä}$: 20cm; HF$_{prä}$ 70/min; LVOT-VTI$_{post}$: 25cm; HF$_{post}$ 65/min

$$HZV_{prä} = x \cdot 20\ cm^3 \cdot 70\ /min \qquad HZV_{post} = x \cdot 25\ cm^3 \cdot 65\ /min \qquad \frac{HZV_{post}}{HZV_{prä}} = \frac{x \cdot 1625\ cm^3/min}{x \cdot 1400\ cm^3/min} = 1,16 = 116\%$$

$$HZV_{prä} = x \cdot 1400\ cm^3/min \qquad HZV_{post} = x \cdot 1625\ cm^3/min$$

Nicht-invasive Bestimmung von SVR und CPO

Berechnung des systemvaskulären Widerstands (SVR) nach Bestimmung des HZV

Durch die einfache Berechnung von SVR aus HZV und P_{perf} können die zugrunde liegenden Limitierungen im Schockgeschehen beurteilt werden. Bei einer (Tachy-)Arrythmie oder ausgeprägten Hypovolämie kann eine große Varianz der Schlagvolumina die echokardiographische Beurteilung des HZV beeinträchtigen, nicht jedoch die durch Thermodilution bestimmte.

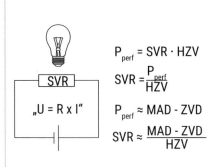

$$P_{perf} = SVR \cdot HZV$$

$$SVR = \frac{P_{perf}}{HZV}$$

$$P_{perf} \approx MAD - ZVD$$

$$SVR \approx \frac{MAD - ZVD}{HZV}$$

Die Berechnung mit den Einheiten mmHg und l/min ergibt den SVR in Wood-Einheiten. Eine **Multiplikation mit 80** ergibt den SVR in den gebräuchlichen $dyn \cdot sec/cm^5$.

Norm: 800 - 1.400 $dyn \cdot sec/cm^5$ bzw. 10–17,5 Wood-Einheiten.

Viele Publikationen indizieren die Widerstände auf die Körperoberfläche (SVRI), mathematisch resultiert daraus eine Multiplikation um die Körperoberfläche. Beispiel:

SVR 800 $dyn \cdot sec/cm^5$ bei 180 cm und 80 kgKG ergibt einen SVRI von 1600 $dyn \cdot sec/cm^5 \times m^2$.

CAVE: Indizierung von SVR, HZV und CPO mit Körperoberflächen „außerhalb der Normalverteilung":
Bei einem Patienten mit 160 cm/200kg KG berechnet sich die Körperoberfläche auf 2,7 m^2. Wird sowohl das Herzzeitvolumen, als auch die Widerstände tatsächlich auf 2,7 m^2 indiziert, ergibt sich wahrscheinlich ein verzerrtes Bild der Hämodynamik. In diesen Fällen ist es besser, die Absolutwerte zu betrachten. Eine Indizierung auf IBW oder AIBW ist nicht etabliert.

Berechnung des Cardiac Power Output nach Bestimmung des HZV und des SVR

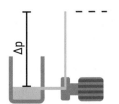

P = Volumenstrom x Δp

$$CPO = HZV \cdot P_{perf}$$

$$P_{perf} \approx MAD - ZVD$$

$$CPO \approx HZV \cdot (MAD - ZVD)$$

$$CPO \approx HZV^2 \cdot SVR$$

Umrechnungsfaktor bei der Berechnung mit l/min und mmHg zu Watt: **451**
(bei der Berechnung über den SVR, diesen in Wood-Einheiten verwenden).
Cardiac Power Index (CPI)
Bei Indizierung des CPO auf die Körperoberfläche ergibt sich mathematisch daraus eine Division um die Körperoberfläche.
Beispiel:
CPO 1 W bei 180cm und 80 kgKG ergibt einen
CPI von 0,5 W /m^2.

Norm CPI 0.5-0.7 W/m^2

CAVE: Körperoberflächen „außerhalb der Normalverteilung"

Abschätzung des RAP bzw. des ZVD

Die invasive Bestimmung des RAP oder ZVD ist aufwändig, fehleranfällig und setzt zumindest einen ZVK (ZVD) oder einen PAK (RAP) voraus. Zur korrekten Berechnung des P_{perf} ist der ZVD als Surrogatparameter für den RAP jedoch maßgeblich. Über die nicht-invasive sonographische Beurteilung des RAP finden sich deshalb verschiedene Modelle zum Rückschluss vom Durchmesser der VCI bzw. deren Atemvariabilität auf den ZVD. Aber auch diese Methode ist wenig validiert und fehleranfällig, insbesondere beim Vorliegen einer TI oder beim beatmeten Patienten. Im Zweifelsfall empfiehlt sich ein pragmatisches Vorgehen: Beim kritisch kranken Patienten im CS/LCOS kann oft ein ZVD von mindestens 10 mmHg angenommen werden.

Erweiterte nicht-invasive Hämodynamik

Abschätzung RAP mittels Ultraschalluntersuchung der Vena Cava inferior (VCI)

VCI Diameter	Atemmodulation	geschätzter RAP
<20mm	Kollaps	0-5 mmHg
um 20 mm	> 50%	5-10 mmHg
um 20 mm	< 50%	10-15 mmHg
> 20 mm	keine	15-20 mmHg
> 20 mm mit gestauten Lebervenen		> 20 mmHg

CAVE: Es gibt zudem keine internationale Übereinkunft, an welcher Stelle die VCI gemessen werden soll. Allenfalls kann die VCI nach Ausschluss aller Störeinflüsse (Spontanatmung/PEEP, Trikuspidalinsufizienz, etc.) wie folgt verwendet werden: „Bei deutlich atemvariabler VCI (>50-80%) besteht bei Infusion eines Volumenbolus wahrscheinlich nicht die Gefahr einer Volumenüberladung".

So wenig prädiktiv wie der ZVD ist auch der VCI-Durchmesser bezüglich eines Volumenansprechens oder gar eines Volumenbedarfs. Wie beim ZVD sollte auch hier mehr die Dynamik als Absolutwerte berücksichtigt werden.

Keinesfalls reflektiert eine VCI-Momentaufnahme einen „Volumenbedarf" oder die „Volumenüberladung" eines Patienten.

Echokardiographische Abschätzung des pulmonalvaskulären Widerstands (PVR)

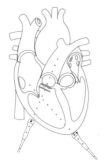
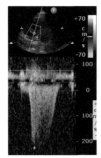

$$PVR = \frac{2{,}5 \ m/s}{16 \ cm} \cdot 10 + 1{,}6$$

$$PVR = 1{,}72 \ Wood$$

$$PVR \approx \underline{140 \ dyn \cdot sek/cm^5}$$

$$PVR = \frac{Peak \ TR \ Velocity}{RVOT \ VTI} \cdot 10 + 0{,}16$$

Der pulmonalvaskuläre Widerstands (PVR) kann theoretisch echokardiographisch abgeschätzt werden. Zur Berechnung wird neben der maximalen Geschwindigkeit der Trikuspidalinsuffizienz (TR_{max}, in m/s) der RVOT-VTI (Velocity Time integral, in cm) benötigt.

Das Ergebnis errechnet sich in Wood-Einheiten.

Der Faktor 80 dient zur Umrechnung von Wood-Einheiten in die klinisch gebräuchliche Einheit $dyn \cdot sek/cm^5$.

Abschätzung PCWP mittels TDI des Mitralklappenanulus (Nach Nagueh)

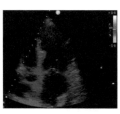
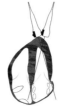

$$PAOP = 1{,}24 \cdot (E/E_a) + 1{,}9$$

$$E_a = (e'_{lateral} + e'_{septal}) / 2$$

$$PCWP = 1{,}24 \cdot 8 + 1{,}9$$
$$\approx \underline{12 \ mmHg}$$

CAVE: beim Intensivpatienten kann eine verlässliche Bestimmung dieser echokardiographischen Parameter schwierig sein, die so erhobenen Werte sollten immer im klinischen Kontext auf Plausibilität geprüft und ggf. durch ein invasives Verfahren ergänzt werden. Umgekehrt bietet ein vorhandenes invasives Verfahren auch immer die Möglichkeit, die eigenen Echo-Fertigkeiten durch Korrelation weiterzuentwickeln.

LV-Fülldrücke korrelieren mit dem Verhältnis der mitralen Einstrom-(E)-Welle zur Gewebe-Doppler-E_a-Welle (E/E_a). Grobe Abschätzungen für den Alltagsgebrauch:

$E/e'_{lateral}$ > 10 oder E/e'_{septal} > 15 korrelieren mit einem erhöhten LVEDP

E/E_a < 8-10 korreliert mit einem normalen LVEDP

Bewertung des Mitralklappeneinstromprofils

Entstehung des Mitralklappeneinstromprofils

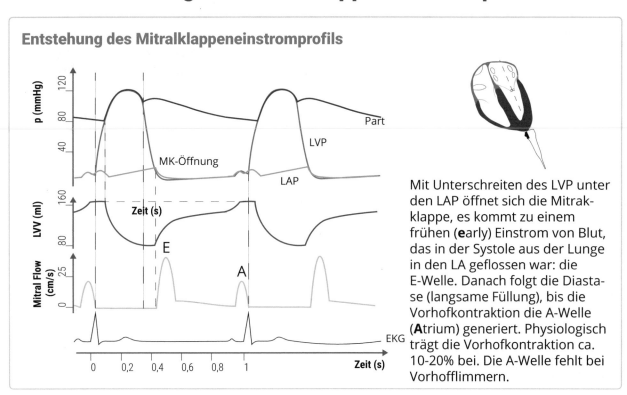

Mit Unterschreiten des LVP unter den LAP öffnet sich die Mitrakklappe, es kommt zu einem frühen (**e**arly) Einstrom von Blut, das in der Systole aus der Lunge in den LA geflossen war: die E-Welle. Danach folgt die Diastase (langsame Füllung), bis die Vorhofkontraktion die A-Welle (**A**trium) generiert. Physiologisch trägt die Vorhofkontraktion ca. 10-20% bei. Die A-Welle fehlt bei Vorhofflimmern.

Interpretation des Mitralklappeneinstromprofils

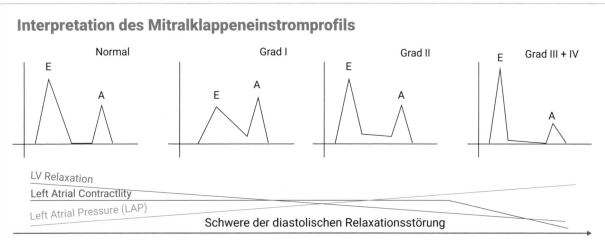

Abormale Relaxation - Grad I: Ein steifer LV beeinträchtigt die frühe Füllung. Somit nimmt die Größe der E-Welle ab. Da während der frühen Füllung weniger Volumen in den LV transportiert wird, ist zum Zeitpunkt der atrialen Kontraktion mehr Blut vorhanden. Daher stößt die atriale Kontraktion mehr Blut in den LV aus, die A-Welle wird größer und typischerweise auch größer als die E-Welle (E/A ≤ 0,8). Dies erklärt möglicherweise, warum Patienten, die neu Vorhofflimmern bei Vorbestehen eines „steifen LV" entwickeln, rasch hochgradig symptomatisch werden.

Pseudonormalisierung- Grad II: Ein Fortschreiten der diastolischen Dysfunktion führt zu einem Anstieg des LA-Drucks. Dadurch steigt der Druckgradienten zwischen LA und LV: die E-Welle nimmt relativ zur A-Welle zu, das E/A-Verhältnis kehrt in den Bereich von 0,8 bis 1,5 zurück. Zur Unterscheidung zum normalen Profil: E/e´-Verhältnis > 10.

Restriktive Füllung - Grad III reversibel, Grad IV irreversibel: Eine weitere Erhöhung des Füllungsdrucks erhöht den Gradienten zwischen LA und LV während der frühen Diastole. Die E-Welle wird noch größer und die A-Welle kleiner. E/A ≥ 2. Bei schweren Formen kann die A-Welle so klein sein, dass sie fast unsichtbar ist, und das E/A-Verhältnis kann sehr hohe Werte von 5 oder mehr erreichen. Unterschied reversibel vs. irreversibel: Ein Valsalva-Manöver kehrt die restriktive Füllung Grad III in ein „pseudonormales" Muster um.

Normwerte Hämodynamik

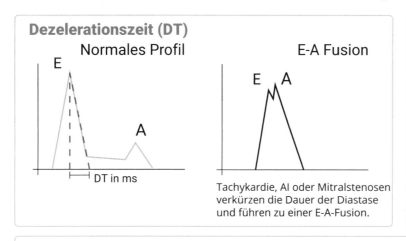

Dezelerationszeit (DT)

Normales Profil

E

A

DT in ms

E-A Fusion

E   A

Tachykardie, AI oder Mitralstenosen
verkürzen die Dauer der Diastase
und führen zu einer E-A-Fusion.

Die MV-Dezelerationszeit ist ein
Maß für die Dauer des Druckausgleichs zwischen linkem
Vorhof und linkem Ventrikel. Bei
hohen Füllungsdrücken und
erhöhter Steifigkeit des LV
(Restriktion) zeigt sich eine
kurze Verzögerungszeit (DT)
aus.
Die normale MV-Dezelerationszeit beträgt 150-240ms.

Anmerkungen zu den Normwerten der Hämodynamik

Im klinische Alltag muss beachtet werden, dass „Normwerte" zumeist nach Standartabweichun-
gen in einer Grundgesamtheit Gesunder ermittelt werden. Deshalb können diese je nach Refe-
renz variieren. Eine Abweichung von der „Norm" muss immer im Kontext gewertet werden. Ein
Patient mit einer chronischen Herzinzuffizenz mit einem HI von 1,9 l/min ist zwar im Alltag
eingeschränkt ("cold and dry"), bedarf aber im Gegensatz zu einem Patienten mit akutem STEMI
und dem gleichen HI keiner akuten Intervention. Auch hier gilt ähnlich anderen Werten das
Prinzip einer „Pretest Probability": Bei einem HI von 1,9 l/min liegt nur dann ein kardiogener
Schock vor, wenn sich der Patient mit Symptomen eines Schocks vorstellt. Normwerte sind nicht
mit Zielwerten für die Therapie gleichzusetzen, zumindest wenn ein Erreichen eines Zielwertes
mit Invasivität oder Toxizität einhergeht. Alle invasiven und nicht-invasiven Verfahren unterliegen
technisch und untersucherbedingten Schwankungen, unplausible Werte sollten deshalb immer
vor einer Konsequenz auf Plausibilität geprüft werden. Auch wenn bei vielen Werten die Betrachtung des Absolutwertes einer Einzelmessung kritisch bewertet werden muss (z.B. ZVD), kann die
Betrachtung der Dynamik über die Zeit einer Therapie oder Intervention sehr informativ sein.

Abkürzung	Wert	Normalwert	Bemerkung
CaO2	arterieller Sauerstoffgehalt	20,4 ml/dl (m)	Geschlechterdifferenz aufgrund der Normwerte
		18,6 ml/dl (w)	für Hb
DO2		1.000 ml/min	In Ruhe
HI (CI)	Herzindex (Cardiac index)	2.5–4.0 L min	HZV normiert auf Körperoberfläche
HZV (CO)	Herzzeitvolumen (Cardiac Output)	4–8 l/min	invasiv oder echokardiographisch
LVEDP	linksventrikulär enddiastolischer Druck	6-12 mmHg	Invasiv nur in HKU, Abschätzung im TEE (e/e')
PADP	Pulmonarterieller diastolischer Druck	8–15 mmHg	
PAPm	Mittlerer pulmonalarterieller Druck	10–22 mmHg	Pulmonale Hypertonie > 25 mmHg, präkap. bei
			PCWP < 15, postkap. bei PCWP > 15mmHg
PAOP	Pulmonarterieller Okklusions-Druck	6–12 mmHg	im PAK messbares Surrogat für den PCWP
PAPI	Pulmonary artery pulsatility index	Rechtsherzversagen < 1	(PASP – PADP)/RAP
PASP	Pulmonarterieller systolischer Druck	15–30 mmHg	
Pv-aCO2	Veno-arterielle CO2-Differenz	< 6 mmHg	ab > 6mmHg schlechtere Prognose
PVR	Pulmonal vaskulärer Widerstand	< 250 dyn sec cm^5	
RVDP	RV diastolischer Druck	2–8 mmHg	
RVSP	RV systolischer Druck	15–30 mmHg	
ScvO2	zentralvenöse Sättigung	55–75%	in Ruhe ca. 5% geringer als SvO2
SV	Schlagvolumen	60–100 ml	
SvO2	gemischtvenöse Sättigung	60–80%	aus dem distalen PAK-Lumen
SVR	Systemvaskulärer Widerstand	800–1200 dyn sec cm^5	
SVV	Schlagvolumenvarianz	um 10%	Cut-Off (Volumenbedarf) bei SVV > 10-15%
VO$_2$		250 ml/min	In Ruhe
ZVD	Zentralvenöser Druck	2–6 mmHg	Invasiv gemessen oder im TTE geschätzt

Beispielrechnungen zu SVR und CPO

Berechnung Systemvaskulärer Widerstand

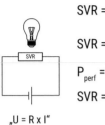

$$SVR = \frac{\Delta p}{\dot{V}}$$

$$SVR = \frac{P_{perf}}{HZV}$$

$$P_{perf} = MAD - RAP$$

$$SVR = \frac{MAD - RAP}{HZV}$$

„U = R x I"

$$SVR \approx \frac{MAD - ZVD}{HZV}$$

$$SVR = \frac{93\ mmHg - 3\ mmHg}{5\ l/min}$$

$$SVR = 18\ mmHg/l \cdot min$$

$$SVR = 18\ mmHg/l \cdot min \cdot 80$$
$$= 1440\ dyn \cdot sek/cm^5$$

1 mmHg/min/l = 1 Wood-Einheit
= 80 dyn·sek/cm⁵

SVR berechnet sich aus dem Quotienten von P_{perf} („Spannung") und dem HZV („Stromfluss"). Zur korrekten Wiedergabe des Druckgradienten muss auch hier der RAP bzw. im klinischen Alltag der ZVD vom MAD abgezogen werden.
Der Faktor 80 dient zur Umrechnung von Wood-Einheiten in die klinisch gebräuchliche Einheit dyn·sek/cm⁵.

Berechnung Cardiac Power Output (CPO) aus HZV

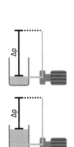

$$P = Volumenstrom \cdot \Delta p$$

$$CPO = HZV \cdot P_{perf}$$

$$P_{perf} = MAD\text{-}RAP$$

$$CPO = HZV \cdot (MAD\text{-}RAP)$$

$$CPO \approx HZV \cdot (MAD\text{-}ZVD)$$

$$P_{perf} = 93\ mmHg - 3\ mmHg$$

$$CPO = 90\ mmHg \cdot 5\ l/min$$

$$CPO = 450\ mmHg \cdot l/min$$

$$CPO = \frac{450\ mmHg \cdot l/min}{451}$$

$$CPO = \frac{450}{451}\ W \approx \underline{1\ W}$$

Betrachtet man die Herzleistung (Cardiac Power Output, CPO) als die Leistung einer hydraulischen Pumpe, berechnet sich die Leistung aus dem Produkt von Volumenstrom und Druckdifferenz Δp. Die Druckdifferenz im großen Kreislauf besteht zwischen MAD und dem RAP. Mittels dem Umrechnungsfaktor 451 wird aus mmHg·l/min die SI-Einheit Watt.

Berechnung CPO aus HZV und SVR

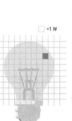

□ =1 W

$$CPO = HZV \cdot P_{perf}$$
mit
$$P_{perf} = HZV \cdot SVR$$

$$CPO = HZV \cdot HZV \cdot SVR$$

$$CPO = HZV^2 \cdot SVR$$

$$CPO = HZV^2 \times SVR$$

$$CPO = 5x5\ l^2/min^2 \times$$
$$18\ mmHg/(l \times min)$$
CAVE: SVR in Wood-Einheiten!

$$CPO = 450\ mmHg \times l/min$$

$$CPO = \frac{450}{451}\ W \approx \underline{1\ W}$$

Ersetzt man P_{perf} in der Formel durch das Produkt von HZV und SVR, vereinfacht sich die Berechnung von CPO aus dem Produkt des HZV zum Quadrat mit dem SVR.
Aus dieser Betrachtung geht hervor, dass der Steigerung des HZV im kardiogenen Schock eine wesentlich gewichtigere Bedeutung zukommt, als eine Steigerung des SVR. Der CPO beträgt ca. 1 W und somit ca. 1/80 des Ruheumsatzes (ca. 80 W)

CPO unter Reanimation

HZV unter Rea ≈ 1,5 l/min
P_{perf} unter Rea ≈ 60 mmHg

Kompression: 5 cm ≈ 0,05 m
Kraft HDM: 30 kg ≈ 300 N

ECMO Fluss ≈ 3 l/min
P_{art} Abgabedruck ≈ 300 mmHg

 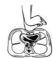

$$CPO = \frac{90}{451}\ W \approx \underline{0,2\ W}$$

$$300\ N \cdot 0,05\ m \cdot 2/s \approx \underline{30\ W}$$

$$\frac{3 \cdot 300}{451}\ W \approx \underline{2\ W}$$

Unter idealen Bedingungen kann mittels Thoraxkompression ein CPO von ungefähr 0,2 W aufrecht erhalten werden. Die dazu benötigten, auf den Thorax wirkenden Energien sind enorm, der Wirkungsgrad schlecht (η < 1%). Dem gegenüber ist die Abgabeleistung an der arteriellen ECMO Kanüle wesentlich geringer.

Beispielrechnungen zu DO_2, VO_2 und $_{v\text{-}a}CO_2$

Berechnung DO_2

$DO_2 = C_aO_2 \cdot HZV$ mit $C_aO_2 = 1{,}34 \cdot Hb \cdot S_aO_2 + (0{,}0031 \cdot p_aO_2)$

$DO_2 = 1{,}34 \cdot Hb \cdot SaO_2 + (0{,}0031 \cdot p_aO_2) \cdot HZV$

$C_aO_2 = 1{,}34\ mlO_2/g \cdot 14\ g/100\ ml \cdot 0{,}98 + (0{,}0031 \cdot p_aO_2)$

$C_aO_2 = 18{,}4\ mlO_2/100ml + (0{,}0031 \cdot 95\ mmHg \cdot 1/mmHg \cdot mlO_2/100ml)$

$C_aO_2 = 18{,}4\ mlO_2/100ml + 0{,}29\ mlO_2/100ml = 18{,}7\ mlO_2/100ml$

$DO_2 = 18{,}7\ mlO_2/100ml \cdot 5\ l/min = 187\ mlO_2/l \cdot 5\ l/min = \underline{935\ mlO_2/min}$

Mittels (nicht-)invasiver HZV-Berechnung und einer Blutgasanalyse kann das Sauerstoffangebot DO_2 berechnet werden. Zur Hüfner-Zahl gibt es in der Literatur verschiedene Angaben. 1,34 mlO_2/g ist die in vivo experimentell ermittelte gegenüber der theoretisch berechneten von 1,39 mlO_2/g. Richtwerte für C_aO_2: 20,4 ml/dl bei Männern und bei Frauen 18,6 ml/dl. DO_2 in Ruhe beträgt ca. 1L/min, der Verbrauch, VO_2, ca. ein Viertel davon, ca. 250 ml/min.

Berechnung VO_2

$VO_2 = HZV \cdot C_aO_2 - C_vO_2$

$C_aO_2 = 1{,}34 \cdot Hb \cdot S_aO_2 + (0{,}0031 \cdot p_aO_2)$ p_vO_2, S_vO_2 gemischt-venös!

$C_vO_2 = 1{,}34 \cdot Hb \cdot S_vO_2 + (0{,}0031 \cdot p_vO_2)$

$C_aO_2 = 18{,}4\ mlO_2/100ml + 0{,}29\ mlO_2/100ml = 18{,}7\ mlO_2/100ml$

$C_vO_2 = (1{,}34 \cdot 14 \cdot 0{,}7) + (0{,}0031 \cdot 50)\ mlO_2/100ml = 13{,}3\ mlO_2/100ml$

$C_aO_2 - C_vO_2 = 18{,}7 - 13{,}3\ mlO_2/100ml = 5{,}4\ mlO_2/100ml$

$VO_2 = 5{,}4\ mlO_2/100ml \cdot 5\ l/min = 54\ mlO_2/l \cdot 5\ l/min = \underline{270\ mlO_2/min}$

In Ruhe beträgt der Unterschied zwischen $S_{cv}O_2$ und S_vO_2 ca. 5 %, wobei $S_{cv}O_2 < S_vO_2$. Dies liegt an der relativ höheren cerebralen O_2-Ausschöpfung des Gehirns.

In Patientem im Schock wurden jedoch z.T eine Umkehrung des Verhältnisses beschrieben mit $S_{cv}O_2 > S_vO_2$ um den Faktor 15 bis 20 %. Wie auch bei der DO_2-Berechnung ist der physikalisch gelöste Sauerstoffgehalt (p_aO_2) vernachlässigbar.

Störgrößen bei der Betrachtung von S_vO_2

Betrachtet man die Formeln zu S_vO_2, so wird deutlich, dass S_vO_2 als Surrogat sowohl für VO_2, als auch für das HZV bzw. die Kreislaufzeit, vielen Störgrößen unterlegen ist. Auf der einen Seite vom DO_2, auf der anderen Seite vom VO_2. Da Veränderungen dieser beiden Werte gleichzeitig, gleich- oder gegenläufig vorkommen können, ist eine Differenzierung schwierig, bzw. ein konstantes S_vO_2 kann eine falsche Sicherheit vorspiegeln, wenn der Pat. z.B. im kardiogenen Schock intubiert und relativ hyperoxygeniert wird.

Veno-arterielle CO_2 Differenz

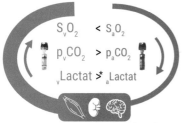

$S_vO_2 < S_aO_2$
$p_vCO_2 > p_aCO_2$
$_vLactat \not> _aLactat$

venous-to-arterial carbon dioxide difference, Pv-aCO₂

$Pv\text{-}aCO_2 = p_aCO_2 - p_vCO_2$

$Pv\text{-}aCO_2 = 38mmHg - 35mmHg$
$= \underline{3\ mmHg}$

Cut-Off (schlechtere Prognose):
$Pv\text{-}aCO_2 > 6mmHg$

*bei einer schweren Pneumonitis (z.B. Mendesohn-Syndrom) ggf:
$_aLactat > _vLactat$

S_vO_2 als Surrogatparameter für HZV und Kreislaufzeit wird insbesondere von Oxygenierung und Hb beeinflusst. $Pv\text{-}aCO_2$ als Surrogatparameter kann möglicherweise robuster die Kreislaufzeit der Peripherie widerspiegeln: je langsamer die Kapillarperfusion, desto mehr kann das Blut (phyikalisch) mit CO_2 „bepackt" werden.

Literatur

Bootsma IT, Boerma EC, de Lange F, Scheeren TWL. The contemporary pulmonary artery catheter. Part 1: placement and waveform analysis. J Clin Monit Comput. 2022;36(1):5-15. doi:10.1007/s10877-021-00662-8

Bootsma IT, Boerma EC, Scheeren TWL, de Lange F. The contemporary pulmonary artery catheter. Part 2: measurements, limitations, and clinical applications. J Clin Monit Comput. 2022;36(1):17-31. doi:10.1007/s10877-021-00673-5

DeMers D, Wachs D. Physiology, Mean Arterial Pressure. In: StatPearls. Treasure Island (FL): StatPearls Publishing; April 14, 2022.

Donker DW, Meuwese CL, Braithwaite SA, et al. Echocardiography in extracorporeal life support: A key player in procedural guidance, tailoring and monitoring. Perfusion. 2018;33(1_suppl):31-41. doi:10.1177/0267659118766438

Douflé G, Roscoe A, Billia F, Fan E. Echocardiography for adult patients supported with extracorporeal membrane oxygenation [published correction appears in Crit Care. 2016;20:34]. Crit Care. 2015;19:326. Published 2015 Oct 2. doi:10.1186/s13054-015-1042-2

Firstenberg MS, Orsinelli DA. ECMO and ECHO: the evolving role of quantitative echocardiography in the management of patients requiring extracorporeal membrane oxygenation. J Am Soc Echocardiogr. 2012;25(6):641-643. doi:10.1016/j.echo.2012.04.005

Garan AR, Kanwar M, Thayer KL, et al. Complete Hemodynamic Profiling With Pulmonary Artery Catheters in Cardiogenic Shock Is Associated With Lower In-Hospital Mortality. JACC Heart Fail. 2020;8(11):903-913. doi:10.1016/j.jchf.2020.08.012

Goudelin M, Champy P, Amiel JB, et al. Left ventricular overloading identified by critical care echocardiography is key in weaning-induced pulmonary edema. Intensive Care Med. 2020;46(7):1371-1381. doi:10.1007/s00134-020-06061-y

Greiner S, Jud A, Aurich M, et al. Reliability of noninvasive assessment of systolic pulmonary artery pressure by Doppler echocardiography compared to right heart catheterization: analysis in a large patient population. J Am Heart Assoc. 2014;3(4):e001103. Published 2014 Aug 21. doi:10.1161/JAHA.114.001103

He HW, Liu DW, Ince C. Understanding elevated Pv-aCO2 gap and Pv-aCO2/Ca-vO2 ratio in venous hyperoxia condition. J Clin Monit Comput. 2017;31(6):1321-1323. doi:10.1007/s10877-017-0005-3

Hussey PT, von Mering G, Nanda NC, Ahmed MI, Addis DR. Echocardiography for extracorporeal membrane oxygenation. Echocardiography. 2022;39(2):339-370. doi:10.1111/echo.15266

Jentzer JC, Wiley BM, Anavekar NS, et al. Noninvasive Hemodynamic Assessment of Shock Severity and Mortality Risk Prediction in the Cardiac Intensive Care Unit. JACC Cardiovasc Imaging. 2021;14(2):321-332. doi:10.1016/j.jcmg.2020.05.038

Lee KS, Abbas AE, Khandheria BK, Lester SJ. Echocardiographic assessment of right heart hemodynamic parameters. J Am Soc Echocardiogr. 2007;20(6):773-782. doi:10.1016/j.echo.2007.03.002

Lim HS, Gustafsson F. Pulmonary artery pulsatility index: physiological basis and clinical application. Eur J Heart Fail. 2020;22(1):32-38. doi:10.1002/ejhf.1679

Nagueh SF, Middleton KJ, Kopelen HA, Zoghbi WA, Quiñones MA. Doppler tissue imaging: a noninvasive technique for evaluation of left ventricular relaxation and estimation of filling pressures. J Am Coll Cardiol. 1997;30(6):1527-1533. doi:10.1016/s0735-1097(97)00344-6

Nagueh SF, Smiseth OA, Appleton CP, et al. Recommendations for the Evaluation of Left Ventricular Diastolic Function by Echocardiography: An Update from the American Society of Echocardiography and the European Association of Cardiovascular Imaging. J Am Soc Echocardiogr. 2016;29(4):277-314. doi:10.1016/j.echo.2016.01.01

McDonald CI, Brodie D, Schmidt M, Hay K, Shekar K. Elevated Venous to Arterial Carbon Dioxide Gap and Anion Gap Are Associated with Poor Outcome in Cardiogenic Shock Requiring Extracorporeal Membrane Oxygenation Support. ASAIO J. 2021;67(3):263-269. doi:10.1097/MAT.0000000000001215

O'Quin R, Marini JJ: Pulmonary artery occlusion pressure; clinical physiology, measurement and interpretation. Am Rev Respir Dis 1983;128:319-326

Platts DG, Sedgwick JF, Burstow DJ, Mullany DV, Fraser JF. The role of echocardiography in the management of patients supported by extracorporeal membrane oxygenation [published correction appears in J Am Soc Echocardiogr. 2012 Apr;25(4):427]. J Am Soc Echocardiogr. 2012;25(2):131-141. doi:10.1016/j.echo.2011.11.009

Sionis A, Rivas-Lasarte M, Mebazaa A, Tarvasmäki T, Sans-Roselló J, Tolppanen H, Varpula M, Jurkko R, Banaszewski M, Silva-Cardoso J, Carubelli V, Lindholm MG, Parissis J, Spinar J, Lassus J, Harjola VP, Masip J. Current Use and Impact on 30-Day Mortality of Pulmonary Artery Catheter in Cardiogenic Shock Patients: Results From the CardShock Study. J Intensive Care Med. 2020 Dec;35(12):1426-1433. doi: 10.1177/0885066619828959. Epub 2019 Feb 7. PMID: 30732522.

Die Klinik des kardiogenen Schocks

Hämodynamische Parameter: Den kardiogenen Schock erkennen

Die Notwendigkeit von

☐ Katecholaminen/Inotropika

um einen oder mehrere der folgenden Werte nicht zu unterschreiten:

☐ RR_{syst} ≤ 90 mmHg   ☐ HI < 2,2 l/min/m^2 ☐ RAP/PAOP ≥ 0,8
☐ MAD < 60 mmHg   ☐ CPO ≤ 0,6 W   ☐ PAPI < 1,85
☐ akuter RR Abfall > 30mmHg   ☐ PAOP >15(-18) mmHg   ☐ S_vO_2 < 65%/$_{v-a}CO_2$ >7 mmHg

Der Herzindex bzw. das HZV kann echokardiographisch bestimmt werden. Aus HZV und MAD bzw. P_{perf} kann danach der CPO berechnet werden. Die Bestimmung des PAOP mittels Echokardiographie über die Abschätzung von E/e' ist zumeist im kritisch kranken Patienten nicht praktikabel. Einer erhöhter PAOP kann jedoch klinisch bei Sauerstoffbedarf, pulmonaler Spastik als Zeichen eines beginnenden oder bei einem manifesten Lungenödem angenommen werden. Kann bei einem Patienten im kardiogenen Schock von transthorakal kein HZV bestimmt werden, sollte ein invasives Verfahren etabliert werden.

Die Definition über RR_{syst} ≤ 90 mmHg ist historisch definiert und nicht prospektiv evaluiert, diese Grenze sollte immer im Kontext der Klinik gewertet werden.

Klinik des kardiogenen Schocks

Neben aller apparativen Diagnostik ist die klinische Untersuchung des Patienten von herausragender Wichtigkeit, um einen manifesten kardiogenen Schock oder eine Verschlechterung frühzeitig zu erkennen.

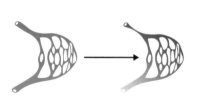

Vasokonstriktion

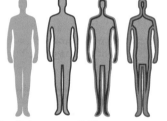

Zentralisierung mit Temperaturstufe

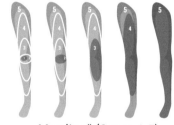

„Mottling" (Score 1-5)

Die Kombination aus reaktiv-endogener, medikamentös-exogener Vasokonstriktion und reduziertem HZV führt zu einer „Zentralisierung" mit Ausbildung einer Temparaturstufe an den Extremitäten. „Slow-Flow" mit gleichzeitiger maximaler O_2-Ausschöpfung in der Peripherie führt zu dem typischen „Mottling", oft beginnend an den Kniescheiben. Im Gegensatz zur DIC im Rahmen einer Sepsis sind die blau-lividen Verfärbungen im kardiogenen Schock meist reversibel: Wird durch die ECLS wieder Fluss erzeugt, wird der Patient rasch wieder „rosig". Die cerebrale Minderperfusion führt zu innerer Unruhe und Verwirrtheit (GCS <15). Oft zeigt sich eine profuse Kaltschweissigkeit und ein aschfahler Aspekt als vegetative Begleitreaktion, zuweilen auch ohne AP-Symptomatik.

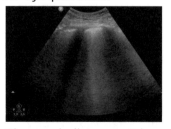

Thoraxschall: Lungenöden mit typ. B-Linien ("Lung Rockets")

Die Kombination aus Nachlaststeigerung und Pumpversagen führt zu einem Anstieg des LVEDP und des PAOP.

Klinisch äußert sich dieses „Vorwärtsversagen" durch die Ausbildung eines Lungenödems, in frühen Phasen kann sich dieses auch als pulmonale Spastik äußern: S_pO_2-fällt ab, der Sauerstoffbedarf steigt.

Im Thoraxschall zeigen sich apikal und symmetrisch mehr als drei B(8)-Linien („Lung Rockets").

SCAI-Klassifikation des kardiogenen Schocks

SCAI-Klassifikation Kardiogener Schock und klinische Translation

		SCAI-Klassifikation	Translation in die Klinik*
E	Extremis	peri-Arrest, laufende CPR oder etablierte eCPR	Mehr als 3 Medikamente oder Devices Kein Kreislauf ohne (mech.) Intervention Laktat > 10 mmol, BE < -10, pH < 7,2
D	Doom	Wie SCAI-C, sich jedoch trotz Therapie verschlechternd	Laktat steigend >5-10 mmol/l, 2-5 Medikamente oder Devices und trotzdem MAP < 65 mmHg
C	Classic	Bedarf an medikamentöser oder mechanischer Intervention	Hypotonie trotz 1 Medikament oder Device Laktat ≥ 2-5 mmol/l PAOP >15mmHg, HI < 2,2 l/min, CPO ≤ 0,6 W
B	Beginning	Ein oder mehrere Kriterien, jedoch noch keine Katecholamine	Noch keine Medikamente, Peripherie noch „warm", ggf. beginnende Stauung, Lactat < 2 mmol/l, beginnend hypotensiv
A	At risk	Kein CS-Kriterium, jedoch ein großes Risiko, einen CS noch zu entwickeln	Keine Hypotonie, keine Medikamente. GCS 15, „warm" und „dry", HI ≥ 2,5 l/min, ZVD <10mmHg, PAOP ≤ 15mmHg,

*Die SCAI-Klassifikation bedatf noch einer Translation in klinisch objektivierbare Werte, die z.T. auch schon über Register validiert sind. CAVE: Der systolische Blutdruck kann beim wachen Patienten noch lang durch eine durch endogene Katecholamine kompensiert sein.

Eskalation auf ECLS/PVAD

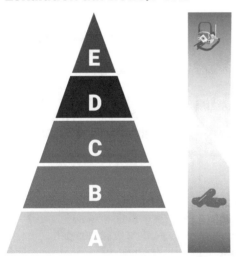

- Es gibt noch keinen sicheren Konsens, ab wann die Eskalation auf eine ECLS oder PVAD im CS/LCOS indiziert ist. Eine sehr frühe ("up front") ECLS im Stadium D scheint keinen Vorteil zu bringen, jedoch benötigen gerade diese Patienten im Verlauf oft doch noch eine mechanische Unterstützung und profitieren dann auch davon (ECMO-CS).
- Auch logistische Umstände wie die Möglichkeit der Implantation und der Betreuung nachts oder am Wochenende sollten im Heart Failure/ECLS-Team diskutiert werden, um spätere Implantationen unter eCPR-Bedingungen zu vermeiden.
- Abschätzung der Reversibilität der vorliegenden Störung: „bridging to", ist die Ursache der Störung valvulär, ischäm, myokarditisch, obstruktiv, etc.

Spätestens im Stadium C sollte eine engmaschige Kontrolle der hämodynamischen Parameter erfolgen, ist dies nicht verlässlich nicht-invasiv nicht über die Schichten hinweg gesichert, sollte ein inavsives Verfahren etabliert werden (z.B. PAK oder transpulmonal). Besondere Vigilanz bedarf auch die Klinik (pulmonale Stauung, Mottling, Temperaturstufe) und der Verlauf von BE und Lactat. Im Heart Failure/ECLS/Intensiv-Team sollte stets eine aktuelle Strategie zur Eskalation bei Verschlechterung in der SCAI-Klassifikation vorliegen und die Eskalationsschwellen festgelegt werden (Verlauf BE, Lactat, Katecholaminbedarf, etc.). Eine rasche und vor allem sichere Kanülierung an die ECLS kann erheblich erleichtert werden, wenn z.B. im Rahmen der (Schock-raum-)Aufnahme oder im Herzkatheterlabor unter semi-elektiven Bedigungen Schleusen vorgelegt und bis zu einer klinischen Stabilisierung passager belassen werden (max. ca. <12-24h). Die arteriell platzierten Schleusen können zur Druck- und BGA-Abnahme verwendet und später bettseitig mit Verschlussystemen verschlossen werden. Die venös platzierten Schleusen können auf zentrale Zugänge wie ZVK, Kühlkatheter oder großlumige Dialysekatheter „umgeseldingert" werden. Dabei sind jedoch infektiologische Gesichtspunkte sowie die Gefahr der Thrombenbildung (arterielle Schleusen) zu bedenken.

Entscheidungsfindung im kardiogenen Schock

Ausschluss akut bedrohliche C_aO_2-Limitierung ("A- oder B-Problem")

A + B

Atemwegssicherung. Bei drohender Erschöpfung frühzeitige Intubation zur Reduktion von VO_2 erwägen. +PEEP bei Lungenödem (PAOP↑) und LV-Nachlastsenkung (CAVE RV-Nachlast)

Baseline
BGA
Ausprägung der metabolischen Limitierung (pH, BE, Lactat) Komplettierung der „Hs"

Ausschluss **akute vorlastbedingte HZV-Limitierung:** sichere oder vermutete Blutung (FAST, Gefäße) Lungenembolie, Perikarderguss, Spannungspneu, thorakale Hyperinflation Komplettierung der „Ts"

eFAST TTE

CAVE: Echokardiographisch ist eine Rechtsherzbelastung peri-arrest aufgrund eines Druckausgleichs zwischen venösem und arteriellem Kompartiment nicht immer sicher auf eine Obstruktion hinweisend. Thoraxschall: B-Linien-Muster

Klinische „Gestalt" und Untersuchung
GCS, Agitation, Desorientiertheit, aschfahler Aspekt, profuses Schwitzen, Hautturgor, kompensatorische Hyperventilation, feuchte (grobblasige) Rasselgeräusche, pulm. Spastik, Rekap-Zeit, Mottling(-Score), Beurteilung der Temperaturstufen an den Extremitäten. 12-Kanal-EKG (akute Ischämie). SCAI-Klassifikation bestimmen

HZV im TTE mittels VTI
Visuelle LV- und RV-Fkt., Lokale WBS, Vitien
Ø LVOT dokumentieren

Quantitative HZV-Bestimmung

HZV-Messung apparativ
obligat bei nicht sicherer HZV-Bestimmung im TTE
PRO transpulmonal: rasche Anlage, Echtzeit-HZV"
PRO PAK/Swan-Ganz-Katheter: PAOP, Vitien, RV-Problematik, wahrscheinliche ECLS/PVAD

Berechnung der hämdynamischen Paramter, VCI zur Abschätzung ZVD/RAP
P_{perf} = MAD-RAP ≈ MAD-ZVD   **SVR** = P_{perf}/HZV   **CPO** = P_{perf} x HZV

HZV-Limitierung
- reaktiv oder medikamentös erhöhter SVR
- VIS berücksichtigen
- Vorlastabhängigkeit sicher ausschliessen (Frank-Starling)

HZV- UND SVR-Limitierung
- CS/LCOS mit SIRS-/reperfusionsbedingter SVR-Limitierung
- DD an vorbestehende chron. oder konsekutive HZV-Limitierung denken (Sepsis bei chron. Herzinsuffizienz/septische Kardiomyopathie)

SVR-Limitierung
- DD CS/LCOS überdenken
- liegt doch eine Sepsis vor?
- Andere Ursachen der Vasoplegie?
- Im Zweifel: Sepsis-Therapie beginnen

1st Line zur unmittelbaren Stabilisierung: Norepinephrin (Perfusor) mit MAD Ziel > 65mmHg
Meiden: Adrenalin und Dobutamin. Adrenalin nur bei reativer Bradykardie, peri-Arrest und Reanimation, Dobutamin: Einzelfallentscheidung bei Bradykardie/AV-Block. Kein regelhaftes „Puffern" (HCO3-, Ausnahme bedrohliche Hyperkaliämie). Bei sicherer oder vermuteter kardialer Ischämie rasche Revaskularisierung anstreben

Differenzierte medikamentöse Therapie mit einem Inodilator
z.B. Levosimendan unter Erfolgskontrolle (HZV, CPO), P_{perf} optimieren.

CS/LCOS mit schwerem SIRS? Septische Kardiomyopathie?
Differenzierte inotrope und vasokonstriktorische Therapie, ECLS prüfen.

Vasokontriktorische Eskalation
+ Vasopressin
Rescue-Optionen prüfen (Methylenblau, Cyancobalamin)

Bewertung des Verlaufs und Eskalation

Bewertung der konservativen Therapie im CS/LCOS

- regelmäßige Erfolgskontrollen
    - Anstieg CPO, P_{perf}, Verlauf der Azidose mit pH und BE, Laktat(-Clearance).
    - Verlauf klinischer Eindruck (Temperaturstufen, Mottling, GCS).
- Die Steuerung einer Volumentherapie mittels transpulmonaler Verfahren sollte ausschliesslich nach HZV-Anstieg erfolgen (Anstieg HZV > 10%-15% auf Volumenbolus oder PLR). CAVE Überwässerung. Ziel-Hb im CS/LCOS: > 8 g/dl; CAVE TACO. Unter ECLS: Hb-Ziel > 10 g/dl.
- Eine zweizeitige, unvorbereitete (e)CPR ohne präemptive ECLS/PVAD vermeiden:
    - frühzeitig vor Transit SCAI C nach D/E ECLS oder PVAD evaluieren.
    - bei HZV-Limitierung unter rein medikamentöser Therapie im CS/LCOS und konsekutiver progredienter metabolischer Limitierung (pH, BE, Laktat) ECLS oder PVAD evaluieren.
- Risiko/Nutzen-Abschätzung im ECLS-/Heart Failure Team, Kontraindikationen analog eCPR.
- Bei therapierefraktärer SVR-Limitierung ist eine ECLS eine Einzelfallentscheidung.
    - eher PRO: reversible Momenten wie Intoxikationen, Anaphylaxie, Hämophygozytose.
    - eher CONTRA: unkontrollierte Sepsis/Sepsisfokus.
- Ein Trauma oder bestehende Blutung ist keine KI: Einzelfallentscheidung „Bridging to".

Indikationen zur Eskalation auf eine ECLS oder ein PVAD

Ab SCAI C kann die Eskalation auf eine ECLS (V-A ECMO) oder ein PVAD bei Vorliegen von einem oder mehreren folgender Punkte erwogen werden:
- **CI < 2,2 l/min akut** unter Katecholaminen, Notwendigkeit der Hinzunahme von Epinephrin.
- **CPO akut < 0,5 W** nativ bzw. **CPO < 0,6 W** unter Katecholaminen.
- **Vasoactive-Inotropic Score (VIS) ≥ 31**, dann Mortalität > 86%.
- PAOP > (15-)18 mmHg, LVEDP > 20 mmHg (invasiv in HKU): PVAD erwägen.
- Erneute Reanimation, rhythmogene Instabilität.
- Progrediente Azidose (BE) oder ausbleibende Laktat-Clearance.

Wahl des primären Unterstützungssystems

Die Wahl des primären Unterstützungssystems im LCOS sollte in Abhängigkeit der Erfahrung des Zentrums und der Anwender erfolgen.
- **V-A ECMO**
    - PRO: rasche Verfügbarkeit, Herzstillstand oder im RV-Versagen.
    - CONTRA: retrograder Fluss (Nachlast), Invasivität der Zugänge.
- **PVAD (linksventrikulär)**
    - PRO: physiologischere Hämodynamik, dadurch Unloading, Nachlastsenkung.
    - CONTRA: nur LV-Unterstützung.
- **V-A ECMO plus PVAD**
    - PRO: „Unloading", „Venting".
    - CONTRA: Blutungs- und Gefäßkomplikationen, komplexe hämodynamische Interaktion der beiden Systeme.

VIS (Vasoactive-Inotropic Score)

Summe aus:

100	x	Norepinephrin (µ/kg/min)
10.000	x	Vasopressin (U/kg/min)
20	x	Methylenblau (mg/kg/h)
100	x	Epinephrin (µ/kg/min)
1	x	Dobutamin (µg/kg/min)
50	x	Levosimendan (µ/kg/min)

Beispielrechnung: Pat. 80kg, Norepinephrin und Vasopressin
Norepinephrin 5 mg/50ml NaCl = 100µg/ml
NE-Laufrate 10 ml/h = 0,21 µg/kg/min --> VIS Summand 21
Vasopressin 40 U/40ml NaCl = 1 U/ml
VAP-Laufrate 1 ml/h = 0,00021 U/kg/min --> VIS Summand 42
∑ VIS 63

Literatur

Assouline B, Assouline-Reinmann M, Giraud R, et al. Management of High-Risk Pulmonary Embolism: What Is the Place of Extracorporeal Membrane Oxygenation?. J Clin Med. 2022;11(16):4734. Published 2022 Aug 13. doi:10.3390/-jcm11164734

Baran DA, Grines CL, Bailey S, et al. SCAI clinical expert consensus statement on the classification of cardiogenic shock: This document was endorsed by the American College of Cardiology (ACC), the American Heart Association (vAHA), the Society of Critical Care Medicine (SCCM), and the Society of Thoracic Surgeons (STS) in April 2019. Catheter Cardiovasc Interv. 2019;94(1):29-37. doi:10.1002/ccd.28329

Basir MB, Lemor A, Gorgis S, et al. Vasopressors independently associated with mortality in acute myocardial infarction and cardiogenic shock. Catheter Cardiovasc Interv. 2022;99(3):650-657. doi:10.1002/ccd.29895

Basir MB, Schreiber T, Dixon S, et al. Feasibility of early mechanical circulatory support in acute myocardial infarction complicated by cardiogenic shock: The Detroit cardiogenic shock initiative. Catheter Cardiovasc Interv. 2018;91(3):454-461. doi:10.1002/ccd.27427

Belletti A, Lerose CC, Zangrillo A, Landoni G. Vasoactive-Inotropic Score: Evolution, Clinical Utility, and Pitfalls. J Cardiothorac Vasc Anesth. 2021;35(10):3067-3077. doi:10.1053/j.jvca.2020.09.117

Berg DD, Bohula EA, Morrow DA. Epidemiology and causes of cardiogenic shock. Curr Opin Crit Care. 2021;27(4):401-408. doi:10.1097/MCC.0000000000000845

Bertini P, Guarracino F. Pathophysiology of cardiogenic shock. Curr Opin Crit Care. 2021;27(4):409-415. doi:10.1097/MCC.0000000000000853

Bhatt AS, Berg DD, Bohula EA, et al. De Novo vs Acute-on-Chronic Presentations of Heart Failure-Related Cardiogenic Shock: Insights from the Critical Care Cardiology Trials Network Registry. J Card Fail. 2021;27(10):1073-1081. doi:10.1016/j.cardfail.2021.08.014

Brunner S, Guenther SPW, Lackermair K, et al. Extracorporeal Life Support in Cardiogenic Shock Complicating Acute Myocardial Infarction. J Am Coll Cardiol. 2019;73(18):2355-2357. doi:10.1016/j.jacc.2019.02.044
Chioncel O, Parissis J, Mebazaa A, et al. Epidemiology, pathophysiology and contemporary management of cardiogenic shock - a position statement from the Heart Failure Association of the European Society of Cardiology [published correction appears in Eur J Heart Fail. 2021 Feb;23(2):345]. Eur J Heart Fail. 2020;22(8):1315-1341. doi:10.1002/ejhf.1922

De Backer D, Arias Ortiz J, Levy B. The medical treatment of cardiogenic shock: cardiovascular drugs. Curr Opin Crit Care. 2021;27(4):426-432. doi:10.1097/MCC.0000000000000822

Fincke R, Hochman JS, Lowe AM, et al. Cardiac power is the strongest hemodynamic correlate of mortality in cardiogenic shock: a report from the SHOCK trial registry. J Am Coll Cardiol. 2004;44(2):340-348. doi:10.1016/j.jacc.2004.03.060Geller BJ, Sinha SS, Kapur NK, et al. Escalating and De-escalating Temporary Mechanical Circulatory Support in Cardiogenic Shock: A Scientific Statement From the American Heart Association. Circulation. 2022;146(6):e50-e68. doi:10.1161/-CIR.0000000000001076

Geller BJ, Sinha SS, Kapur NK, et al. Escalating and De-escalating Temporary Mechanical Circulatory Support in Cardiogenic Shock: A Scientific Statement From the American Heart Association. Circulation. 2022;146(6):e50-e68. doi:10.1161/-CIR.0000000000001076

Henry TD, Tomey MI, Tamis-Holland JE, et al. Invasive Management of Acute Myocardial Infarction Complicated by Cardiogenic Shock: A Scientific Statement From the American Heart Association. Circulation. 2021;143(15):e815-e829. doi:10.1161/CIR.0000000000000959

Hernandez-Montfort J, Kanwar M, Sinha SS, et al. Clinical Presentation and In-Hospital Trajectory of Heart Failure and Cardiogenic Shock [published online ahead of print, 2022 Oct 31]. JACC Heart Fail. 2022;S2213-1779(22)00590-X. doi:10.1016/j.jchf.2022.10.002

Hyun J, Kim AR, Lee SE, et al. Vasoactive-Inotropic Score as a Determinant of Timely Initiation of Venoarterial Extracorporeal Membrane Oxygenation in Patients With Cardiogenic Shock. Circ J. 2022;86(4):687-694. doi:10.1253/circj.CJ-21-0614
Jones TL, Tan MC, Nguyen V, et al. Outcome differences in acute vs. acute on chronic heart failure and cardiogenic shock. ESC Heart Fail. 2020 Jun;7(3):1118-1124. doi: 10.1002/ehf2.12670. Epub 2020 Mar 11. PMID: 32160418; PMCID: PMC7261534.

Jentzer JC, Baran DA, Bohman JK, et al. Cardiogenic shock severity and mortality in patients receiving venoarterial extracorporeal membrane oxygenator support [published online ahead of print, 2022 Sep 29]. Eur Heart J Acute Cardiovasc Care. 2022;zuac119. doi:10.1093/ehjacc/zuac119
Kapur NK, Kanwar M, Sinha SS, et al. Criteria for Defining Stages of Cardiogenic Shock Severity. J Am Coll Cardiol. 2022;80(3):185-198. doi:10.1016/j.jacc.2022.04.049

Lackermair K, Brunner S, Orban M, et al. Outcome of patients treated with extracorporeal life support in cardiogenic shock complicating acute myocardial infarction: 1-year result from the ECLS-Shock study. Clin Res Cardiol. 2021;110(9):1412-1420. doi:10.1007/s00392-020-01778-8

Literatur

Marbach JA, Di Santo P, Kapur NK, et al. Lactate Clearance as a Surrogate for Mortality in Cardiogenic Shock: Insights From the DOREMI Trial. J Am Heart Assoc. 2022;11(6):e023322. doi:10.1161/JAHA.121.023322

Morici N, Frea S, Bertaina M, et al. SCAI stage reclassification at 24 h predicts outcome of cardiogenic shock: Insights from the Altshock-2 registry [published online ahead of print, 2022 Nov 15]. Catheter Cardiovasc Interv. 2022;10.1002/ccd.30484. doi:10.1002/ccd.30484

McDonagh TA, Metra M, Adamo M, et al. 2021 ESC Guidelines for the diagnosis and treatment of acute and chronic heart failure [published correction appears in Eur Heart J. 2021 Oct 14;:]. Eur Heart J. 2021;42(36):3599-3726. doi:10.1093/eurheartj/ehab368

Na SJ, Chung CR, Cho YH, et al. Vasoactive Inotropic Score as a Predictor of Mortality in Adult Patients With Cardiogenic Shock: Medical Therapy Versus ECMO. Rev Esp Cardiol (Engl Ed). 2019;72(1):40-47. doi:10.1016/j.rec.2018.01.003

Na SJ, Chung CR, Cho YH, et al. Vasoactive Inotropic Score as a Predictor of Mortality in Adult Patients With Cardiogenic Shock: Medical Therapy Versus ECMO. Rev Esp Cardiol (Engl Ed). 2019;72(1):40-47. doi:10.1016/j.rec.2018.01.003

Ostadal P, Rokyta R, Karasek J, et al. Extracorporeal Membrane Oxygenation in the Therapy of Cardiogenic Shock: Results of the ECMO-CS Randomized Clinical Trial [published online ahead of print, 2022 Nov 6]. Circulation. 2022;10.1161/CIRCULATIONAHA.122.062949. doi:10.1161/CIRCULATIONAHA.122.062949

Pereira AJ, De Backer D. Should we aim at high blood pressure targets in patients with cardiogenic shock?. Shock. 2014;41(4):365-366. doi:10.1097/SHK.0000000000000124

Pöss J, Köster J, Fuernau G, et al. Risk Stratification for Patients in Cardiogenic Shock After Acute Myocardial Infarction. J Am Coll Cardiol. 2017;69(15):1913-1920. doi:10.1016/j.jacc.2017.02.027

Rob D, Bělohlávek J. The mechanical support of cardiogenic shock. Curr Opin Crit Care. 2021;27(4):440-446. doi:10.1097/MCC.0000000000000837

Sharma K, Charaniya R, Champaneri B, et al. "Assessing the hemodynamic impact of various inotropes combination in patients with cardiogenic shock with Non-ST elevation myocardial infarction -the ANAPHOR study". Indian Heart J. 2021;73(5):572-576. doi:10.1016/j.ihj.2021.04.005

Tan LB. Cardiac pumping capability and prognosis in heart failure. Lancet. 1986;2(8520):1360-1363. doi:10.1016/s0140-6736(86)92006-4

Tsangaris A, Alexy T, Kalra R, et al. Overview of Veno-Arterial Extracorporeal Membrane Oxygenation (VA-ECMO) Support for the Management of Cardiogenic Shock. Front Cardiovasc Med. 2021;8:686558. Published 2021 Jul 7. doi:10.3389/fcvm.2021.686558

Uhlig K, Efremov L, Tongers J, et al. Inotropic agents and vasodilator strategies for the treatment of cardiogenic shock or low cardiac output syndrome. Cochrane Database Syst Rev. 2020;11(11):CD009669. Published 2020 Nov 5. doi:10.1002/14651858.CD009669.pub4

VanDyck TJ, Pinsky MR. Hemodynamic monitoring in cardiogenic shock. Curr Opin Crit Care. 2021;27(4):454-459. doi:10.1097/MCC.0000000000000838

Vishram-Nielsen JKK, Foroutan F, Rizwan S, et al. Patients with fulminant myocarditis supported with veno-arterial extracorporeal membrane oxygenation: a systematic review and meta-analysis of short-term mortality and impact of risk factors [published online ahead of print, 2022 Oct 7]. Heart Fail Rev. 2022;1-11. doi:10.1007/s10741-022-10277-z

Zeymer U, Bueno H, Granger CB, et al. Acute Cardiovascular Care Association position statement for the diagnosis and treatment of patients with acute myocardial infarction complicated by cardiogenic shock: A document of the Acute Cardiovascular Care Association of the European Society of Cardiology. Eur Heart J Acute Cardiovasc Care. 2020;9(2):183-197. doi:10.1177/2048872619894254

ECLS in der septischen Kardiomyopathie

ECLS im septischen Schock mit septischer Kardiomyopathie

Eine ECLS in der Sepsis ist eine Einzelfallentscheidung, Voraussetzungen für ein gutes Outcome sind wahrscheinlich reversible Momente (identifizierter, sanierter Sepsis-Fokus, Möglichkeit der Keimidentifikation, HLH-Komponente, etc.). Es scheinen jedoch von einer ECLS in der Sepsis vor allem Patienten mit einer schweren septischen Kardiomyopathie von einer ECLS zu profitieren, grobe Anhaltspunkte:

- Herzindex akut < 2,2 L/min/m^2
- visuell hochgradig reduzierte LVEF
- VIS > 75 µg/kg
- Laktat > 4 mmol/l

Ist das Ziel in der Sepsis einen Surrogat-MAD von >65mmHg zu erzielen und berücksichtigt man die Formel für den Perfusionsdruck (P_{perf} = SVR · HZV), wird deutlich, dass, um eine SVR-Limitierung mit einer HZV-Limtierung auszugleichen, hohe ECLS-Flüsse notwendig werden (analog einer Wiederherstellung einer „hyperdynamen Situation" in der Sepsis). Es wurden deshalb Einzelfälle mit zwei gleichzeitig eingesetzten Systemen beschrieben.

Wird ein ECLS-System im septischen Schock implantiert, sollte es aus diesen Gründen von Anfang an auf maximalen Fluss ausgelegt werden. Auch kann bei zugrundeliegender oder im Verlauf entstehender pulmonaler Problematik eine Erweiterung auf eine V-AV ECMO notwendig werden, dies sollte in die Überlegungen zum Zugangsmanagement mit einbezogen werden.

Literatur

Bréchot N, Hajage D, Kimmoun A, et al. Venoarterial extracorporeal membrane oxygenation to rescue sepsis-induced cardiogenic shock: a retrospective, multicentre, international cohort study. Lancet. 2020;396(10250):545-552. doi:10.1016/S0140-6736(20)30733-9

Evans L, Rhodes A, Alhazzani W, et al. Surviving sepsis campaign: international guidelines for management of sepsis and septic shock 2021. Intensive Care Med. 2021;47(11):1181-1247. doi:10.1007/s00134-021-06506-y

Komatsu M, Naito K, Chino S, et al. Central extracorporeal membrane oxygenation with left-ventricular vent for fulminant myocarditis: a retrospective study [published online ahead of print, 2022 Nov 8]. J Artif Organs. 2022;10.1007/s10047-022-01371-y. doi:10.1007/s10047-022-01371-y

Kredel M, Kunzmann S, Schlegel PG, et al. Double Peripheral Venous and Arterial Cannulation for Extracorporeal Membrane Oxygenation in Combined Septic and Cardiogenic Shock. Am J Case Rep. 2017;18:723-727. Published 2017 Jun 28. doi:10.12659/ajcr.902485

Ling RR, Ramanathan K, Poon WH, et al. Venoarterial extracorporeal membrane oxygenation as mechanical circulatory support in adult septic shock: a systematic review and meta-analysis with individual participant data meta-regression analysis. Crit Care. 2021;25(1):246. Published 2021 Jul 14. doi:10.1186/s13054-021-03668-5

Myers LC, Lee C, Thompson BT, Cudemus G, Raz Y, Roy N. Outcomes of Adult Patients With Septic Shock Undergoing Extracorporeal Membrane Oxygenation Therapy. Ann Thorac Surg. 2020;110(3):871-877. doi:10.1016/j.athoracsur.2019.12.075

Plack DL, Royer O, Couture EJ, Nabzdyk CGS. Sepsis-Induced Cardiomyopathy Reviewed: The Case for Early Consideration of Mechanical Support. J Cardiothorac Vasc Anesth. 2022;36(10):3916-3926. doi:10.1053/j.jvca.2022.04.025

Sato R, Kuriyama A. Venoarterial Extracorporeal Membranous Oxygenation: Treatment Option for Sepsis-Induced Cardiogenic Shock? A Systematic Review. Crit Care Med. 2020;48(8):e722-e729. doi:10.1097/CCM.0000000000004432

Van Der Rijst N, Mangukia C, Muhammad N, Sunagawa G, Brann S, Toyoda Y. Determination of cardiovascular dysfunction before initiation of extracorporeal membrane oxygenation in septic shock. Indian J Thorac Cardiovasc Surg. 2021;37(4):454-457. doi:10.1007/s12055-020-01119-4

Vogel DJ, Murray J, Czapran AZ, et al. Veno-arterio-venous ECMO for septic cardiomyopathy: a single-centre experience. Perfusion. 2018;33(1_suppl):57-64. doi:10.1177/0267659118766833

Werdan K, Oelke A, Hettwer S, et al. Septic cardiomyopathy: hemodynamic quantification, occurrence, and prognostic implications. Clin Res Cardiol. 2011;100(8):661-668.

Zhao CC, Zhang LR, Liu LX, Sun LX, Hu ZJ. Afterload-related cardiac performance predicts prognosis in critical ill patients with sepsis: A prospective observational pilot study. Medicine. 2021;100(38):e27235.

eCPR - ECLS in extremis

Indikation eCPR

Immer dann, wenn eine CPR indiziert ist, ist auch eine eCPR indiziert, sollte die herkömmliche CPR im zeitlichen Verlauf sicher oder wahrscheinlich nicht zielführend sein. Voraussetzung ist jedoch auch die Indikation zur Fortführung der Reanimation über die Dauer hin bis zur prospektiven Reperfusionszeit. Die Reperfusion sollte spätestens nach 60 Minuten erfolgen ("Golden Hour of eCPR"). Bis zur Reperfusion muss eine qualitativ hochwertige Reanimation gewährleistet sein (Überwachung von $etCO_2$, keine/minimale Unterbrechungen der Herzdruckmassage, Feed-Back-Syteme, Transport nur mit mechanischer Reanimationshilfe). Bei einer herkömmlichen CPR sollte spätestens nach 3 Schockabgaben oder 10 Minuten die Möglichkeit einer eCPR in Betracht gezogen werden (Check Positiv-/ Negativkriterien, Voranmeldung im eCPR/Cardiac Arrest Center, Planung Transport). Bis zur Realisierung des Transports sind in der Realität meist die 15 Minuten CPR vor Ort verstrichen, von denen ein Patient wahrscheinlich profitiert ("Scoop and Run" vs „Stay and Play"). Auch während des Transports unter mechanischer Reanimation muss der ALS-Algorithmus fortgeführt werden.

Entscheidungsfindung eCPR

Die Entscheidungsfindung zur eCPR basiert oft auf nur unzureichenden oder lückenhaften Informationen über den präklinischen Ablauf und den Vorerkrankungen des Patienten und basiert meist nur auf einer vermuteten, noch nicht diagnostisch gesicherten Ursache für den Herzkreislaufstillstand. Da es bezüglich dem Ziel neurologisch intakten Überlebens unter den gegebenen Umständen keine Alternative gibt, existieren keine Kontraindikationen im engeren Sinn. Jedoch sollte sichere „Futile Care" vermieden werden. Die Negativkriterien sind Kriterien, die nach aktuellem Konsens mit ausreichender Wahrscheinlichkeit auch nach Reperfusion zum Tod oder einem neurologisch nicht intakten Überleben führen, sind jedoch im Einzelfall nicht als absolut zu betrachten. Entscheidungen für eine eCPR trotz Vorliegen von einem oder mehreren Negativkriterien oder dem Nicht-Erfüllen von einem oder mehreren Positivkriterien sollten aber immer auf einem, später auch gut kommunizierten, Konsens im eCPR-Team basieren. Kann eine Einigung nicht erzielt werden: Im Zweifel für den Patienten, im Zweifel für die eCPR.

eCPR in der ERC-Leitline

Die Indikation zur eCPR ist durch die aktuelle ERC-Reanimationsrichtlinie von 2021 abgedeckt: „Erwägen Sie die extrakorporale CPR (eCPR) als Rettungstherapie für ausgewählte Patienten mit Kreislaufstillstand, wenn herkömmliche ALS-Maßnahmen fehlschlagen oder zur Erleichterung spezifischer Interventionen (z.B. Koronarangiographie und perkutane Koronarintervention [PCI], Thrombektomie bei massiver Lungenembolie, Wiedererwärmung nach hypothermem Kreislaufstillstand) (...)"

„Risiko-Nutzen-Abwägung" eCPR vs. konventionelle Reanimation

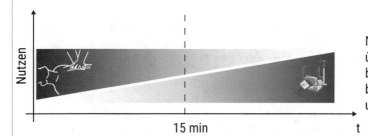

Nach ca. 15 Minuten konventioneller CPR überwiegen die „Nutzen" einer eCPR bezüglich neurologisch intaktem Überleben den „Risiken" einer V-A ECMO-Anlage unter Reanimationsbedingungen.

Spätestens nach 10 Minuten oder 3 erfolglosen Defibrillationen sollte die Fortführung der CPR mittels eCPR erwogen und Kontakt mit einem Zentrum mit der Möglichkeit einer eCPR bzw. einem eCPR-Team aufgenommen werden.

eCPR - Bedeutung der ausserklinischen Performance

„The ART" of eCPR - Bedeutung der außerklinischen Performance

Anmelden — **frühzeitig Anmelden** zur Bereitstellung eCPR-Team

Retten — **zeitkritisch:** Anlage mechanischerThoraxkompression und Verbringung in den RTW

Transportieren — **Ziel:** spätestens 40min nach Kollaps in der Klinik zum Beginn der Kanülierung

Ist die Entscheidung zur eCPR getroffen, sollten präklinisch alle zeitraubenden, nicht absolut notwendigen Maßnahmen unterlassen werden, die nicht ausschließlich einer hochqualitativen Reanimation unter Einhaltung der ERC-Guideline dienen. Auf eine möglichst unterbrechungsfreie Thoraxkompression ist zu achten. Eine mechanische Thoraxkompressionshilfe für den Transport ist unerlässlich. Jede Minute nach Minute 10-15 nach Kollaps, die der Patient früher an die ECLS kanüliert wird, steigert die Wahrscheinlichkeit neurolgisch intaken Überlebens.

Auch bei zwischenzeitlichem ROSC oder insbesondere bei einer „on and off" Reanimation keine Unterbrechung des Ziels, spätestens 40 Minuten nach Kollaps das eCPR-Zentrum zu erreichen, um dort, falls noch notwendig, den Beginn der Kanülierung zu ermöglichen.

Je früher das empfangende eCPR-Zentrum über eine mögliche eCPR informiert wird, insbesondere in den Dienst- und Nachtzeiten, desto früher kann sich dort ein eCPR-Team bilden und die Kanülierung an die V-A ECMO vorbereiten.

„The Golden Hour of eCPR" beim ausserklinischen Herzkreislaufstillstand (OHCA)

Golden Hour of eCPR: **20'+20'+20'**

<20' + <20' + <20'=
<60 min
Beginn Perfusion

KOLLAPS

Spätestens nach dem 3. Schock (10 min) Möglichkeit eCPR prüfen und den Transport planen

<20 min
seit Kollaps bis Start Transport

<20 min
ASR Zeitmanagement

V-A ECMO

Anmeldung Stichwort: **eCPR**

Ziel:
Ankunft **40 min** nach Kollaps im eCPR-Zentrum

<20 min
Transportzeit

Spätestens nach 10 Minuten Reanimation sollte die eCPR erwogen und geplant werden.

Ziel sollte es sein, den Patienten im therapiefraktären Herzkreislaufstillstand spätestens eine Stunde nach Kollaps an die ECLS kanüliert und reperfundiert zu haben.

Dieses Ziel setzt eine funktionierende Rettungskette und ein ziel- und zeitorientiertes Handeln aller Beteiligten voraus.

eCPR beim innerklinischen Herzkreislaufstillstand (IHCA)

Beim IHCA gelten ähnliche Überlegungen wie beim OHCA. Der auf Normalstation reanimationspflichtige Patient profitiert wahrscheinlich von den gleichen 10-15 Minuten qualitativ hochwertiger Reanimation. Dennoch sollte je nach vermutetem Auslöser und der Umstände die Möglichkeit einer eCPR möglichst früh erwogen, entschieden und logistisch gebahnt werden, z.B. während einer Herzkatheteruntersuchung oder bei Patienten im bekannten LCOS. Bei wahrscheinlicher Aussichtslosigkeit einer konventionellen Reanimation sollte die sofortige Kanülierung ad hoc erfolgen. Da die Transportzeiten innerklinisch entfallen oder deutlich geringer sind, sollte der Anspruch an die Zeit von Kollaps bis Reperfusion deutlich unter 30 Minuten sein.

Positiv- und Negativkriterien eCPR

Positivkriterien

- [ ] **Kreislaufstillstand beobachtet**
- [ ] **No-Flow-Time ≤ 10 min**
  Laienreanimation = No-Flow
- [ ] **Slow-Flow-Time ≤60 min präklinisch**
  Slow-Flow beginnt mit CPR durch med. Personal
- [ ] **CPR hoher Qualität***
- [ ] **Vermutet reversible Ursache**
  kardial, 4H/4T
- [ ] **Gefäßzugang möglich**
- [ ] **Hypothermie als Ursache**

*Kriterien zur Bewertung der Qualität der CPR:
- Transport unter **mechanischer Thoraxkompression** ist obligat.
- **etCO$_2$** ≥ 10mmHg zum Zeitpunkt t+20min bzw. bei der Übernahme.
- **Vitalitätszeichen** unter Reanimation: Schnappatmung, „Gegen-Atmen", Pupillendynamik. Vitalitätszeichen sind zwar schwer objektivierbar, jedoch wahrscheinlich prognostisch am aussagekräftigsten bezüglich neurologisch intaktem Überleben.
- **Die Möglichkeit des Gefäßzugangs oder dessen Unmöglichkeit** kann sich zumeist nur durch einen tatsächlichen Punktionsversuch klären. Je nach Erfahrung der Kanülierenden können auch ggf. Patienten mit schwieriger Anatomie erfolgreich kanüliert werden.

Negativkriterien

- [ ] **Nicht beobachteter Kreislaufstillstand**
- [ ] **No-Flow-Time > 10 min**
- [ ] **Alter > 75 Jahre**
- [ ] **Reanimationsdauer bis Anschluss**
  >20 Minuten bei Asystolie
  >90 Minuten bei allen anderen Rhythmen
- [ ] **Absolute KI bezüglich Antikoagulation**
- [ ] **Limitierende Begleiterkrankung Patientenverfügung**
- [ ] **pH <6,8, Lactat >18 mmol/l**

- Eine Lyse ist kein Negativ-Kriterium und sollte bei passender(!) Indikation auch bei geplanter eCPR präklinisch durchgeführt werden.
- Bei Alternativlosigkeit zur eCPR kann kurzfristig auf eine Antikoagulation weitgehend verzichtet werden: „Bridging to...", um z.B. eine Damage-Control-OP zu ermöglichen.
- im ECLS-Team sollte auch eine eCPR bei einem pH von < 6,8 diskutiert werden bei:
  - gesicherter oder vermuteter Intoxikation (z.B. Metformin, Cyanide).
  - ausgeprägte Hyperkapnie/führend respiratorische Azidose als Begleitphänomen oder Ursache des OHCA (z.B. Lungenembolie).
- Bei Hypothermie gibt es keine Zeitbegrenzung zur Kanülierung, bis der Pat. normotherm ist: "Nobody is dead until warm and dead".

Informationen aus der Präklinik: „Black Box" präklische Reanimation

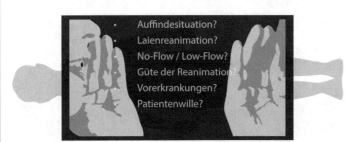

- Auffindesituation?
- Laienreanimation?
- No-Flow / Low-Flow?
- Güte der Reanimation?
- Vorerkrankungen?
- Patientenwille?

Die Entscheidung zur Fortführung einer Reanimation mittels eCPR ist immer eine Entscheidung unter Zeitdruck und muss oft auf dem Boden von spärlichen Informationen über die Umstände der präklinischen Reanimation, insbesondere zur Aufnahmesituation und Laienreanimation, getroffen werden.

Die Entscheidung zur eCPR ist deshalb zunächst eine "Tatsachenentscheidung" und sollte, einmal getroffen, bis zur erfolgten Reperfusion und dem ersten Time-Out nach Reperfusion im Team nicht hinterfragt oder abgebrochen werden. Sollten sich nach Reperfusion gesicherte Informationen oder Befunde ergeben, die mit der Indikation einer Fortsetzung der Reanimation nicht vereinbar sind ("Futility"), kann und sollte die Reanimation mittels eCPR eingestellt werden, wie z.B. eine konventionelle Reanimation auch schon zuvor eingestellt worden wäre.
Bei Durchführung der eCPR trotz des Vorliegens eines oder mehrerer Negativ-Kritierien, sollten diese ausführlich dem Team kommuniziert und begründet werden, insbesondere im De-Briefing.

eCPR - Übernahme des Patienten

Vorbereitungen vor Eintreffen im Cardiac Arrest Team

Vorstellungsrunde, der designierte eCPR-Leader fasst die bisherigen Informationen über die präklinische Reanimation zusammen und teilt namentlich alle Mikroteams ein. Bei wahrscheinlicher eCPR (vorab keine definitiven Negativ-Kriterien): Vorbereiten von Coro-Set und Schleusen. Der Pat. wird vom steril eingekleideten Team C erwartet und nach dem Umlagern sofort mit dem Coro-Tuch steril abgedeckt. Erste BGA aus 1. Schleuse.

Übernahme des Patienten vom Notarzt/Rettungsdienst durch das eCPR-Team

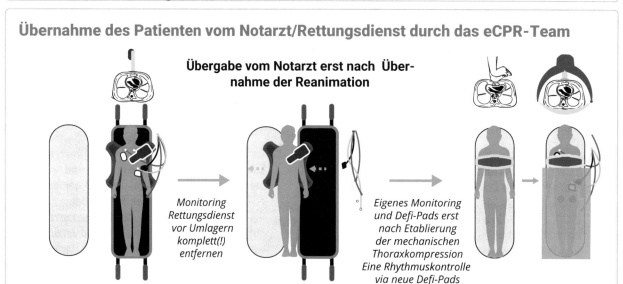

Übergabe vom Notarzt erst nach Übernahme der Reanimation

Monitoring Rettungsdienst vor Umlagern komplett(!) entfernen

Eigenes Monitoring und Defi-Pads erst nach Etablierung der mechanischen Thoraxkompression Eine Rhythmuskontrolle via neue Defi-Pads

Vor Eintreffen des Rettungsdienstes unbedingt absprechen:
- Übernahme der Thoraxkompressionshilfe des Rettungsdienstes vs. Umlagern auf die eigene
  - PRO: keine Unterbrechungen der Kompression, bedenke: je nach Modell kann dieses besser passen als das eigene Modell (Adipositas).
  - CONTRA: Akkulaufzeiten, Folge-Einsatz Rettungsdienst, Einweisung Personal.
- Bei Umlagern auf die eigene Thoraxkompressionshilfe: HDM ohne Unterbrechungen sicherstellen.

Cardiac Arrest Team - Aufstellung während der Kanülierung - Mikroteams

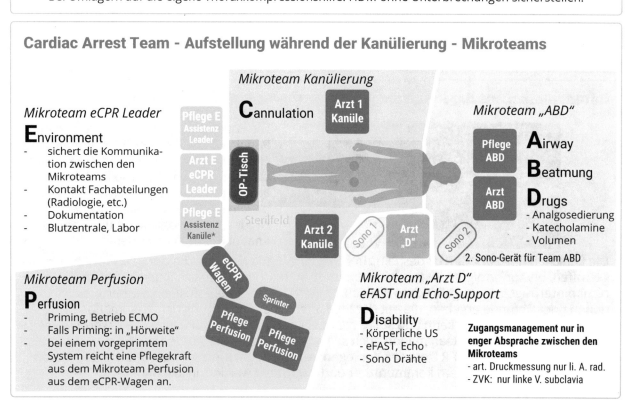

Mikroteam Kanülierung

Cannulation

Arzt 1 Kanüle

Mikroteam eCPR Leader

Environment
- sichert die Kommunikation zwischen den Mikroteams
- Kontakt Fachabteilungen (Radiologie, etc.)
- Dokumentation
- Blutzentrale, Labor

Pflege E Assistenz Leader

Arzt E eCPR Leader

Pflege E Assistenz Kanüle*

OP-Tisch

Sterilfeld

Arzt 2 Kanüle

Sono 1

Arzt „D"

Sono 2

Mikroteam „ABD"

Pflege ABD

Airway

Arzt ABD

Beatmung

Drugs
- Analgosedierung
- Katecholamine
- Volumen

2. Sono-Gerät für Team ABD

Mikroteam Perfusion

Perfusion
- Priming, Betrieb ECMO
- Falls Priming: in „Hörweite"
- bei einem vorgeprimtem System reicht eine Pflegekraft aus dem Mikroteam Perfusion aus dem eCPR-Wagen an.

eCPR Wagen

Sprinter

Pflege Perfusion

Pflege Perfusion

Mikroteam „Arzt D"
eFAST und Echo-Support

Disability
- Körperliche US
- eFAST, Echo
- Sono Drähte

Zugangsmanagement nur in enger Absprache zwischen den Mikroteams
- art. Druckmessung nur li. A. rad.
- ZVK: nur linke V. subclavia

Bedeutung der innerklinischen Performance

Zeit vom Eintreffen bis Reperfusion

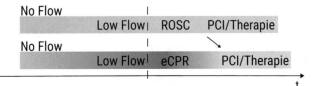

Der eCPR-Leader...

... koordiniert die fokussierten Mikroteams

- Bei ausreichend sicherer Information zu Positiv- und Negativkriterien Vorrichten aller zur Leistenpunktion notwendigen Materialien: mit Schleusen- und J-Drähte, jedoch noch keine Stiff-Drähte, Dilatatoren oder Kanülen oder auspacken.
- Eine ziel- und vor allem zeitorientierte Führung der ansonsten („wie im Tunnel") fokussierten Mikroteams durch den eCPR-Leader muss ein rasches Umlagern einschließlich der Übernahme der Reanimation und einen Wechsel auf die eigene mechanischen Reanimationshilfe sicherstellen. Vor dem Umlagern sollte sämtliche rettungsdienstliche Überwachung entfernt werden, einschließlich Defi-Pads, sollten diese nicht mit den klinikeigenen kompatibel sein.
- Rasches Entkleiden des Patienten und Vorbereitung des Leistenzugangs (Clipping/Rasur, steriles Abdecken, Ziel: < 2 min nach Eintreffen). Bis zu diesem Zeitpunkt gehen oft wertvolle Minuten verloren (ggf. noch ungewohntes zeitorientiertes Zeitmanagement für den RD, aufwändiges Sortieren der Kabel des Montorings, Zurückhaltung Anwesender).
- Unter normalen Punktions-bedingungen sollte ein ausreichend trainiertes Team eine Zeit von Eintreffen bis Reperfusion von weniger als 10 Minuten als Anspruch haben.
- Sind Teammitglieder unterschiedlicher Erfahrung vor Ort gilt: **Die oder der Erfahrenste(n) kanülieren bzw. leiten (eCPR-Leader)**. Im Rahmen einer eCPR gibt es i.d.R. keinen Spielraum für Training oder Teaching. Wichtig: Gute Kommunikation im Team vorab, um Unmut zu vermeiden.
- Alles, was die Zeit bis zur Entscheidungsfindung (Ziel 1. Time-Out mit 1. BGA < 3-5 min nach Eintreffen) verzögert, muss später nachgeholt werden, erst dann erfolgt auch eine ausführliche Notarzt-Übergabe.

Zeit von Reperfusion bis PCI/Therapie

No Flow
Low Flow | ROSC | PCI/Therapie
No Flow
Low Flow | eCPR | PCI/Therapie
t

Trotz erreichter Reperfusion
ELCS ist KEINE KAUSALE THERAPIE,
nur eine überbrückende Maßnahme:

„Bridging to ... Diagnosis ... Therapy
... Decision ... Definition ..."

Ist die Entscheidung zur eCPR im Team gefallen, gibt es keine Abbruchkriterien bis zur erfolgten Reperfusion. Deshalb: **KEINE Interims-BGA-Abnahmen, KEINE Re-Evaluation der Entscheidung bis zur Reperfusion** durch neue Informationen, Befunde, etc. Frühester Zeitpunkt zur Feststellung einer ggf. mittlerweile eingetretenen „Futility": 1. Time-Out nach Reperfusion. Da die ECLS nur eine überbrückende Maßnahme ist, darf die rasche kausale Therapie der zugrundeliegenden Störung, z.B. die Rekanalisation mittels PCI beim akuten Myokardinfarkt, zeitlich nicht aus den Augen gelassen werden ("Time is Muscle"/EF/Lebensqualität). Die zeitnahe Diagnostik und/oder Therapie der zugrundeliegenden Störung muss genauso zügig und zeitkritisch zielorientiert erfolgen wie die Kanülierung. Konzentrierte und koordinierte Planung der weiteren Schritte durch den eCPR-Leader. Rasche Fixierung der ECLS und Aufnahme einer Diagnostik bzw. kausalen Therapie.
CAVE: Abfall der Konzentrations- und Anspannungskurve im ECLS-Team nach erfolgreicher Reperfusion.

eCPR - Priorisierung der Bildgebung

Trotz eCPR: Rasch diagnostizierbare (eFAST) Ursachen nicht übersehen

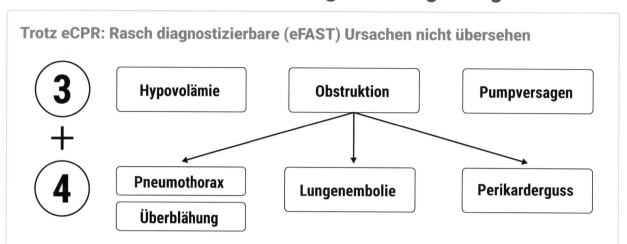

Rasch reversible und vor allem die Effektivität der CPR negativ beinflussende Faktoren (intrathorakale Obstruktion) müssen mittels eFAST ausgeschlossen oder erkannt werden:

- Pneumothorax und Perikarderguss. Eine Perikardpunktion oder Finger-Minithorakotomie +/- Drainage zur Entlastung von Spannungspneumothoraces sollten parallel zur Kanülierung stattfinden. Kein Abbruch der Kanülierung durch vermeintlich reversible Ursachen, da Perikarderguss und Pneumothorax auch Reanimationsfolgen und nicht die tatsächlichen Reanimationsursachen sein können.
- Bei allen invasiven Massnahmen sollte auf eine Minimal-Invasivität geachtet werden, da insbesondere Hämatothoraces im Verlauf der ECLS erhebliche (Blutungs-)Komplikationen nach sich ziehen können.
- Eine kausale Rechtsherzbelastung (Lungenarterienembolie) unter Reanmiationsbedingungen kann von einer Pseudo-Rechtsherzbalastung bei relativem Vorwärts- und konsekutivem Rückwärtsversagen nicht immer sicher unterschieden werden.
- Der Ausgleich einer Hypovolämie ist essentiell, um in der Initialphase der ECLS ausreichend hohe Flüsse fahren zu können.

Priorisierung PCI vs. Bildgebung

Nach V-A Kanülierung unter Reanimationsbedingungen sollte zum Ausschluss von Verletzungsfolgen der Reanimation und der Kanülierung immer eine CT-Diagnostik erfolgen. Dennoch gilt auch hier, dass der Patient, der aufgrund einer kardial-ischämischen Ursache reanimationspflichtig wurde, in diesem Stadium nur von einer raschen Herzkatheteruntersuchung (HKU) profitiert. Ist der Patient nach Kanülierung nicht mehr im Kammerflimmern, sofort 12-Kanal-EKG schreiben.

Die Notwendigkeit einer vorgezogenen CT-Diagnostik und der damit verbundene Zeitverlust bis zu einer koronaren Rekanalisierung sollte im eCPR-Team im ersten Time-Out nach Reperfusion eingehend diskutiert werden.

Priorität: Herzkatheter vor CT

- Kardial-ischämische Ursache **wahrscheinlich**
- **Hb** stabil
- **Fluss im Zielbereich**
- gering negativer p_{Ven}

„Schockraumspirale"

Lage der Kanülen?
Gefäßverletzungen?
Reanimationsfolgen?
Differential-
diagnosen?

Priorität: CT vor Herzkatheter

- Kardial-ischämische Ursache **unwahrscheinlich**
- **Hb** instabil oder eFAST auffällig
- Verdacht auf eine **cerebrale Beteiligung**
- **Geringer Fluss,** hoher Volumenbedarf

eCPR - Zugangsmanagement

Enge Absprache im eCPR Team bezüglich des Zugangsmanagements

Falls bereits im Rahmen der Kanülierung ein zentralvenöser Zugang benötigt wird:
- 3 Lumen Shaldon li. V. jug. int. (20cm) bei hohem Volumen-/Transfusionsbedarf.
- ZVK V. subclavia (links oder rechts) zur sicheren Katecholamingabe.
- ggf. passagere Schleuse 9 F femoral kontralateral venös, diese kann später in einen 5-Lumen ZVK (9,5 F) oder 3-Lumen-Shaldon (12 F) umgewandelt werden.

> **„Rule of 3"** Maximal **3 Versuche** pro Gefäßregion innerhalb von **3 Minuten.**
> Punktionen immer durch die **Erfahrensten und ultraschallgesteuert.**

Arterielle Zugänge

- Unter eCPR keine arteriellen Punktion am re. Arm, um die Option für eine re.-radiale HKU zu bewahren. Deshalb auch keine PVZ im Bereich der rechten Hand oder des Handgelenks.
- Druckmessung/BGA passager über li. A. radialis. Bei initial geringem eigenem Auswurf ist ein Harlekin-Phänomen unwahrscheinlich. Bis dahin „Klinik", TTE, etCO$_2$ beachten im Verlauf, S$_p$O$_2$ Messung an der re. Hand/Ohr.
- Etablierung einer Arterie am rechten Arm „in Ruhe" auf ITS.

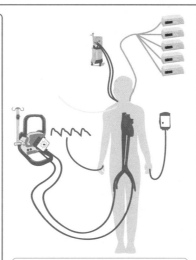

Keine Infusionen ohne Infusomat!
„Mikrobubbels" können massive Schäden anrichten. Transfusionen mit Braun®-Transfusionsleitungen über Infusomat Notfall: so weit peripher wie möglich über PVZ.

Venöse Zugänge

- Die re. V. jug. int. für einen Shaldon oder eine 2. venöse Kanüle (VV-A od. V-AV) „schonen".
- Primärer ZVK über V. jug. int. li. oder V. subclavia li.
- Die kontralaterale V. subclavia ggf. für einen PAK „schonen".
- Bei schon laufender ECLS muss bei zentraler Punktion immer das Ansaugen von Luft beim Legen von zentralen Venenzugängen vermieden werden (P$_{ven}$ bis zu -100 mmHg).
- Punktionsnadel mit dem Finger abschliessen, Schiebeverschlüsse am ZVKs/Shaldon nicht offen lassen, Drähte zügig entfernen.

Bedeutung einer differenzierten Zugangsplanung

- Das Zugangsmanagement beginnt mit der Aufnahme des Patienten, zentrale Zugänge und arterielle Kanülen zur invasiven Druckmessung müssen im Team vorab besprochen werden.
- Die Strategie der Belegung der Gefäßregionen muss spätere Diagnostik (z.B. Zugang Coro oder PAK) und Eskalationsstufen (+PVAD, V-AV oder VV-A) berücksichtigen.
- Fehl- und Mehrfachpunktionen erhöhen das Risiko für Blutungskomplikationen, diese wirken sich wiederum ungünstig auf ein Reperfusionssyndrom und die Prognose aus.
- Alle Punktionen sollten ultraschallgesteuert durchgeführt werden.
- Nach 3 Fehlpunktionen im Bereich eines Gefäßes sollte eine andere Strategie der Kanülierung verfolgt werden.
- Die art. Kanüle birgt die größere Herausforderung beim Vorschieben des Drahtes (Kalk, „Kinking"). Die ven. Kanüle birgt die Gefahr von Perforationen (Retroperitoneum, RA/RV).
- (Semi-)elektive V-V Kanülierungen unter Aufsicht und vorherige Übungen/Siumlationen am Punktionsdummy sowie das elektive Verwenden von Schleusen im Intensivstationsalltag sind Voraussetzung für eine eigenständige eCPR-Kanülierung.

Literatur

Bhatnagar A, Mackman S. Successful Nonextracorporeal Life Support Resuscitation and Rewarming of a Patient with Hypothermia in Cardiac Arrest [published online ahead of print, 2022 Sep 27]. Wilderness Environ Med. 2022;S1080-6032(22)00141-7. doi:10.1016/j.wem.2022.07.009

Belohlavek J, Smalcova J, Rob D, et al. Effect of Intra-arrest Transport, Extracorporeal Cardiopulmonary Resuscitation, and Immediate Invasive Assessment and Treatment on Functional Neurologic Outcome in Refractory Out-of-Hospital Cardiac Arrest: A Randomized Clinical Trial. JAMA. 2022;327(8):737-747. doi:10.1001/jama.2022.1025

Bemtgen X, Rilinger J, Jäckel M, et al. Admission blood glucose level and outcome in patients requiring venoarterial extracorporeal membrane oxygenation. Clin Res Cardiol. 2021;110(9):1484-1492. doi:10.1007/s00392-021-01862-7

Böttiger, B.W., Carli, P. et al. Erweiterte lebensrettende Maßnahmen für Erwachsene. Notfall Rettungsmed 24, 406–446 (2021).

Bourcier S, Desnos C, Clément M, et al. Extracorporeal cardiopulmonary resuscitation for refractory in-hospital cardiac arrest: A retrospective cohort study. Int J Cardiol. 2022;350:48-54. doi:10.1016/j.ijcard.2021.12.053

Busch HJ, Schmid B, Kron J, et al. Freiburger Cardiac Arrest Receiving Team (CART) : Konzept zur Strukturierung des Behandlungsablaufs nach nichttraumatischem außerklinischem Herz-Kreislauf-Stillstand in einem interdisziplinären Team [Freiburg Cardiac Arrest Receiving Team (CART) : Interdisciplinary solution for the acute management of non-traumatic out-of-hospital cardiac arrest]. Med Klin Intensivmed Notfmed. 2020;115(4):292-299. doi:10.1007/s00063-019-0598-z

Duerschmied D, Zotzmann V, Rieder M, et al. Myocardial infarction type 1 is frequent in refractory out-of-hospital cardiac arrest (OHCA) treated with extracorporeal cardiopulmonary resuscitation (ECPR). Sci Rep. 2020;10(1):8423. Published 2020 May 21. doi:10.1038/s41598-020-65498-9

Hauw-Berlemont C, Lamhaut L, Diehl JL, et al. Emergency vs Delayed Coronary Angiogram in Survivors of Out-of-Hospital Cardiac Arrest: Results of the Randomized, Multicentric EMERGE Trial [published online ahead of print, 2022 Jun 8]. JAMA Cardiol. 2022;e221416. doi:10.1001/jamacardio.2022.1416

Lang CN, Schroth F, Zotzmann V, et al. Good long term quality of life after emergency extracorporeal life support for cardiogenic shock and extracorporeal cardiopulmonary resuscitation. Resuscitation. 2019;143:66-67. doi:10.1016/j.resuscitation.2019.08.003

Lee JH, Ko RE, Park TK, Cho YH, Suh GY, Yang JH. Association between a Multidisciplinary Team Approach and Clinical Outcomes in Patients Undergoing Extracorporeal Cardiopulmonary Resuscitation in the Emergency Department. Korean Circ J. 2021;51(11):908-918. doi:10.4070/kcj.2021.0167

Michels G, Wengenmayer T, Hagl C, et al. Empfehlungen zur extrakorporalen kardiopulmonalen Reanimation (eCPR) : Konsensuspapier der DGIIN, DGK, DGTHG, DGfK, DGNI, DGAI, DIVI und GRC [Recommendations for extracorporeal cardiopulmonary resuscitation (eCPR) : Consensus statement of DGIIN, DGK, DGTHG, DGfK, DGNI, DGAI, DIVI and GRC]. Med Klin Intensivmed Notfmed. 2018;113(6):478-486. doi:10.1007/s00063-018-0452-8

Mørk SR, Bøtker MT, Christensen S, Tang M, Terkelsen CJ. Survival and neurological outcome after out-of-hospital cardiac arrest treated with and without mechanical circulatory support. Resusc Plus. 2022;10:100230. Published 2022 Apr 6. doi:10.1016/j.resplu.2022.100230Soar, J.,

Ohbe H, Tagami T, Ogura T, Matsui H, Yasunaga H. Low-Flow Duration and Outcomes of Extracorporeal Cardiopulmonary Resuscitation in Adults With In-Hospital Cardiac Arrest: A Nationwide Inpatient Database Study [published online ahead of print, 2022 Oct 3]. Crit Care Med. 2022;10.1097/CCM.0000000000005679. doi:10.1097/CCM.0000000000005679

O'Malley TJ, Choi JH, Maynes EJ, et al. Outcomes of extracorporeal life support for the treatment of acute massive pulmonary embolism: A systematic review. Resuscitation. 2020;146:132-137. doi:10.1016/j.resuscitation.2019.11.018

Shin J, Lim YS, Kim K, et al. Initial blood pH during cardiopulmonary resuscitation in out-of-hospital cardiac arrest patients: a multicenter observational registry-based study. Crit Care. 2017;21(1):322. Published 2017 Dec 21. doi:10.1186/s13054-017-1893-9

Wengenmayer T, Duerschmied D, Graf E, et al. Development and validation of a prognostic model for survival in patients treated with venoarterial extracorporeal membrane oxygenation: the PREDICT VA-ECMO score. Eur Heart J Acute Cardiovasc Care. 2019;8(4):350-359. doi:10.1177/2048872618789052

Wengenmayer T, Rombach S, Ramshorn F, et al. Influence of low-flow time on survival after extracorporeal cardiopulmonary resuscitation (eCPR). Crit Care. 2017;21(1):157. Published 2017 Jun 22. doi:10.1186/s13054-017-1744-8

Yannopoulos D, Bartos J, Raveendran G, et al. Advanced reperfusion strategies for patients with out-of-hospital cardiac arrest and refractory ventricular fibrillation (ARREST): a phase 2, single centre, open-label, randomised controlled trial. Lancet. 2020;396(10265):1807-1816. doi:10.1016/S0140-6736(20)32338-2

Zotzmann V, Lang CN, Bemtgen X, et al. Mode of Death after Extracorporeal Cardiopulmonary Resuscitation. Membranes (Basel). 2021;11(4):270. Published 2021 Apr 8. doi:10.3390/membranes11040270

V-A ECMO - Kanülenkunde

Arterielle „Single Stage" und venöse „Multi-Stage" Kanülen

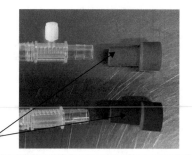

arterielle Kanüle „Single Stage", z.B. 17F 23cm, mit Trokar

venöse Kanüle „Multi Stage", z.B. 23 F 55cm, hier ohne Trokar

Erst unmittelbar vor der Konnektion farbige Kappen entfernen
(Gefahr eines Vertauschens der Anschlüsse z.B. bei hektischer eCPR)

Reihenfolge der Anlage der Kanülen

(antegrade Kanüle) ► arterielle Kanüle ► venöse Kanüle

Die antegrade Punktion ist unter später ggf. laminarem Fluss und schon liegender arterieller Kanüle schwieriger, im Setting der eCPR sollte jedoch max. ein Versuch erfolgen, sonst droht Zeitverlust bis zur Reperfusion. Antegrade Kanülierung dann „in Ruhe" US-gesteuert. Die venöse Kanüle sollte wegen Gefahr einer Thrombenbildung in den Seitlöchern zuletzt implantiert werden.

Venöse „Multi-Stage" und „2-Stage" Kanülen

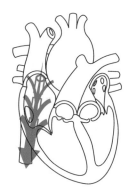

Sog bei der Multistage-Kanüle
Zu beachten bezüglich der Implantationstiefe der venösen Kanüle:
Durch die seitliche Fenestrierung der venösen Kanülen über mehre-re cm Länge ensteht der größte Sog <u>proximal</u>.

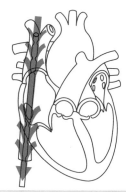

Sog bei der 2-Stage Kanüle
Verwendung nur bei V-A Konfiguration.
Implantation unter TEE-Sicht oder unter Durchleuchtung mit sicherer Darstellung der (Stiff-)Draht-Lage in der Vena Cava Superior.

Klemmen der Kanülen

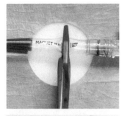
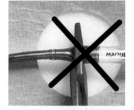
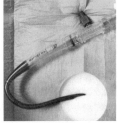
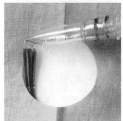

Die Kanülen dürfen nicht im drahtarmierten Bereich geklemmt werden, sonst kann ein bleibender Klemm-schaden zurückbleiben.
Nur blaue Schlauchklemmen oder ECMO-Metallklem-men verwenden und beim Klemmen ausreichend Schlauch fassen.

Kanülen knicken nie im Bereich der Drahtarmierung, sondern immer dahinter. Bei unzureichendem Fluss immer zuerst die Kanülen auf ein Abknicken überprü-fen.
Soweit möglich transparente Pflaster verwenden und die Eintrittsstellen der Kanülen stets sichtbar aufge-deckt lassen, insbesondere beim Lagern oder auf Transporten.

© Der/die Autor(en), exklusiv lizenziert an
Springer-Verlag GmbH, DE, ein Teil von Springer Nature 2022
D. Räpple, *ECMO*, https://doi.org/10.1007/978-3-662-66677-7_7

V-A ECMO - Punktion der Leistengefäße

Vorbereitung Material zur Punktion

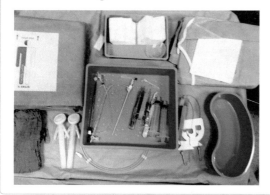

Bei wahrscheinlicher Punktion zur eCPR vorgepacktes Coro-Set öffnen, heparinisiertes NaCl 0,9% (5.000 IE/250ml) in die Schalen füllen, Schleusen öffnen und luftrei spülen.
Chlorhexidin-Applikatoren zur Desinfektion.
Weiteres Material (Stiff-Drähte, PIK-Set, Kanülen) erst nach Entscheidung zur Kanülierung auspacken. Im Team sollte zuvor besprochen werden, wer welches Material im Falle einer Kanülierung steril anreichen kann. Regelmäßige Einweisungen über den Inhalt des eCPR-Wagens erleichtern die Kommunikation.

Punktion der Leistengefäße

Aa. circumflexae

A. fem.lateralis

A. fem. profunda

Aa. epigastricae und Aa. pudendae

A. fem. (comm.); AFC

A. fem. superficialis

Punktionswinkel
30-45°, sonst Gefahr, dass der Draht nach distal umschlägt. Schliff nach oben.

Die AFC ist nur auf ca. 4-5cm Strecke sicher zu punktieren, weiter proximal droht eine Verletzung der epigastrischen Gefäße, distal u.a. der A. fem. profunda. Die AFC befindet sich beim Normalgewichtigen in ca. 2-5 cm in der Tiefe. 1-2 cm über der Bifurkation punktieren, wenn der Draht „nicht läuft" an eine versehentlich subintimale Lage denken. Punktionen unter Reanimation immer US-gesteuert in „Single-Wall"-Technik: kein Durchstechen der hinteren Gefäßwand.

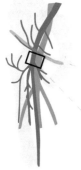

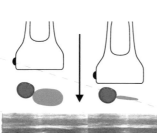

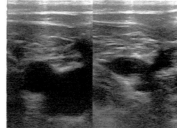

Die Vene ist mit der US-Sonde komprimierbar, bei Punktion diese jedoch nicht zu sehr mit dem US-Schallkopf komprimieren.

„IVAN": Innen **V**ene - **A**rterie - **N**erv
Hinweise zur Differenzierung Arterie/Vene:
- die Vene liegt innen, ist besser komprimierbar und glatt berandet
- bei der Arterie sind zumeist Wandstrukturen erkennbar (Schichtung der Gefäßwand, Kalkeinlagerungen)

CAVE: Paradoxerweise hat die AFC jüngerer Patienten oft einen geringeren Durchmesser, dieser steigt mit dem Alter an. Im Alter ist jedoch mit größeren Punktionshindernissen bezüglich Verkalkung und „Kinking" der Beckenarterien zu rechnen. Deshalb sollte insbesondere bei jüngeren Patienten eine frühe und engmaschige Kontrolle der distalen Perfusion erfolgen.

V-A Kanülierung - Drähte

Ausgangslage

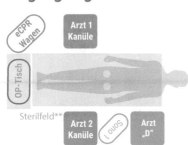

Ideal: Team C doppelt besetzt. Absprache je nach Erfahrung, Händigkeit und Anatomie im Vorfeld bzgl. Aufteilung Arterie/Vene. Bei „akzidenteller" Punktion Vene oder Arterie Wechsel von rechts nach links oder ipsilaterale Kanülierung. Für die weiteren Schritte der Kanülierung nach der Anlage der passageren Schleusen empfiehlt sich eine Absprache im Vorfeld: Möglichkeit der parallelen Kanülierung (Zeitfaktor) oder gegenseitige Assistenz beim Handling der langen Drähte, Auffädeln der Dilatatoren. Vorteil: Der Kanülierende hat dabei immer eine Hand frei zur Kompression der Einstichstelle zur Blutstillung).

1. Schritt: Anlage der passageren Schleuse

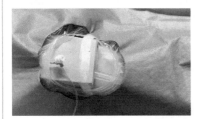

6 F ▶ arterielle Vorpunktion
7 F ▶ antegrade Schleuse
9 F ▶ venöse Vorpunktion

Seitenwahl: Venöse Kanüle rechts (anatomisch günstigerer Verlauf). Arterielle Kanüle links, rechte AFC ggf. als Coro-Zugang. Ipsilaterale Kanlierung vermeiden (weitere Kompromittierung der diastalen Beinperfusion durch die venöse Kanüle.

2. Vorschieben der J-Drähte und Wechsel auf Stiff-Drähte

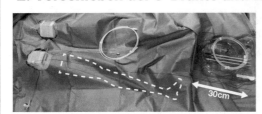

Nach Anlage der Schleuse und dem Vorschieben der J-Drähte muss deren korrekte Lage echokardiographisch dargestellt werden. Den arteriellen Draht zuerst vorschieben: Die Aorta ist üblicherweise schlechter einsehbar. Wird beim Vorschieben des arteriellen Drahtes dieser nicht in der VCI gesehen, ist eine arterielle Lage wahrscheinlicher. Das „J" kann ggf. durch ein Strecken zwischen den Fingern gestreckt werden. Die 180 cm Drähte sind ausreichend tief vorgeschoben, wenn noch ca. 30 cm über den Fuß ragen.

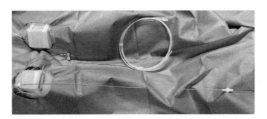

Sowohl die Implantation der arteriellen, als auch der venösen Kanüle sollte über einen Stiff-Draht erfolgen (Kinking der Gefäße, die Stiff-Drähte vermitteln eine sicherere Führung der Dilatatoren durch die Haut). Der Wechsel von J- auf den Stiff-Draht erfolgt über einen Führungskatheter, um Gefäßverletzungen zu vermeiden. Die Schleuse wird dabei belassen. Beim Wechsel Führungskatheter (100 cm) ca. 50 cm einführen und auf eine Dislokation des Drahtes achten.

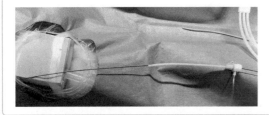

Bei unkompliziertem Wechsel auf den Stiff-Draht Entfernung der Schleuse und Beginn mit der Dilatation und Kanülenanlage. Immer einen gewissen Zug auf dem Draht aufrecht erhalten, insbesondere bei der Dilatation. Cave: Dislokation.

V-A Kanülierung - Schleusen und Dilatatoren

2b. Über die Verwendung von Schleusen

    6 F ▶ arterielle Vorpunktion   Bis auf die 7F Schleuse für die antegrade Perfusion sind
    7 F ▶ antegrade Schleuse   die Schleusen austauschbar, eine Übereinkunft reduziert
    9 F ▶ venöse Vorpunktion   jedoch eine Verwechslungsgefahr in der eCPR-Situation.

Das Verwenden von Schleusen bietet bei nur geringfügig zeitlichem Mehraufwand Vorteile im
Vergleich zum Vorschieben von Drähten über die Punktionskanüle bzw. über Dilatatoren:
- Einfacheres Handling der kurzen Schleusen-Drähte, kein Verrutschen der Punktionskanüle
  beim Vorschieben der 180cm J-Drähte.
- Der mittels Schleuse gesicherte Gefäßzugang ermöglicht das sichere Wechseln auf Stiff- oder
  Backupdrähte über den Schutz eines Führungskatheters.
- Bei nicht sicherer Lage (arteriell vs. venös) kann über die Kanülen ein differenziertes
  Vorschieben der beiden Drähte unter US-Kontrolle erfolgen, insbesondere, falls die A.
  abdominalis nicht einsehbar ist: erst Draht über die vermutete arterielle Schleuse vorschie-
  ben, ist dieser nicht in der VCI darstellbar, aber der danach über die vermutete venöse
  Schleuse vorgeschobene Draht, ist eine korrekte Lage der Drähte wahrscheinlicher.
- Aberrante Punktionen können sekundär sicher verschlossen (arteriell) oder als Infusionszu-
  gang verwendet werden (venös).

3. Dilatation und Korrekte Verwendung der Dilatatoren

Dilatation bis ca. 2 F unter den Durchmesser der Kanüle

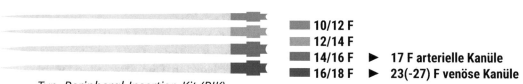

                        10/12 F
                        12/14 F
                        14/16 F ▶ **17 F arterielle Kanüle**
                        16/18 F ▶ **23(-27) F venöse Kanüle**

Typ. Peripheral-Insertion-Kit (PIK)

Bei nicht ausreichender Dilatation (venös kann der Trokar der venösen Kanüle oder ein alternati-
ves Set mit Dilatatoren bis 28F) verwendet werden. Aufgrund der zu geringen Steifigkeit zur
Führung der Dilatatoren sollten die J-Drähte aus den gängigen Sets nicht verwendet werden.

Der Führungsdraht muss bei der Dilatation stets unter Zug gehalten werden. Die Stichinzision
sollte so klein wie möglich und so tief wie nötig ausgeführt werden, damit die Dilatatoren ohne
großen Widerstand eingeführt werden können, aber danach keine übermäßige Blutung entsteht.

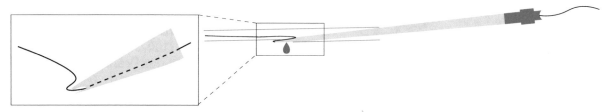

Ist der Führungsdraht bei der Dilatation nicht ausreichend unter Zug, besteht ein Missverhältnis
zwischen Draht (zu weich) und dem Dilatator (zu hart) oder ist die Stichinzision zu klein, besteht
die Gefahr, dass der Dilatator auf den Draht aufstaucht und es zu einer Gefäßverletzung bis hin
zur Penetration und Kanülenfehllage (Retroperitoneum, Mediastinum) kommt. Der Draht sollte
nach der Kanülierung ohne Knick sein.

V-A Kanülierung - arterielle Kanüle

4. Implantation der arteriellen Kanüle

　　　　-　arterielle Vorpunktion, Sicherung des Gefäßzugangs mit einer (6F) Schleuse.
6 F　-　J-Draht einführen, dann Wechsel auf Stiff-Draht über einen Führungskatheter.

Echokardiographische Lagekontrolle arterieller Draht
Nach Anlage der 6 F arteriellen Schleuse sollte der Draht in der abdominellen Aorta dargestellt werden (durch Arzt Position D). Der Echoschallkopf verbleibt bis zur vollständigen Kanülierung subxiphoidal, um durch rechts/links-Kippen je nach Bedarf der Kanülierenden die VCI oder Aorta abdominalis darzustellen.

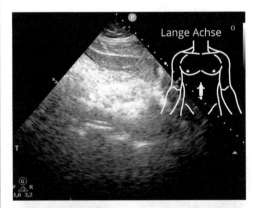

In der subxiphoidalen „langen Achse" kann das Vorschieben des J-Drahtes dargestellt werden.
Nach Wechsel auf einen Führungskatheter kann dieser bei gutem Schallfenster bis zum Einwechseln eines Stiff-Drahtes als Doppelstruktur dargestellt werden. Ein Strecken des Führungskatheters beim Einführen des Stiff-Drahtes gibt weitere Hinweise auf eine korrekte Positionierung der Drähte in der Aorta. Verwendung von Stiff-Drähten, insbesondere bei erwartetem „Kinking" der Beckengefäße und bei langer Vorlaufstrecke. Stiff-Drähte ermöglichen eine sichere Führung des Trokars im Unterhautfettgewebe.

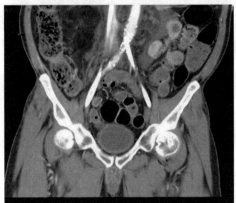

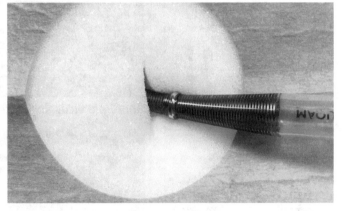

Die **arterielle Kanüle** (z.B. 17F/23cm) kann sonographisch nicht dargestellt werden, sie reicht mit 23cm zumeist nur in den Bereich der Bifurkation oder in die distale Aorta.

Implantation der **arteriellen Kanüle** immer komplett, jedoch *bis maximal zur ringförmigen Verdickung* im drahtarmierten Bereich. Wird der Ring erst implantiert und disloziert dann im Verlauf, können Blutungen resultieren. Bereits beim Einführen auf darauf achten, dass die Luer-Konnektion orthogonal zum Hautniveau absteht.

5. Implantation der venösen Kanüle

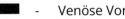　-　Venöse Vorpunktion, Sicherung des Gefäßzugangs mit einer (9 F) Schleuse.
9 F　-　Venöse Kanüle vorzugsweise rechts, da anatomisch die V. ilaecae zur VCI rechts einen günstigeren Winkel nimmt.
　　　-　J-Draht einführen, dann Wechsel auf Stiff-Draht über einen Führungskatheter, um Gefäßverletzungen zu vermeiden.
　　　-　Insbesondere bei der venösen Kanüle sollten nur Stiff-Drähte verwendet werden, um eine sichere Führung der Dilatatoren bzw. der Kanüle im Unterhautgewebe zu sichern.

V-A Kanülierung - venöse Kanüle

Implantationstiefe „blind" bei schlechter TTE Darstellung

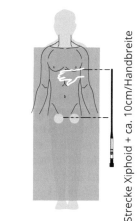

Strecke Xiphoid + ca. 10cm/Handbreite

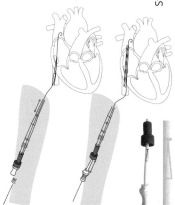

Sicheres Vorschieben der venösen Kanüle, um Verletzungen im Bereich re. Vorhof oder Ventrikels zu vermeiden:
- Vor Erreichen der geplanten Implantationstiefe Trokar um ca. 10 cm zurückziehen (Markierung auf Trokar)

Kanüle bis maximal zur ringförmigen Verdickung im drahtarmierten Bereich vorschieben. Trokar langsam zurückziehen zur Vermeidung von Luftembolien.

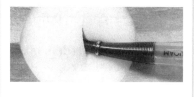

Steuerung Implantationstiefe der venösen Kanüle im TEE

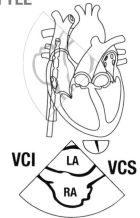

VCI LA VCS RA

mittösophagealer, bicavaler Schnitt um 100° +/- 10°

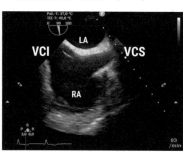

Anatomie bicavaler Schnitt

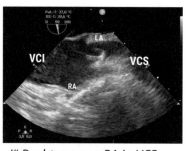

„J"-Drahtpassage RA in VCS

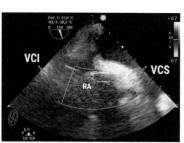

Kanüle mit Spitze in VCS, Doppler-Signal an einem Seitloch, RA kollabiert bei laufender V-A ECMO und entsprechendem Fluss.

Steuerung Implantationstiefe der venösen Kanüle im TTE

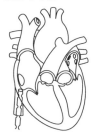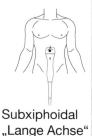

Subxiphoidal „Lange Achse"

Nach Anlage der venösen Schleuse Darstellung des Drahtes in der **VCI** (Arzt D).

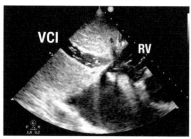

Oben: subxiphoidal lange Achse mit „Bubbling" in der VCI

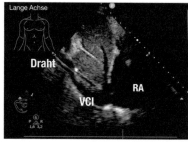

VCI in subxiphoidal langer Achse, Draht in VCI. Erste Lebervene ist frei. Nach dem Wechsel vom J-Draht auf den 5F-Führungskatheter zeigt sich dieser ohne Draht ggf. als feine Doppel-Struktur.

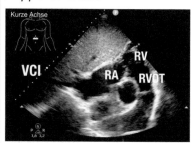

Subxiphoidal kurze Achse: Ausschluss Draht in RV oder RVOT

Sicherheitsaspekte bei der V-A Kanlierung

Sichere Darstellung der Drähte

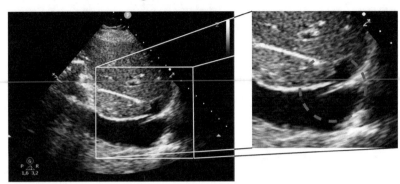
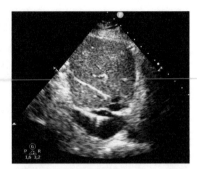
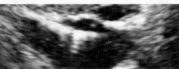
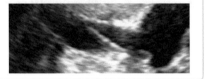

CAVE: Im Ultraschall kann es im Bereich der Lebervene zu Artefakten kommen, die insbesondere bei turbulenten Schallbediungungen unter Reanimation, einem Draht ähneln können. Ein Draht muss jedoch im einsehbaren Bereich in voller Länge dargestellt werden und zeigt typische Reverberationsartefakte (Abb. re. oben und mitte). Auch das „J" kann bei der Passage des Drahtes durch die VCI dargestellt werden (Bild re. unten).

Sicheres Aufschieben der Schläuche auf die Konnektoren

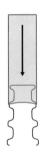
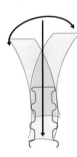

Die 3/8" Schläuche müssen ausreichend tief auf die Konnektoren aufgeschoben werden. Durch reines Aufschieben in der Längsachse ist dies jedoch oft nur mit sehr viel Kraft möglich. Durch leichtes hin- und her-"Walken" auf die Konnektoren kann dies erleichtert werden.

Alle neuen Konnektionen mittels Kabelbindern sichern. Hier auf einen sicheren Sitz des Kabelbinders im mittleren Bereich des Konnektors achten, damit ein Abtrennen der Kabelbinderlasche nicht zu einer versehentlichen Diskonnektion führt.

Zug- und Führungssicherung

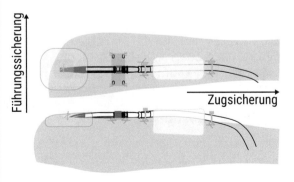

- Nähte an der Einstichstelle, an der Halteplatte oder am Haltering sowie im Bereich der Kabelbinder setzen.
- Bei der Annaht der Halteplatten auf die korrekte Einrastposition an der Kanüle achten.
- Einstichstellen und Konnektionen nur transparent abkleben, Einstichstellen und Konnektionen nicht blickdicht abdecken.
- Pflaster mit Chlorhexidin-Patch auf die Durchtrittstellen der Kanülen
- Bei längerer Liegedauer: Chlorhexidin-Patches auf die Nähte aufbringen.

Die Kanülen müssen immer sowohl gegen versehentlichen Zug (Zugsicherung) und auch in der Richtung ihrer Lage gesichert werden (Führungssicherung). Fehlt eine ausreichende Führungssicherung, kann die Einstichstelle mazerieren und es zu Blutungen aus der Durchtrittsstelle kommen.

Sicherung der Kanülen

Sicherung an der Einstichstelle (optional)

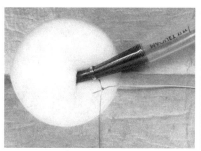 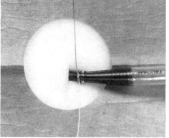 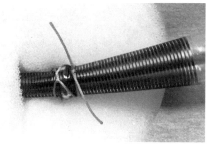

1. Hautstich mit Steg   2. Knoten vor dem Ring   3. Ring umschlingen,
                                                      Knoten hinter dem Ring

Die Naht direkt an der Einstichstelle um die erhabene Tiefenbegrenzung dient nur der provisorischen Sicherung. Nahtmaterial so gering und Fadenenden so kurz wie möglich halten (Krustenbildung, bakterielle Besiedlung). Bei sicherem Umgang mit der Kanüle, einer Sicherung durch Halteplatte, einer Naht am Kabelbinder und Kanülenpflaster, kann auf die Naht an der Einstichstelle verzichtet werden, da am wenigsten belastbar und mit o.g. Problemen behaftet.

Sicherung mittels Naht an den Kabelbindern

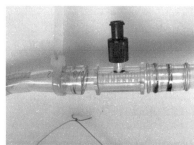 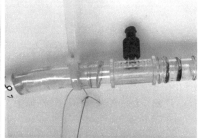 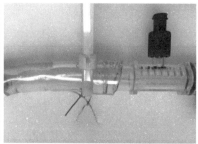

1. Sicherung der Konnektion   2. Vor dem endgültigen Zurren   3. Zurren des Kabelbinders
   mittels Kabelbindern   des Kabelbinders den Faden
                                   durchziehen

Fixierung mit Halteplatte

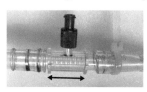

Korrekte Stelle zum Einrasten der Halteplatten (hier an der arteriellen Kanüle im Bereich des Luer-Anschlusses).
Beim Einführen der art. Kanüle muss bereits auf die korrekte Ausrichtung geachtet werden (orthogonal nach oben abstehend). Ist die Kanüle implantiert, ist eine Lagekorrektur kaum mehr möglich.

Y-Konnektor mit Luer-Anschluss ("Y-Konnektor LL Regensburg")

Zur Koronarangiographie kann in die arterielle Linie ein Y-Konnektor mit Luer-Anschluss eingebracht werden. Der Luer-Anschluss wird dann über eine Schleusenklappe versehen. Zu beachten ist bei diesem Vorgehen:
- Möglichst kurze Verweildauer des Y-Konnektors im System zur Vermeidung Clotting im Luer-Schenkel des „Y".
- Klemmzeiten zum Einbringen und entfernen des Y-Konnektors, ein 1:1 Konnektor verbleibt.
- Möglichst proximales Anbringen des Konnektors, dennoch CAVE: Durch Verlängerung der Vorlaufstrecke und bei großen Patienten können 50cm Führungskatheter zu kurz sein.

Antegrade Beinperfusion

Antegrade Schleuse zur ipsilateralen antegraden Beinperfusion

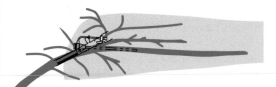 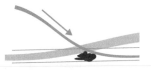 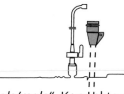

Typische antegrade Schleuse: 7 F   *Clotting im „toten" Winkel*   *„male/male" -Konnektor*

Eine antegrade Punktion nach Implantation der arteriellen Kanüle kann unter laminarem Fluss und (teil-)okkludiertem proximalem Lumen schwierig sein, im Falle einer eCPR solllte die rasche globale Perfusion vorranging sein, bei semi-elektiver ECLS-Anlage kann zuerst ein Versuch der antegraden Punktion erfolgen. Idealerweise liegt die antegrade Kanüle in der AFS mit einem möglichst kurzen Stücks „toten Winkels" zwischen der ECLS-Kanüle und der Perfusionskanüle. CAVE: immer ultraschallgesteuerte Punktion, eine zu steile und von lateral gerichtete Punktion kann ggf. in der A. fem. profunda enden. Konnektion Sideport der arteriellen Kanüle mit der Schleuse mittels eines *male/male*-Luer-Konnektors. Wenn verfügbar, sollten flexible, drahtarmierte Perfusionskanülen verwendet werden. Bei Konnektion im laufenden Betrieb: Konnektion ausklemmen, stets auf eine **luftfreie Konnektion** achten. Wiederanfahren der ECLS mit Backflowprävention. Bis zur Anlage der antegraden Perfusion und auch danach sollte eine engmaschige Kontrolle der peripheren Durchblutung durchgeführt werden. Besonders gefährdet ist die periphere Beindurchblutung bei einer ipsilateralen Kanülierung. Auch eine großlumige venöse Kanüle allein kann die distale Durchblutung unter Umständen kompromittieren. Regelmäßig die Kanüle auf Durchgängigkeit prüfen und potentielle Knickstellen ausreichend sichern. CAVE: bei einem geringen ECLS-FLuss im Weaning sinkt auch der Fluss über die antegrade Perfusionskanüle. Klinische Zeichen für eine verminderte Perfusion/Ischämie: Blässe, blau-livide Verfärbung, Mottling. Unter laminarem Fluss sind keine Fußpulse tastbar. Beurteilung immer im Seitenvergleich. Eine protrahierte Beinischämie sollte unbedingt vermieden werden (Förderung eines SIRS in der Stabilsierungsphase). Nach längerer Ischämie kann auch ein Reperfusions-Kompartment drohen. Deshalb engmaschige Palpation und Umfangskontrolle, ggf. Kompartment-Druckmessung.

NIRS-Monitoring der distalen Perfusion

- NIRS (Near Infrared Spectroscopy) misst unabhängig vom Vorliegen einer Pulswelle die O_2-Sättigung im Gewebe.
- Sensor (Optode) auf den Verlauf der A. dorsalis pedis kleben.
- bezüglich einer ausreichenden Versorgung sind keine sicheren absolute Werte etabliert, ein rsO_2 > 50% scheint auszureichen, bzw. eine Seitendifferenz von < 15-25%.
- Fällt NIRS ab: Durchgängigkeit der Schleuse prüfen.
- Risikofaktor für eine distale Beinischämie ist auch ein jüngeres Alter des Patienten, da der Duchmesser der AFC im Alter zunimmt.
- Bei CK- oder Laktat-Anstieg ohne andersweitig plausible Erklärung an eine Ischämie denken.

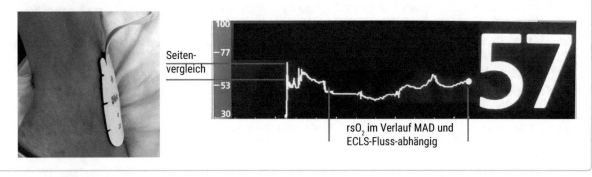

Seiten-vergleich rsO_2 im Verlauf MAD und ECLS-Fluss-abhängig

Cross-Over-Bypass zur distalen Beinperfusion

Cross-Over-Bypass bei beidseitiger Beinischämie

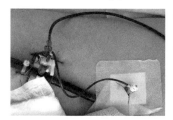

- Durch ein kontralateral implantiertes PVAD oder eine IABP kann eine beidseitige Beinischämie drohen.
- Vom 2-Wege-Hahn der Schleuse kann über eine kurze „Heidelberger Verlängerung" auch eine Schleuse auf der Gegenseite gespeist werden ("cross-over").
- CAVE: der Fluss wird aufgeteilt, regelmäßig die Leitungen auf vorhandenen Fluss/Durchgängigkeit prüfen.

Literatur

Augusto R, Passos Silva M, Campos J, et al. Arterial Vascular Complications in Peripheral Venoarterial Extracorporeal Membrane Oxygenation Support. Rev Port Cir Cardiotorac Vasc. 2019;26(1):45-50.

Danial P, Hajage D, Nguyen LS, et al. Percutaneous versus surgical femoro-femoral veno-arterial ECMO: a propensity score matched study. Intensive Care Med. 2018;44(12):2153-2161. doi:10.1007/s00134-018-5442-z

Hilty WM, Hudson PA, Levitt MA, Hall JB. Real-time ultrasound-guided femoral vein catheterization during cardiopulmonary resuscitation. Ann Emerg Med. 1997;29(3):331-337. doi:10.1016/s0196-0644(97)70344-5

Kohler K, Valchanov K, Nias G, Vuylsteke A. ECMO cannula review. Perfusion. 2013;28(2):114-124. doi:10.1177/0267659112468014

Laimoud M, Saad E, Koussayer S. Acute vascular complications of femoral veno-arterial ECMO: a single-centre retrospective study. Egypt Heart J. 2021;73(1):15. Published 2021 Feb 19. doi:10.1186/s43044-021-00143-y

Lamb KM, Hirose H. Vascular Complications in Extracoporeal Membrane Oxygenation. Crit Care Clin. 2017;33(4):813-824. doi:10.1016/j.ccc.2017.06.004

Lee SH, Yu DU, Kim TK, et al. Analysis of the Common Femoral Artery and Vein: Anatomical Morphology, Vessel Relationship, and Factors Affecting Vessel Size. Medicina (Kaunas). 2022;58(2):325. Published 2022 Feb 21. doi:10.3390/medicina58020325

Leibowitz A, Oren-Grinberg A, Matyal R. Ultrasound Guidance for Central Venous Access: Current Evidence and Clinical Recommendations. J Intensive Care Med. 2020;35(3):303-321. doi:10.1177/0885066619868164

Lindsay A, Chitkara K, Di Mario C, et al. Complications of Percutaneous Coronary Intervention. Springer London. doi:10.1007/978-1-4471-4959-0

Paxton JH, Emergent Vascular Access. A Guide for Healthcare Professionals. Springer Cham 2021. doi:10.1007/978-3-030-77177-5

Rupprecht L, Lunz D, Philipp A, Lubnow M, Schmid C. Pitfalls in percutaneous ECMO cannulation. Heart Lung Vessel. 2015;7(4):320-326.

Tubaro M, Vranckx P, Price S, et al. The ESC Textbook of Intensive and Acute Cardiovascular Care 2021 doi:10.1093/med/9780198849346.001.0001

Wang L, Yang F, Zhang S, et al. Percutaneous versus surgical cannulation for femoro-femoral VA-ECMO in patients with cardiogenic shock: Results from the Extracorporeal Life Support Organization Registry. J Heart Lung Transplant. 2022;41(4):470-481. doi:10.1016/j.healun.2022.01.009

Regensburger Y-Konnektor
Foltan M, Philipp A, Thrum A, et al. ECMO-Kanüle als neuer Notfallzugang für die Koronarintervention. KARDIOTECHNIK 1/2012

Antegraden Beinperfusion
Benassi F, Vezzani A, Vignali L, Gherli T. Ultrasound guided femoral cannulation and percutaneous perfusion of the distal limb for VA ECMO. J Card Surg. 2014;29(3):427-429. doi:10.1111/jocs.12319

Chanan EL, Bingham N, Smith DE, Nunnally ME. Early Detection, Prevention, and Management of Acute Limb Ischemia in Adults Supported With Venoarterial Extracorporeal Membrane Oxygenation. J Cardiothorac Vasc Anesth. 2020;34(11):3125-3132. doi:10.1053/j.jvca.2020.02.020

Danial P, Hajage D, Nguyen LS, et al. Percutaneous versus surgical femoro-femoral veno-arterial ECMO: a propensity score matched study. Intensive Care Med. 2018;44(12):2153-2161. doi:10.1007/s00134-018-5442-z

Hu S, Lu A, Pan C, et al. Limb Ischemia Complications of Veno-Arterial Extracorporeal Membrane Oxygenation. Front Med (Lausanne). 2022;9:938634. Published 2022 Jul 15. doi:10.3389/fmed.2022.938634

Kim DJ, Cho YJ, Park SH, et al. Near-Infrared Spectroscopy Monitoring for Early Detection of Limb Ischemia in Patients on Veno-Arterial Extracorporeal Membrane Oxygenation. ASAIO J. 2017;63(5):613-617. doi:10.1097/MAT.0000000000000532

Lamb KM, DiMuzio PJ, Johnson A, et al. Arterial protocol including prophylactic distal perfusion catheter decreases limb ischemia complications in patients undergoing extracorporeal membrane oxygenation. J Vasc Surg. 2017;65(4):1074-1079. doi:10.1016/j.jvs.2016.10.059

Lamb KM, Hirose H. Vascular Complications in Extracoporeal Membrane Oxygenation. Crit Care Clin. 2017;33(4):813-824. doi:10.1016/j.ccc.2017.06.004

Madershahian N, Nagib R, Wippermann J, Strauch J, Wahlers T. A simple technique of distal limb perfusion during prolonged femoro-femoral cannulation. J Card Surg. 2006;21(2):168-169. doi:10.1111/j.1540-8191.2006.00201.x

Ohira S, Kawamura M, Ahern K, Cavarocchi N, Hirose H. Aggressive placement of distal limb perfusion catheter in venoarterial extracorporeal membrane oxygenation. Int J Artif Organs. 2020;43(12):796-802. doi:10.1177/0391398820917160

Patton-Rivera K, Beck J, Fung K, et al. Using near-infrared reflectance spectroscopy (NIRS) to assess distal-limb perfusion on venoarterial (V-A) extracorporeal membrane oxygenation (ECMO) patients with femoral cannulation. Perfusion. 2018;33(8):618-623. doi:10.1177/0267659118777670

Popovic B, Fay R, Cravoisy-Popovic A, Levy B. Cardiac power index, mean arterial pressure, and Simplified Acute Physiology Score II are strong predictors of survival and response to revascularization in cardiogenic shock. Shock. 2014;42(1):22-26. doi:10.1097/SHK.0000000000000170

Roussel A, Al-Attar N, Khaliel F, et al. Arterial vascular complications in peripheral extracorporeal membrane oxygenation support: a review of techniques and outcomes. Future Cardiol. 2013;9(4):489-495. doi:10.2217/fca.13.

Vranken NPA, Lindelauf AAMA, Simons AP, Ariës MJH, Maessen JG, Weerwind PW. Cerebral and Limb Tissue Oxygenation During Peripheral Venoarterial Extracorporeal Life Support. J Intensive Care Med. 2020;35(2):179-186. doi:10.1177/0885066617735270

Unmittelbarer Anschluss der V-A ECMO

Verwendung vorgeprimter Systeme

Vor dem Anschluss vorgeprimter ECLS-Systeme: kurze Zeit hohe Drehzahl einstellen, dann eine Minute „Flushen" und erneut entlüften, um Kondenswasser und entstandene Luft aus dem System zu entfernen.

Bewertung der Kanülenlage nach dem Anschluss

Eine Backflowprävention von ca. 1500 rpm (je nach Konsole/Aufbau) kann bei eigenem Auswurf oder effektiver Thoraxkompression ggf. nicht ausreichen, deshalb immer den Fluss beobachten. Die mechanische Reanimation aufrecht erhalten, bis beide Linien mit Blut gefüllt sind und ein ausreichender ECLS-Fluss ca. (> 3L/min) erreicht wird. Währenddessen die Gesichtsfarbe des Patienten und die Farbe des Blutes in beiden Linien vergleichen. Bei korrekter Kanülenlage (V-A) und korrekt angeschlossenem Sweep-Gas wird die rote Linie hell/arterialisiert, die blaue bleibt dunkel/zentralvenös. Das $etCO_2$ beobachten, bei korrekter Lage fällt das $etCO_2$ ab. Wenn schon vorhanden, die arterielle Kurve betrachten, ob eine Pulsatilität besteht. Definition Pulsatilität: Unterschied zwischen diastolischem und systolischem Druck (Pulsdruck) >15 mmHg. Echo: Öffnet die Aortenklappe? LVOT-VTI bestimmen, bei einem VTI < 5cm LV-Venting erwägen.

Hinweise auf eine korrekte V-A Kanülenlage

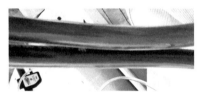

Farbe der Linien
Die rote Linie (oben) ist bei korrektem Sweep-Gas-Anschluss direkt aus dem Oxygenator immer hellrot arterialisiert, die blaue Linie (unten) entsprechend der zentralvenösen Sättigung dunkler.

$etCO_2$-Abfall
Direkt nach Anschluss an die ECMO - vorausgesetzt ein fehlender oder geringer ventrikulärer Auswurf - fällt das $etCO_2$ nach Beenden der (mechanischen) Thoraxkompression ab (auf 0 oder einstellige Werte).
Grund: die nicht perfundierte Lunge nimmt nicht mehr am Gasaustausch teil.
Im Umkehrschluss kann ein im Verlauf wieder ansteigendes $etCO_2$ auf einen wieder einsetzenden kardialen Auswurf hindeuten - Kontrolle mittels TTE, Bestimmung HZV nach LVOT-VTI.

Der Patient wird „rosig"
Direkt nach dem Anschluss an die ECMO, vorausgesetzt ein fehlender oder geringer ventrikulärer Auswurf oder bei erhaltenem Auswurf eine gute Lungenfunktion, wird der Patient bei korrekter V-A Kanülierung rasch „rosig".

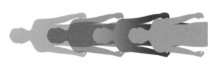

Beide Linien werden hell/ arterialisiert

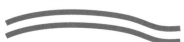

Fehllage prüfen: Liegen beide Kanülen akzidentiell venös (V-V) oder arteriell (A-A)?

Beide Linien bleiben dunkel/ zentralvenös

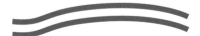

Sweepgasschlauch korrekt angeschlossen? Ist die O_2-Zufuhr am Blender aufgedreht?

Troubleshooting nach Anschluss

Korrektur Kanülenfehllage nach dem Anschluss

Szenario: versehentliche V-V Kanülierung (aberrante arterielle Kanüle in einer Vene)
- Unbeabsichtigte V-V ECMO laufen lassen, um die Oxygenierung und Decarboxylierungsleistung während der Reanimation zu nutzen.
- mechanische Reanimation aufrecht erhalten, bis eine arterielle Kanüle implantiert ist
- Switch auf eine korrekte V-A Konfiguration über eine passagere VV-A Konfiguration, um eine Blutung bei Zug der aberranten Kanüle bzw. deren Clotting in der Initialphase zu vermeiden.

Szenario: versehentliche A-A Kanülierung (aberrante venöse Kanüle in einer Arterie)
- mechanische Reanimation aufrecht erhalten, um einen Rechts-Links-Fluss zu ermöglichen, bis eine neue venöse Kanüle implantiert ist
- Switch auf eine korrekte V-A Konfiguration über eine passagere V-AA Konfiguration bis zur chirurgischen (!) Explantation der aberranten Kanüle
- an die aberrante Kanüle muss eine Drosselklemme angebracht werden, sonst fließt querschnittsbedingt alles Blut durch die aberrante Multi-Stage-Kanüle

Um eine Korrektur sofort vornehmen zu können: immer jeweils eine redundante Kanüle, eine Drosselklemme und ein V-AV-Erweiterungs-Set bereithalten (enthält typischwerweise ein Y-Stück, 2m 3/8" Schlauch, eine Schere und 4 Klemmen).

CAVE Sweep-Gas-Fluss in der Initialphase

Der Sweep-Gas-Fluss ist in der Initialphase der V-A ECMO, insbesondere bei fehlendem LV-Auswurf, sehr effektiv bezüglich Oxygenierung und Decarboxylierung. Sowohl eine Hyperoxygenierung nach Reanimation, als auch ein zu schnelles Senken des p_aCO_2 ist jedoch unbedingt zu vermeiden. Deshalb sollte so früh wie möglich das F_iO_2 des Sweepgas differentiell über einen Blender geregelt werden, gesteuert über arterielle Blutgasanalysen an der rechten Extremität.

Erste Defibrillation nach Reperfusion bei persistierendem Kammerflimmern

- ECLS 3-5 Minuten anlaufen lassen, um den initialen Rechts-Links-Shunt zur linksventrikulären Entlastung (Unloading) zu nutzen, dann erster Defibrillationsversuch. Dieser initiale „Unloading"-Effekt lässt nach, sobald der retrograde V-A-Fluss zu einer erneuten LV-Nachlasterhöhung führt.
- Bei weiterhin bestehendem Kammerflimmern einen Zyklus Herzdruckmassage unter laufender ECLS zum „manuellen Unloading" des linken Ventrikels durchführen.
- Bei weiterhin bestehendem Kammerflimmern und schon ausdosiertem Amiodaron: Lidocain erwägen.
- Bei weiter bestehendem Kammerflimmern keine weitere Zeit bis zur Rekanalisation verstreichen lassen, HKU durchführen.
- Kann trotz Rekanalisierung kein anhaltender (Sinus-)Rhythmus etabliert werden: PVAD zum LV-Unloading erwägen.

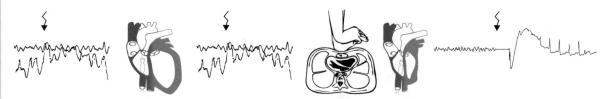

Anhaltendes Kammerflimmern trotz Defibrillationsversuch nach Anlaufen der ECLS: Manuelles „Unloading" mittels eines Zyklus HDM, dann erneuter Defibrillationsversuch.

Maximaler Fluss in der Intialphase

Fluss in der Initialphase der ECLS: LV-Nachlast vs. Fluss

Maximaler Fluss
Im CS/LCOS besteht eine primäre HZV-Limitierung. Ohne Intervention wird der Patient mit einer Wahrscheinlichkeit versterben, die prognostisch mit dem CPO, der verbliebenen „Leistung im System", korreliert. Da in den CPO das HZV als Faktor zum Quadrat einfließt, wird klar, dass eine SVR-vermittelte Zentralisierung durch α_1- oder V_1-Rezeptor-Stimulation nicht zielführend sein kann. HZV-Steigerung durch positiv inotrope Medikamente haben bisher keinen Nachweis erbracht, in der Akutsituation des schweren CS/LCOS einen Überlebensvorteil zu bringen, bzw. nicht gar zu schaden („flogging a dead horse", erhöhter myokardialer O_2-Bedarf, pro-arrhythmogene Wirkung). Deshalb ist in der frühen Reperfusionsphase ein so hoher ECLS-Fluss wie möglich anzustreben, und zwar so lange, bis eine Trendwende der H^+-Limitierung zu beobachten ist, d.h. sich eine Normalisierung von BE und Lactat abzeichnet.

LV-Nachlast
Betrachtet man die PV-Loops und die Verhältnisse von Fluss und Druck bei gegebener Leistung in einem System, so sind Befürchtungen, in dieser Phase den linken Ventrikel mit einer erhöhten Nachlast durch den retrograder Fluss der ECLS zu belasten, wahrscheinlich nicht begründet - *wenn die Nachlast* durch eine parallele Reduktion der Vasopressoren *konstant gehalten wird*. In der Phase, in der maximaler Fluss angestrebt werden sollte, um einen Ausweg aus der metabolischen Abwärtsspirale zu finden, sollte die periphere Vasokontriktion somit so gering wie möglich gehalten werden, nur so hoch, dass der erzeugte ECLS-Fluss an den Endorganen mit einem Druck anliegt, deren Autoregulationsschwelle zu überschreiten (wahrscheinlich 60-65 mmHg). Wirft der Ventrikel gegen einen, z.B. durch einen laminaren ECLS-Fluss in der Aorta erzeugten Druck von 65 mmHg nicht aus, d.h. die Aortenklappe öffnet nicht bei einer „Nachlast" von 65 mmHg, ist der Ventrikel entweder distendiert oder myokardial (noch) zu schwach, würde aber wahrscheinlich auch nicht mehr gegen die gleiche, pharmakologisch erzeugte Nachlast auswerfen.

LV-Unloading
Aufgrund der gleichen Mechanismen wie im CS/LCOS kommt es zu einem Anstieg des LVEDP mit konsekutivem Anstieg der transmuralen Drucks und Anstieg des PAOP. Durch ein zusätzliches PVAD ist in dieser Phase mit nur geringen PVAD-Flüssen eine Reduktion des LVEDP möglich ("Unloading"), jedoch sollte nicht mit einer Augmentation des Gesamtflusses durch das PVAD gerechnet werden oder mit einem „physiologischeren" Fluss argumentiert werden. In der Akutphase kann ein PVAD-Fluss nicht den Fluss der ECLS ersetzen, der notwendig ist, um die metabolische Abwärtsspirale abzuwenden, gleichzeitig ist der für den maximalen ECLS-Fluss notwendige Rechts-Links-Shunt einem maximalen PVAD-Fluss entgegengesetzt. Im Weaning können sich dann die Verhältnisse umkehren.

LV-Venting
Bei fehlendem Auswurf über ca. 4-6 Stunden, echokardiographisch verifiziert durch „Smoke" in LV und prox. A. ascendens, fehlender Öffnung der Aortenklappe bzw. einem LVOT-VTI von dauerhaft unter 5cm bei doch geringer Öffnung, kann die zusätzliche Implantation eines PVAD Thrombenbildung vermeiden (Venting). Beim Venting kommt es zwar auch zu einem Unloading und umgekehrt, jedoch unterscheiden sich Unloading und Venting in ihrer Intention.

„Unloading des venösen Systems"
Neben der Wiederherstellung der Leistung (CPO) im arteriellen Systemist durch den Rechts-Links-Shunt der ECLS das „Unloading" des venösen Systems von herausragender Bedeutung. Insbesondere Leber ("Stauungsleber"), aber auch die Nierenfunktion (Abfall des Filtrationsdrucks) leiden unter einem anhaltend erhöhten RAP/ZVD. Eine zusätzliche Steigerung der Leistung kommt zustande, da P_{perf} im Rechts-Links-Shunt steigt, da der RAP an der ECLS mit 0 gleichgesetzt werden kann (P_{perf} = MAD-RAP; mit RAP=0: P_{perf} = MAD)

Die Phasen der ECLS: Initial- und Stabilisierungsphase

Die Phasen der ECLS: Initialphase und Stabilisierungsphase

Initialphase

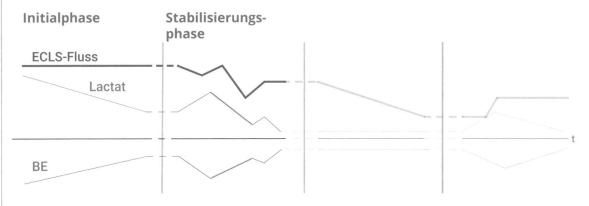

Bei der eCPR oder im schweren CS/LCOS besteht initial eine akute HZV-Limitierung, ggf. fehlt ein eigener Auswurf bzw. die Pulsatilität. In einer **Initialphase** direkt nach Anschluss der ECLS sind dennoch, vor Einsetzen eines Reperfusions-SIRS und dem damit verbundenen SVR-Verlust, oft hohe ECLS-Flüsse möglich.

Ziele in der Initialphase: Den Fluss maximieren, Ansaugen/Chugging mit bedachten Volumen-Boli vermeiden. Den ECLS-Fluss konstant hoch halten, bis sich die H^+-Limitierung bessert: BE, pH normalisieren sich, Lactat fällt. Ist die Metabolik unter maximal möglichem ECLS-Fluss kontrolliert, entscheidet sich in der **Stabilsierungsphase**, wie ausgeprägt sich ein Reperfusions-SIRS abzeichnet.

Die Stabilisierungsphase wird oft durch die Schwierigkeit geprägt, einen konstanten ECLS-Fluss aufrecht zu erhalten. Ursächlich ist zum einen ein Widerstandsverlust (Reperfusions-SIRS) und auch oft gleichzeitig ein Verlust von intravasalem Volumen nach extravasal ("Leaky Bucket" durch Shedding der Glycocalyx, Blutungskomplikationen).

Prognostisch ungünstig und mit langer Low-Flow-Zeit und einem niedrigen initialen pH korrelierend ist ein hoher Volumenbedarf in den ersten 24h. Kritischste Phase: Kombination aus ECLS-vorlastbedingter Flusslimitierung und SIRS-bedingter SVR-Limitierung. Ziel ist durch Volumenersatz (kristalloide VEL, Albumin, EK mit Ziel-Hb >10, ggf. FFP) einen ausreichenden ECLS-FLuss aufrecht zu erhalten, um eine Normalisierung des BE und eine stetige Laktat-Clearance zu ermöglichen. Je nach myokardialer Erholung sollte immer wieder versucht werden, den ECLS-FLuss so zu reduzieren, dass ein LV-Auswurf ermöglicht wird (Unloading, Venting). Eine Pulsatilität (>15mmHg) in der arteriellen Blutdruckkurve muss immer im TTE oder TEE verifizert werden (Aortenklappenöffnung/VTI-FLuss). In dieser Phase sollte spätestens eine Entscheidung für ein LV- „Venting" oderLV- „Unloading" mittels eines PVAD gestellt werden.

Die Phasen der ECLS: Weaning- und chronische Phase

Die Phasen der ECLS: Weaning und chronische Phasen

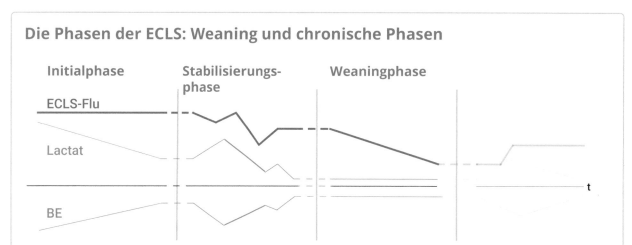

Voraussetzung für die Weaningphase ist eine abgewendete H$^+$-Limitierung: Lactat und BE bleiben trotz Reduktion des ECLS-Flusses normal. Die myokardiale Erholung erlaubt eine Reduktion des ECLS-FLusses, es kommt dadurch zu einer weiteren Entlastung des Ventrikels.

Eine pharmakologische Unterstützung durch einen Inodilatator (z.B. Levosimendan) kann nun erwogen werden, da eine SVR-Limitierung kontrolliert oder abgewendet ist. Lineares Weaning unter Kontrolle von BE und Lactat nach Protokoll.

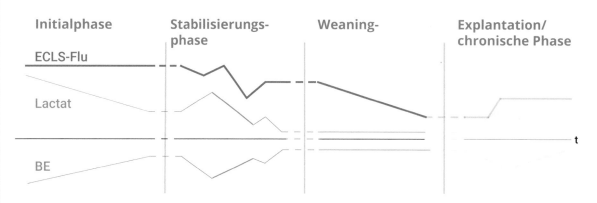

Die Auswurfleistung (CPO) muss auch bei Agitation bei einem Delir, bei Spontanatmung und ggf. respiratorischer Kompensation einer noch bestehenden metabolischen Limitierung ausreichend sein. Nach Stabilität unter minimal tolerierbarem Fluss (Antikoagulation beachten) kann die Explantation geplant werden. Kommt es zu einer nicht ausreichenden myokardialen Erholung muss ein Übergang auf ein VAD oder eine HTX erwogen werden.

Komplikationen in den Phasen der ECLS

Jede Phase der ECLS birgt ihre eigenen, typischen Risiken. Die Initialphase bietet die größten technischen Herausforderung bezüglich korrekter Kanülenlage, Verletzungen durch die Implantation der Kanülen, Blutungen als Folge der Kanülierung oder Reanimation. Sind die technischen Grundlagen kontrolliert, zeigen sich in der Stabilisierungphase oft der SVR-Verlust sowie sekundäre Blutungsereignisse als prognoseentscheidend. Je länger die Phase peripherer Minderperfusion im Vorfeld war, desto stärker ist auch mit einem Abfall des SVR in der Phase einer Reperfusion zu rechnen, oft ist ein Reperfusions-SIRS nicht von einer septischen SVR-Limitierung zu unterscheiden, durch ein „capillary leak" (Zerstörung, „Shedding" der Glykokalyx) kann ein ECLS-Fluss kaum aufrecht erhalten werden, auch unter massiver Volumensubstitution. Im Weaning zeigen sich dann ggf. durch die initiale Minderperfusion erlittene Organschäden (Niere, Leber, ZNS) und besteht die Gefahr eines „2nd Hit" durch Infektionen oder eine Sepsis.

Phasenabhängige Komplikationen

Komplikationen in den verschiedenen Phasen der ECLS

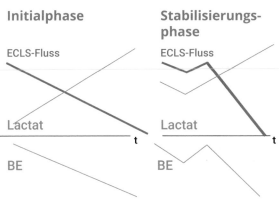

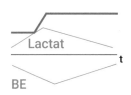

Initialphase	Stabilisierungs-phase	Weaningphase	Explantation/ chronische Phase

Direkt nach Anschluss ist kein ausreichender Fluss aufrecht zu erhalten. Ursachen: Blutung nach Rea/Kanülierung, Kanülenlage, technische Probleme. Die Fortführung der Reanimation muss ggf. als erfolglos betrachtet werden.

Das Reperfusions-SIRS ist so ausgeprägt, dass kein ausreichender Fluss trotz massiver Volumensubstitution aufrecht erhalten werden kann. Die Fortführung der Reanimation muss ggf. als erfolglos betrachtet werden.

Im Weaning kommt es zu einem „second hit", z.B. bei einer Sepsis Entwicklung mit progredientem (Mehr-)Organversagen. Auch ein erhöhter ECLS-Fluss kann diese zweizeitige H^+-Limitierung nicht abwenden.

Die ECLS-Therapie geht in eine chronische Phase über, eine ausbleibende myokardiale Erholung verhindert ein Weaning und die Explantation der ECLS. Eine chronische Versorgung mittels VAD oder HTX erwägen.

ECLS und PVAD-Fluss in den Phasen der ECLS

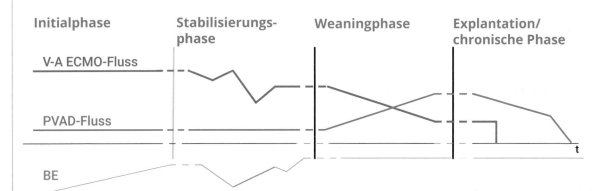

Wird eine V-A ECMO um ein PVAD erweitert (Unloading, Venting), so sollte der durch das PVAD erzeugte Fluss in der Intial- und Stabilisierungsphase mit einem geringen Fluss genau diese beiden Funktionen übernehmen. Kontrolle über die Metabolik (Normalisierung des BE als Surrogatparameter) kann nur durch den ECLS-Fluss erreicht werden. Mit Reduktion des Rechts-Links-Shunts im Weaning der ECLS und gleichzeitig einsetzender LV-Funktion kann dann der Fluss über das PVAD erhöht werden. Nach Weaning oder Explantation der ECLS oder auch parallel kann ein Weaning des PVAD erfolgen. Weitere denkbare Szenarien sind dann z.B. ein „bridging to" mittels PVAD, ggf. auf ein größeres Modell über axial implantiert.

Surrogat-Ziele in der Initialphase der V-A ECMO

Oxygenierung und Decarboxylierung mittels Sweepgas

In der Frühphase der Reperfusion sind besondere Umstände zu beachten, um ein mit dem Anschluss beginnendes SIRS/Reperfusionssyndrom zu mildern, sowie im Übergang in die Hämostase negative physiologische Effekte zu minimieren.

p_aCO_2 langsam senken ≤ 7 mmHg/h
initialer Sweep-Gas-Fluss 1 L/min

Ein zu rasches Absenken des paCO2 kann zu cerebralen Durchblutungsstörungen führen

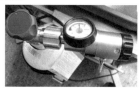

Hyperoxygenierung vermeiden
p_aO_2 re. radial ≤ 150 mmHg

So früh wie möglich von der O_2-Flasche an den Blender wechseln und F_iO_2 titrieren, um zusätzliche Reperfusionsschäden durch freie O_2-Radikale zu mindern

Einstellung Sweepgas am Blender

Übereinkunft:

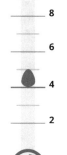

Die Liter-Zahl des Sweep-Gas-Flusses wird am Unterrand des „Balls" eingestellt bzw. abgelesen.
Sobald eine Arterie an der rechten Extremität und ein Druckluftanschluss verfügbar ist, sollte das Sweep-Gas an den Blender angebracht werden, um eine Hyperoxygenierung zu vermeiden.
Die Höhe des Sweepgases bestimmt die Decarboxylierung, der F_iO_2 am Blender die Oxygenierung.

Zielgröße initialer Fluss

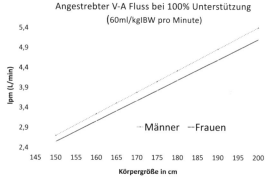

Richtgrößen für den initialen V-A-Fluss, der Fluss sollte jedoch in der Initial- und Stabilisierungsphase nach den Surrogatparametern MAD, BE, Lactat, S_vO_2 gesteuert werden.

Surrogat-Ziel-Parameter V-A ECMO

In der Frühphase: MAD ≥ 60(-65) mmHg anstreben
- bei maximal möglichem Fluss, unter Berücksichtigung von BE und Lactat
- Regelmäßige TTE zur Verlaufskontrolle Auswurf und LVEDD
- Bei pulsatiler arterieller Blutdruckkurve (per Definition ≥ 15 mmHg) immer den Auswurf im TTE mittels visueller Klappenöffnung und VTI verifizieren

Perfusionsdruck vs. LV-Nachlast
- In der Initialphase der Reperfusion einen MAD ≥ 60(-65) mmHg anstreben

Metabolik
- Stetige BE-Normalisierung und Laktat-Clearance
- S_vO_2 >65%, $_{v-a}CO_2$ < 7 mmHg

BGA
p_aCO_2 35-40 mmHg, jedoch eine Absenkung des CO_2 < 7 mmHg/h
p_aO_2 75-100 mmHg

Katecholamintherapie an der V-A ECMO

Katecholamine an der V-A ECMO

$$P_{perf} = MAD\text{-}RAP \approx MAD\text{-}ZVD = SVR \cdot HZV$$

Norepinephrin (NE)
α_1-Rezeptor vermittelte Vasokonstriktion. Katecholamin der 1. Wahl im Reperfusionssyndrom. Beginn mit Anschluss an die ECLS zur Sicherung P_{perf}.

Vasopressin
V_1-Rezeptor vermittelte Vasokonstriktion, bei nicht ausreichender NE-Wirkung ab ca. 0,5 µg/kg/min. Möglicherweise bessere Wirkung in der Azidose im Vergleich zu NE.
CAVE: etwas verzögerter Wirkeintritt (15-20min). Kein „Titrationsmedikament".

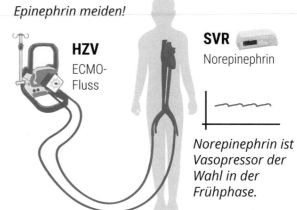

Epinephrin meiden!

HZV ECMO-Fluss

SVR Norepinephrin

Norepinephrin ist Vasopressor der Wahl in der Frühphase.

Insgesamt Inotrope Katecholamine meiden
Retrospektiv schlechteres Outcome, besonders bei hochdosiertesm Epinephrin, Möglichkeit der Erhöhung des myokardialen Sauerstoffverbrauchs, pro-arrhythmogene Wirkung. Gff.

Rescue-Therapien bei Vasoplegie (individuelle Heilversuche)

Methylenblau
- Wirkt bei therapierefraktärer SVR-Limitierung als NO-Scavenger der NO-vermittelten Vasodilatation entgegen. CAVE bei RV-Problematik: Erhöhung des PVR. Nicht alle Patienten sprechen auf Methylenblau an, deshalb:
- Testdosis 2mg/kg in 15 Minuten. Bei Ansprechen kann eine Dauerinfusion via Perfusor erwogen werden.

Cyancobalamin
- Ähnlicher Mechanismus wie Methylenblau durch Bindung von NO und anderer „Gasotransmitter".
- Nicht alle Patienten sprechen auf Cyancobalamin mit einem Blutdruckanstieg an.

AT-II
- Potenter Vasokontriktor. Nachteile: Verfügbarkeit, Preis.

Zytadsorption
- In der Theorie Adsorption von vasodilatatorischen Zytokinen, etc. Aktuell aufgrund der aktuell kontroversen Datenlage kein genereller Einsatz, sondern Einzelfallentscheidung.

Inotrope Rescue-Therapien

Levosimendan
Inodilatator zum „Weaning" von der ECLS, insbesondere bei nicht-ischämischer Kardiomyopathie erwägen. Einsatz jedoch erst nach Kontrolle der Metabolik und SVR (vasodilatorische Komponente) und nicht in den ersten 24h nach (e)CPR bei unklarer Interferenz mit dem cerebralen Ca^{2+}-Stoffwechsel.

„GIK"- Glucose+(Hochdosis-)Insulin+Kalium
Hochdosiertes Insulin (1-3 I.E./kgKG) zur inotropen Steigerung durch forciertes Einbringen von Glucose in die Kardiomyozyten. Eine positive Inotropie kann z.B. schon bei üblichen K^+-senkenden Regimes (z.B. 200ml G20 + 20 I.E Insulin) beobachtet werden.

Literatur

Basir MB, Lemor A, Gorgis S, et al. National Cardiogenic Shock Initiative Investigators. Vasopressors independently associated with mortality in acute myocardial infarction and cardiogenic shock. Catheter Cardiovasc Interv. 2022 Feb;99(3):650-657. doi: 10.1002/ccd.29895. Epub 2021 Aug 3. PMID: 34343409.

Bemtgen X, Schroth F, Wengenmayer T, et al. How to treat combined respiratory and metabolic acidosis after extracorporeal cardiopulmonary resuscitation?. Crit Care. 2019;23(1):183. Published 2019 May 21.

Chommeloux J, Montero S, Franchineau G, et al. Venoarterial extracorporeal membrane oxygenation flow or dobutamine to improve microcirculation during ECMO for refractory cardiogenic shock. J Crit Care. 2022;71:154090. doi:10.1016/j.jcrc.2022.154090
doi:10.1186/s13054-019-2461-2

Colombo CNJ, Valentino D, Klersy C, et al. Heart rate control and hemodynamic improvement with Ivabradine in cardiogenic shock patient on mechanical circulatory support [published online ahead of print, 2022 Oct 12]. Eur Heart J Acute Cardiovasc Care. 2022;zuac133. doi:10.1093/ehjacc/zuac133

Datt V, Wadhhwa R, Sharma V, Virmani S, Minhas HS, Malik S. Vasoplegic syndrome after cardiovascular surgery: A review of pathophysiology and outcome-oriented therapeutic management. J Card Surg. 2021;36(10):3749-3760. doi:10.1111/jocs.15805

Garbero E, Livigni S, Ferrari F, et al. High dose coupled plasma filtration and adsorption in septic shock patients. Results of the COMPACT-2: a multicentre, adaptive, randomised clinical trial. Intensive Care Med. 2021;47(11):1303-1311. doi:10.1007/s00134-021-06501-3

Jaiswal A, Kumar M, Silver E. Extended Continuous Infusion of Methylene Blue for Refractory Septic Shock. Indian J Crit Care Med. 2020;24(3):206-207. doi:10.5005/jp-journals-10071-23376

Klein LJ, Visser FC. The effect of insulin on the heart: Part 2: Effects on function during and post myocardial ischaemia. Neth Heart J. 2010;18(5):255-259. doi:10.1007/BF03091772

Kwok ES, Howes D. Use of methylene blue in sepsis: a systematic review. J Intensive Care Med. 2006;21(6):359-363. doi:10.1177/0885066606290671

Moller PW, Hana A, Heinisch PP, et al. The Effects of Vasoconstriction And Volume Expansion on Veno-Arterial ECMO Flow. Shock. 2019;51(5):650-658. doi:10.1097/SHK.0000000000001197

Ostadal P, Vondrakova D, Popkova M, et al. Aortic stenosis and mitral regurgitation modify the effect of venoarterial extracorporeal membrane oxygenation on left ventricular function in cardiogenic shock. Sci Rep. 2022;12(1):17076. Published 2022 Oct 12. doi:10.1038/s41598-022-21501-z

Paciullo CA, McMahon Horner D, Hatton KW, Flynn JD. Methylene blue for the treatment of septic shock. Pharma cotherapy. 2010;30(7):702-715. doi:10.1592/phco.30.7.702

Rilinger J, Riefler AM, Bemtgen X, Jäckel M, Zotzmann V, Biever PM, Duerschmied D, Benk C, Trummer G, Kaier K, Bode C, Staudacher DL, Wengenmayer T. Impact of pulse pressure on clinical outcome in extracorporeal cardiopulmonary resuscitation (eCPR) patients. Clin Res Cardiol. 2021 Sep;110(9):1473-1483. doi: 10.1007/s00392-021-01838-7. Epub 2021 Mar 29. PMID: 33779810; PMCID: PMC8405467.

Porizka M, Kopecky P, Dvorakova H, et al. Methylene blue administration in patients with refractory distributive shock - a retrospective study. Sci Rep. 2020;10(1):1828. Published 2020 Feb 4. doi:10.1038/s41598-020-58828-4

Puerto E, Tavazzi G, Gambaro A, et al. Interaction between va-ecmo and the right ventricle [published online ahead of print, 2022 Jul 18]. Hellenic J Cardiol. 2022;S1109-9666(22)00096-3. doi:10.1016/j.hjc.2022.07.003

Slob EMA, Shulman R, Singer M. Experience using high-dose glucose-insulin-potassium (GIK) in critically ill patients. J Crit Care. 2017;41:72-77. doi:10.1016/j.jcrc.2017.04.039

Sharma K, Charaniya R, Champaneri B, et al. "Assessing the hemodynamic impact of various inotropes combination in patients with cardiogenic shock with Non-ST elevation myocardial infarction -the ANAPHOR study". Indian Heart J. 2021 Sep-Oct;73(5):572-576. doi: 10.1016/j.ihj.2021.04.005. Epub 2021 May 5. PMID: 34627571; PMCID: PMC8514400.

Supady A, Weber E, Rieder M, et al. Cytokine adsorption in patients with severe COVID-19 pneumonia requiring extracorporeal membrane oxygenation (CYCOV): a single centre, open-label, randomised, controlled trial [published correction appears in Lancet Respir Med. 2021 Jun 4;:]. Lancet Respir Med. 2021;9(7):755-762. doi:10.1016/S2213-2600(21)00177-6

Supady A, Brodie D, Wengenmayer T. Extracorporeal haemoadsorption: does the evidence support its routine use in critical care?. Lancet Respir Med. 2022;10(3):307-312. doi:10.1016/S2213-2600(21)00451-3

Supady A, Zahn T, Kuhl M, et al. Cytokine adsorption in patients with post-cardiac arrest syndrome after extracorporeal cardiopulmonary resuscitation (CYTER) - A single-centre, open-label, randomised, controlled trial. Resuscitation. 2022;173:169-178. doi:10.1016/j.resuscitation.2022.02.001

Supady A, Zahn T, Rieder M, et al. Effect of Cytokine Adsorption on Survival and Circulatory Stabilization in Patients Receiving Extracorporeal Cardiopulmonary Resuscitation. ASAIO J. 2022;68(1):64-72. doi:10.1097/MAT.0000000000001441

Tabi M, Burstein BJ, Anavekar NS, Kashani KB, Jentzer JC. Associations of Vasopressor Requirements With Echocardiographic Parameters After Out-of-Hospital Cardiac Arrest. J Intensive Care Med. 2022 Apr;37(4):518-527. doi: 10.1177/0885066621998936. Epub 2021 May 28. PMID: 34044666.

Vollmer N, Wieruszewski PM, Martin N, et al. Predicting the Response of Hydroxocobalamin in Postoperative Vasoplegia in Recipients of Cardiopulmonary Bypass. J Cardiothorac Vasc Anesth. 2022;36(8 Pt B):2908-2916. doi:10.1053/j.jvca.2022.01.021.

Zotzmann V, Rilinger J, Lang CN, Kaier K, Benk C, Duerschmied D, Biever PM, Bode C, Wengenmayer T, Staudacher DL. Epinephrine, inodilator, or no inotrope in venoarterial extracorporeal membrane oxygenation implantation: a single-center experience. Crit Care. 2019 Sep 18;23(1):320. doi: 10.1186/s13054-019-2605-4. PMID: 31533785; PMCID: PMC6751670

Antikoagulation an der V-A ECMO

Antikoagulation an der V-A ECMO

Es gibt es kaum belastbare klinischen Studien, die verschiedene Antikoagulationsstrategien randomisiert vergleichen. Blutungen an der ECLS/ECMO sind weitaus häufiger und mit einer höheren Mortalität verbunden als Thrombosen (System+Patient), insbesondere sind Thrombembolien im Patienten seltener als Blutungen. **Deshalb sollte viel mehr eine Überdosierung der Antikoagulation, als eine Unterdosierung vermieden werden.** Eine Thrombosierung des Systems bahnt sich in den meisten Fällen an und kann durch einen Systemwechsel mit anschließender Re-Evaluation der Steuerung der Antikoagulation behoben werden.

Die Wahl des Antikoagulans und dessen Steuerung sind bei manifesten Blutungen oder erhöhtem Thrombose- und/oder Blutungsrisiko individuelle Einzelfallentscheidungen. Ähnliches gilt für Trigger bezüglich Thrombozytentransfusionen oder Substitution von Gerinnungsfaktoren. Prognostisch am ungünstigsten sind zwar intracerebrale Blutungen, jedoch fördern auch Blutungen oder Hämatome im Bereich der Kanüleneinstichstellen und retroperitoneale oder intrathorakale Blutungen in der Stabilisierungsphase die Ausprägung des Reperfusions-SIRS.

Alle invasiven Interventionen sind an der ECLS mit einem erhöhten Blutungsrisiko verbunden. Pleurapunktionen, Thoraxdrainagen, „Katheterwechsel" von zentralen Zugängen sollten deshalb nur ultima-ratio und von den Erfahrensten durchgeführt werden. Dennoch kann eine ELCS als bis zum „Bridging to" z.B. einer Damage-Control-OP auch im polytraumatisierten Patienten erwogen werden. Angesichts der effektiven Heparinbeschichtung der Systeme und nach der initialen endogenen Beschichtung der inneren Oberflächen kann die Antikoagulation im Verlauf oft deutlich reduziert werden. Bei V-A ECMO muss aber im Weaning die Laufrate berücksichtigt werden. Sollte eine Erhöhung der Antikoagulation zur Reduktion der V-A Laufrate nicht möglich sein, kann eine V-AV Konfiguration oder ein A-V Loop/Shunt im ECLS-System erwogen werden, um zumindest den Gesamtfluss im ECLS-System hoch zu halten (Oxygenator) und gleichzeitig die V-A Komponente zu weanen. Dabei muss der Fluss in der V-A Linie stetig überwacht werden.

Die unter ECLS als am kritischsten einzuschätzenden, manifesten bzw. drohenden Blutungskomplikationen sind bestehende intracerebrale Blutungen bzw. (sub-)akute cerebrale Infarkte. Eine V-A ECMO bei einer bekannten intracerebrale Blutung, z.B. als Verletzungsfolge bei einem Sturz im Rahmen des Herz-Kreislaufstillstands, ist eine individuelle Einzelfallentscheidung.

Eine bei der Grunderkrankung bzw. bei Vorerkrankungen indizierte oder kontraindizierte Vollantikoagulation ist zu berücksichtigen.

Antikoagulation mit unfraktioniertem Heparin

- Primäre Antikoagulation mit unfraktioniertem Heparin (UHF)

Ziel-PTT 50-60s, wobei anti-Xa > 0,3
PTT und anti-Xa-Aktivität immer parallel bestimmen

- Bei bestehender Kontraindikation zur Antikoagulation oder bereits bestehenden Blutungskomplikationen: Individuelles Vorgehen i.S.e. Risiko-Nutzen-Bewertung.
- Beachte: Blutungen sind häufiger als Thrombosen. Clotting/Thromosen scheinen mehr mit einer zu geringen anti-Xa-Aktivität, Blutungen mit einer zu hohen PTT zu korrelieren.
- Immer PTT und anti-Xa-Aktivität gleichzeitig bestimmen, die PTT kann auch durch einen (erworbenen) Mangel an Gerinnungsfaktoren im septischen Verbrauch oder in der Leberinsuffizienz unspezifisch verlängert sein. So auch beim Antiphospholipid- oder beim Von-Willebrand-Jürgens-Syndrom. Bei falsch-hoher PTT droht eine zu geringe Antikoagulation.
- Im Verlauf nach individueller Entscheidung Umstellung auf unfraktioniertes Heparin (LMWH).
- *Im Weaning: Je geringer der ECLS-Fluss, desto höher die notwendige Antikoagulation (Clotting).*
-

ECLS-Fluss < 3 L/min --> PTT > 50-60   ELCS-Fluss < 2 L/min --> PTT > 60-70

Blutentnahmen an der V-A ECMO

Antikoagulation bei bekannter HIT Typ II oder HIT Typ II-Diagnose im Verlauf

- Einsatz der meisten Systeme „Off-Label", da die Systeme zumeist heparinbeschichtet sind.
- eine ECLS bei HIT Typ II ist keine absolute Kontraindikation, sondern eine Einzelfallentscheidung.
- Antikoagulation mit Argatroban, Perfusor nach Dosierungsschema „kritisch kranker Patient". Steigerung vom unteren PTT-Zielbereich ausgehend, Kontrollen alle 2 Stunden.
- Unter Argatroban nur PTT-Bestimmung (Ziel PTT 50-60s).
- Kein Systemwechsel bei Bekanntwerden einer HIT im Verlauf, kein zu frühes Umstellen ohne Nachweis einer HIT in den ersten Tagen, beachte: „Zeit des Thrombozytenabfalls" im 4T-Score: ein kurzer Nadir nach Anschluss der ECLS ist üblich und tritt früher als 5 Tage ein.
- Hinweise für eine HIT II sind führend thromb(embolische) Ergeignisse, nicht Blutungen.
- Die antikoagulatorische Wirkung von unfraktioniertem Heparin (UFH) kann beim kritisch kranken Patienten bzw. in der Hyperinflammation durch eine Hochregulation von z.B. Faktor VIII (Hepatozyten-unabhängige Synthese) und Fibrinogen (Akutphase) nachlassen („Heparinresistenz"). In der Akutphase oder im Verbrauch kann AT-III abfallen, deshalb kann Argatroban bei „Heparinresistenz" erwogen werden. Definition: ab ca 37.500 IE Tagesdosis Heparin.

Regelmäßige Blutentnahmen an der ECMO

Wie bei jedem Intensivpatienten gilt das „Choosing Wisely"-Prinzip: Es sollten nur Laborparameter mit einer gerichteten Fragestellung bestimmt werden, die dann auch eine (Be-)Handlungskonsequenz nach sich ziehen. Routinepanel sollten vermieden werden.

Blutbild	☐ täglich	Hb-Verlauf, Erkennen einer Thrombopenie
Bilirubin, LDH, Haptoglobin	☐ alle 2 Tage bei V.a. Hämolyse	„Hämolysepanel", immer auch nach eCPR zur NSE , ggf. Hämolyseindex im Labor abfragen
PTT+ anti-Xa	☐ s. Antikoagulation	Je nach Verlauf, 2x täglich im „Steady State"
D-Dimere	☐ Ausgangswert, dann jeden 2. Tag	Ein sprunghafter Anstieg der D-Dimere kann auf eine Verschlechterung des Oxygenators deuten
CO-Hb (BGA)	☐ Anstieg kann auf Hämolyse hinweisen	

Bedarfsgerechte Blutentnahmen

Post-Oxy-BGA	☐ ab Tag + 3 an der V-A ECMO	Bei nur prophylaktischer oder sehr geringer Antikoagulation (Blutung, Trauma, etc.) ab d +2
pro-BNP	☐ Ausgangswert	Bei Verdacht auf eine LV-Distension im Verlauf wiederholen, „Unloading" mittels PVAD bei Anstieg erwägen
Fibrinogen Faktor XIII vWF, FVIII Thrombelastometrie	☐ nur bei Blutungskomplikationen	Zur differenzierten Gerinnungssubstitution bei bedrohlichen Blutungen, CAVE Clotting des Systems
Procalcitonin	☐ kein Routineparameter	Ggf. unter externer Temperaturregulation an der HU/HCU zum Erkennen einer Sepsis
TDM Antibiotika	☐ wenn verfügbar obligat	Bzgl. AB-Spiegel an ECMO gibt es widersprüchliche Untersuchungen, deshalb wenn möglich Antibiotika mittels TDM steuern.

Gerinnungsfaktoren bei Blutung

Gerinnungsfaktoren bei Blutung

- Die Substitution von Einzelfaktoren an der ECLS/ECMO ist mit Vorsicht und Bedacht durchzuführen.
- Bei nicht beherrschbarer Blutung bzw. konstant durch Blutung und Transfusion getriggertes SIRS Substitution von Fakroten erwägen.
- Ergänzend zur globalen Gerinnung Rotationselastometrie oder ähnliches Verfahren erwägen, jedoch kein Routineverfahren in der Steuerung der Antikoagulation.
- Heparin oder LMWH pausieren, lokale Massnahmen zur Blutstillung optimieren. Bei gesicherter übermäßiger Heparinwirkung Protamin erwägen (CAVE: richtige Dosierung)
- FFP enthält zwar pro- und auch antikoagulatorische Faktoren, jedoch ist eine signifikante Subsitution mit einer hohen Volumenmenge verbunden, deshalb meist geringere Wirksamkeit gegenüber konzentrierten Einzelfaktoren.
- CAVE: Faktor VIIa in Kombination mit PPSB: erhöhte Clotting-Gefahr.

Literatur

V-A Antikoagulation

Coughlin MA, Bartlett RH. Anticoagulation for Extracorporeal Life Support: Direct Thrombin Inhibitors and Heparin. ASAIO J. 2015;61(6):652-655. doi:10.1097/MAT.0000000000000273

Descamps R, Moussa MD, Besnier E, et al. Anti-Xa activity and hemorrhagic events under extracorporeal membrane oxygenation (ECMO): a multicenter cohort study. Crit Care. 2021;25(1):127. Published 2021 Apr 2.

Epis F, Belliato M. Oxygenator performance and artificial-native lung interaction. J Thorac Dis. 2018;10(Suppl 5):S596-S605. doi:10.21037/jtd.2017.10.05

Gratz J, Pausch A, Schaden E, et al. Low molecular weight heparin versus unfractioned heparin for anticoagulation during perioperative extracorporeal membrane oxygenation: A single center experience in 102 lung transplant patients. Artif Organs. 2020;44(6):638-646. doi:10.1111/aor.13642

Lubnow M, Berger J, Schneckenpointner R, et al. Prevalence and outcomes of patients developing heparin-induced thrombocytopenia during extracorporeal membrane oxygenation. PLoS One. 2022;17(8):e0272577. Published 2022 Aug 8. doi:10.1371/journal.pone.0272577

M'Pembele R, Roth S, Metzger A, et al. Evaluation of clinical outcomes in patients treated with heparin or direct thrombin inhibitors during extracorporeal membrane oxygenation: a systematic review and meta-analysis. Thromb J. 2022;20(1):42. Published 2022 Jul 28. doi:10.1186/s12959-022-00401-2

Murphy DA, Hockings LE, Andrews RK, et al. Extracorporeal membrane oxygenation-hemostatic complications. Transfus Med Rev. 2015;29(2):90-101. doi:10.1016/j.tmrv.2014.12.001

Pollak U. Heparin-induced thrombocytopenia complicating extracorporeal membrane oxygenation support: Review of the literature and alternative anticoagulants. J Thromb Haemost. 2019;17(10):1608-1622. doi:10.1111/jth.14575

Rajsic S, Breitkopf R, Jadzic D, Popovic Krneta M, Tauber H, Treml B. Anticoagulation Strategies during Extracorporeal Membrane Oxygenation: A Narrative Review. J Clin Med. 2022;11(17):5147. Published 2022 Aug 31. doi:10.3390/jcm11175147

Staudacher DL, Biever PM, Benk C, Ahrens I, Bode C, Wengenmayer T. Dual Antiplatelet Therapy (DAPT) versus No Antiplatelet Therapy and Incidence of Major Bleeding in Patients on Venoarterial Extracorporeal Membrane Oxygenation. PLoS One. 2016;11(7):e0159973. Published 2016 Jul 28. doi:10.1371/journal.pone.0159973

F VII Blutung unter ECLS

Aledort LM. Activated prothrombin complex concentrates and recombinant factor VIIa in the bleeding patient: are they appropriate and safe?. J Thorac Cardiovasc Surg. 2003;126(6):2112-2113. doi:10.1016/j.jtcvs.2003.06.004

Anselmi A, Guinet P, Ruggieri VG, et al. Safety of recombinant factor VIIa in patients under extracorporeal membrane oxygenation. Eur J Cardiothorac Surg. 2016;49(1):78-84. doi:10.1093/ejcts/ezv140

Bui JD, Despotis GD, Trulock EP, Patterson GA, Goodnough LT. Fatal thrombosis after administration of activated prothrombin complex concentrates in a patient supported by extracorporeal membrane oxygenation who had received activated recombinant factor VII. J Thorac Cardiovasc Surg. 2002;124(4):852-854. doi:10.1067/mtc.2002.126038

von Heymann C, Ziemer S, Kox WJ, Spies C. Caveat against the use of feiba in combination with recombinant factor viia. J Thorac Cardiovasc Surg. 2003;126(5):1667-1668. doi:10.1016/s0022-5223(03)01198-x

Wittenstein B, Ng C, Ravn H, Goldman A. Recombinant factor VII for severe bleeding during extracorporeal membrane oxygenation following open heart surgery. Pediatr Crit Care Med. 2005;6(4):473-476. doi:10.1097/01.PCC.0000162449.55887.B9

V-A ECMO - Alarme und Dokumentation

Alarmgrenzen V-A ECMO

Δp	<30 mmHg bei Anstieg: CAVE Clotting. Grobe Regel:

<30   >60   >90 mmHg
normal   >Achtung >wechseln
In der Spätphase des Δp-Anstiegs fällt auch der Fluss ab (Missverhältnis rpm/lpm) .

p$_{Ven}$ Maximal -100 mmHg, bei zu negativen Drücken Gefahr der Hämolyse.

V / Fluss   0,5-1L/min unter dem aktuellen bzw. angestrebten Blutfluss.

p$_{Int}$, p$_{Art}$ nicht anpassen, Herstellerangaben beachten bzgl. max. p$_{Int}$ des Oxygenators.

Schwerwiegende Alarme

1. **Blutflussunterschreitung**
2. **Blasendetektion**
3. **Akkulaufzeit**
4. **Backflow:** ein negativer Fluss wurde erkannt
5. **Dislokation der Pumpe:** Pumpe/Oxygenator vom Antrieb diskonnektiert. Diskrepanz rpm (hoch), aber Blutfluss 0. CAVE: Nach Rekonnektion Drehzahl wieder auf 0 stellen, um die Zentrifugalpumpe wieder an den Magnetantrieb „anzukoppeln"

Je nach verwendeter Konsole und abgenommenen Drücken unterscheiden sich die Alarme. Herstellerangaben beachten.

Kein Fluss - Fluss-Sensor prüfen

- Immer wenn Drehzahl an der Zentrifugalpumpe anliegt, muss auch Fluss entstehen, sonst besteht entweder ein „Vorlast"- oder „Nachlast"-Problem im ECLS-System.
- Bei nicht plausiblem Fluss-Alarm: Fluss-Sensor prüfen: Kontakt? Deckel des Sensors aufgesprungen? Technischer Defekt? Je nach den Umständen kann ein aufgesprungener Deckel am Fluss-Sensor keinen Alarm verursachen, sondern einen falsch niedrigen Fluss anzeigen.

Luft-Blasen-Alarm bei kombinierten Fluss-Blasen-Sensoren

- Tritt meist nach Spülung des Postoxy-Ansatzstücks auf.
- Falls kein Blut abgenommen wurde: Die Luft kann nur vom Patienten (!) kommen:
  - ZVK: Infusionen am ZVK nur via Infusomat!
  - Check: defekte Konnektionen im Kreislauf?
  - **CAVE; Tracheotomie oder andere Interventionen/OPs mit Gefahr der Eröffnung stammnaher Venen:** Schnitt mit feuchten Kompressen abdecken.

Dokumentation im PDMS

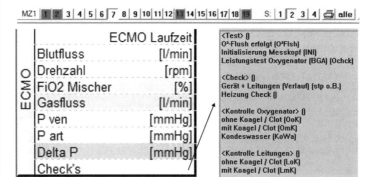

Beginn der Dokumentation im PDMS mit Beginn der Reperfusion.

Vor Aufnahme ITS Dokumentation auf gesondertem Papierbogen.

Minimal-Dokumentation:
Drehzahl und ECMO-Fluss
F$_i$O$_2$ Mischer, Sweep-Gasfluss
p$_{Ven}$, p$_{Art}$, Δp.

Dokumentation bei Änderung Drehzahl, Blendereinstellungen, sonst mind. 1x/Schicht mit Checks Gerät, Sichtkontrolle Oxygenator, Schlauchsystem, Kanüleneinstichstellen, Temperatur der Heizung bzw. Heater-Cooler-Unit.

Heizung, Alternativer Zugang zur MAD-Messung

Betrieb Heizung - Heater-(Cooler-)Unit oder Schlauchheizungen

Durch die hohe extrakorporale Blutzirkulation und der Raumtemperatur ausgesetzten Oberflächen kühlen Patienten an der V-A ECMO rasch aus. Deshalb ist ein Temperaturmanagement notwendig. Heater-Units (HU) wärmen das Blut durch ein Durchfließen des Oxygenators mit warmem Wasser, Schlauchheizungen wärmen das Blut direkt in den Schläuchen. Heater-Units und Schlauchheizungen heizen nur, können nicht aktiv kühlen. Heater-Cooler-Units können auch aktiv kühlen, sind jedoch üblicherweise größer, technisch aufwändiger und mit Fragestellungen der Hygiene behaftet.

- Wassertank der HU mit sterilem Aqua füllen, bis die Wasserstandsanzeige eine korrekte Füllung anzeigt (ca. 1,5 Liter). Hinzufügen von 10ml NaCl 0,9% vermeidet Korrosion der Schläuche.
- Soll-Temperatur des Wassers einstellen, die Ist-Temperatur zeigt die Temperatur des Wassers im Tank an, nicht die Patiententemperatur.
- **Temperaturalarm:** Falls der Patient fiebert, wird das Wasser im Heizungstank erwärmt, die Maschine alarmiert, sobald das Wasser mehr als 1°C wärmer als die eingestellte Temperatur ist: Temperatur nachfahren oder Heizung ausschalten.
- Funktionstests (1x täglich) und Desinfektion nach Herstellerangaben durchführen.
- *CAVE beim Abrüsten: Reinigungs-Kupplungen nicht wegwerfen.*
- **Systemfehler nach Inbetriebnahme:** HU für 1 Stunde ausschalten, dabei vom Netz trennen (!), dann erneuter Versuch, sonst Tausch mit redundantem System.
- **Heller Pfeifton:** HU vom Netz getrennt. Ausschalten oder wieder ans Netz nehmen.

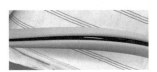

Schlauchheizungen
- Werden direkt auf die Schläuche aufgebracht (blaue und rote Linie). Steuerung nach Ist- und Soll-Temperatur.
- Geringerer Reinigungsaufwand im Vergleich zu den H(C)U-Systemen

Alternativer Zugang A. radialis im Bereich der Tabatiere ("anatomical snuffbox")

Bei der V-A ECMO ist die Blutgasanalyse aus der rechten oberen Extremität unerlässlich. Falls klassische radiale oder brachiale Zugänge nicht möglich sind oder scheitern, kann eine Punktion der distalen A. radialis erwogen werden.

Distale A. radialis, „Tabatiere", „snuffbox"

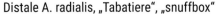
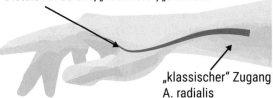
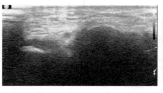
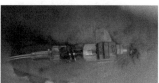

„klassischer" Zugang A. radialis

Die Punktion der distalen A. radialis kann ultraschallgesteuert erfolgen. Der Gefäßdurchmesser ist üblicherweise geringer als der der der proximalen A. radialis. Ein Durchmesser von ca. 2-2,5 mm sollte zuvor gesichert sein. Geringer Lagerungsaufwand.

Literatur

Aoi S, Htun WW, Freeo S, et al. Distal transradial artery access in the anatomical snuffbox for coronary angiography as an alternative access site for faster hemostasis. Catheter Cardiovasc Interv. 2019;94(5):651-657.

Norimatsu K, Kusumoto T, Yoshimoto K, et al. Importance of measurement of the diameter of the distal radial artery in a distal radial approach from the anatomical snuffbox before coronary catheterization. Heart Vessels. 2019;34(10):1615-1620.

Venöses Ansaugen

Erkennen einer venösen Ansaugproblematik ("Chugging")

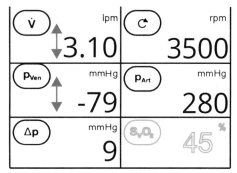

Beim venösen Ansaugen zeigt sich ein stark wechselnder Fluss bei konstanter Drehzahl oder ein zu geringer Fluss angesichts der eingestellten Drehzahl. Am Schlauchsystem ist ein spürbares und ggf. auch sichtbares Vibrieren oder „Schlagen" zu spüren; „Chugging".

- Wird eine Drehzahl an der Konsole eingestellt, muss aufgrund des Aufbaus mit einer Zentrifugalpumpe an der ECLS immer auch ein Fluss entstehen: ca. 1 Liter/min pro 1.000 rpm.
- Entsteht kein Fluss oder kommt es zu einem stark wechselnden, springenden Fluss, besteht unmittelbar nach Anschluss zumeist ein „Vorlast"-Problem:
  - Fehllage der venösen Kanüle.
  - intravasaler Volumenmangel.
  - noch vorhandene Klemme(n) am System.
  - Knicke in der venösen Linie.
- Bei Konsolen mit Messung des venösen Ansaugdrucks zeigt sich ein springender p_{Ven} mit Spitzen negativer als -100 mmHg.
- An der venösen Linie zeigt sich ggf. ein spür- und sichtbares Vibrieren ("Chugging").
- Beim Ansaugen kurz die Drehzahl reduzieren, ggf. kurz Null-Fluss, um eine evtl. an die Venenwand angesaugte Multi-Stage-Kanüle wieder zu „lösen".

Beachte: Aufgrund des Aufbaus mit korrespondierenden Röhren und einer Zentrifugalpumpe kann die Ursache für einen zu geringen Fluss auch in einem „Nachlast"-Problem begründet sein: Fehllage der arteriellen Kanüle, noch vorhandene Klemme(n) an der arteriellen Linie, Knicke in der arteriellen Linie.

Vermeiden venöses Ansaugen im Reperfusions-SIRS/„Leaky Bucket"

- Zwischen Entscheidung zur eCPR und Anschluss 1(-2) Liter kristalloide Vollelektrolyt-Lösung (VEL) infundieren.
- Im Weiteren VEL nur zielorientiert als Boli infundieren (z.B. 250ml über 10-15 Minuten), unreflektierte Dauerinfusionen vermeiden.
- Im Reperfusions-SIRS ist eine Plusbilanz zugunsten des ECLS-Flusses tolerabel und oft nicht zu vermeiden. Jedoch sollte die Gesamtbilanz im Auge behalten werden.
- **„Kolloidaler Volumenersatz" mit Blutprodukten,** Ziel Hb > 10 g/dl, FFP, Albumin („5%": HA 20% mit parallel infundierter VEL). *CAVE: Transfusion Associated Cardiac Overload(TACO) oder ARDS.* Kein HAES, Gelatine-basierte Lösungen nur ultima ratio (Volumenersatz bei akuter Blutung).
- Unter laufender ECLS immer 4 EK gekreuzt und auf Abruf vorhalten.
- Re-Evaluation Kanülenlage, bei unzureichender Drainage eine VV-A Konfiguration erwägen, ggf. mit jugulärer Kanüle (in VCI oder PA-Position) oder zweiter femoraler Kanüle.
- **Abmildern eines Reperfusionssyndroms:** Steroid-Bolus als Einzelfallentscheidung, danach z.B. Hydrocortison 200mg/24h). Keine suffizienten Daten für eine routinemäßige extrakorporalen Zytokin-Filter, kein Plasmatausch, kein hochdosiertes Vitamin C.
- **Hinzunahme Norepinephrin (NE)** mit dem Ziel einer α_1-vermittelten Tonussteigerung der venösen Kapazitätsgefäße zur Steigerung des venösen Rückflusses.
- Thiamin bei Hyperlaktatämie/verzögerter Laktatclearance als Einzelfallentscheidung.
- Bei fehlenden ausreichenden (peripheren) Zugängen kann als ultima ratio erwogen werden, einen Konnektor mit Luer-Anschluss in die venöse Linie einzubringen oder, falls vorhanden, einen solchen zu verwenden. Durch den negativen Druck/Sog können so innerhalb kürzester Zeit hohe Volumina infundiert werden. **CAVE: extreme Gefahr des Ansaugens von Luft** und konsekutiver Ausfall des Oxygenators durch eine Luftembolie. Mehrfache Sicherung des Luer-Anschlusses (3-Wege-Hahn) und der Infusionsleitung (Klemmverschluss und zusätzliche Klemme).

Der Volumenstatus an der ECLS

Der „Volumenstatus" an der ECLS

Bereits beim nicht an die ELCS kanülierten Patienten ist der Rückschluss von der Variabilität oder gar des Durchmessers der VCI auf den intravasalen Volumenstatus sehr kritisch zu betrachten. An der ECLS ist durch die venöse Drainage die Beurteilung der VCI eigentlich obsolet. Als einziger Hinweis für eine „Euvolämie" kann ein leichtes „Schwingen" der Kanüle in einer noch um die Kanüle darstellbaren VCI interpretiert werden. Dieses leichte Schwingen ist nicht mit dem „Chugging" der Schläuche zu verwechseln. Bei „Volumenmangel" oder Überdrainage wirkt die Kanüle wie eingemauert und starr in der VCI. Eine „schwingende" Kanüle darf jedoch nicht als Therapieziel dienen, sonst droht eine „Überwässerung" des Patienten.

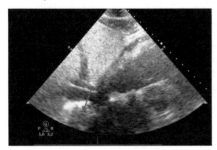

Links: ein guter Volumenstatus ermöglicht ein „leichtes Schwingen" der Kanüle in der VCI

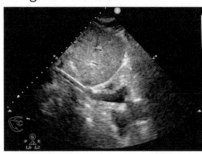

Links: die Kanüle wirkt wie „eingemauert" in der VCI, ggf. hoch negativer P_{ven} + „Chugging"

Konnektionen im System zur Volumengabe im Notfall

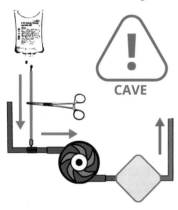

CAVE

Die Anzahl der zusätzlich eingebrachten Konnektionen und Sideports sollte so gering wie möglich gehalten werden (Clotting). Beim Verwenden von Konnektoren zum Verbinden der 3/8" Schläuche üblicherweise keine Konnektoren mit Luer-Sideport in die venöse Linie einbringen (Gefahr der Luftembolie).
Ausnahme: Bei der eCPR und nicht ausreichenden peripheren oder zentralen Infusionszugängen kann ein passageres Einbringen eines Sideports in die venöse Linie erwogen werden.
CAVE: extreme Gefahr des Ansaugens von Luft:
Mehrfache Sicherung des Luer-Anschlusses (3-Wege-Hahn) und der Infusionsleitung (Klemmverschluss und zusätzliche Klemme). Infusion von Voumen nur unter direkter Aufsicht, nicht weggehen, Klemme an der Infusionsleitung nicht aus der Hand lassen.

Erweiterungen am ECLS-System während des laufenden Betriebs

Interventionen am ECLS-System bedürfen eingehender Planung, um Klemmzeiten kurz zu halten, Fehl-Konfigurationen und Blutverlust zu vermeiden sowie Asepsis zu gewährleisten.

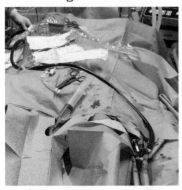

Beispiel: Erweiterung V-A auf VV-A

- Erweiterung der Konfiguration planen, ggf. aufzeichnen
- Ablauf des Setzens von Klemmen und Schnitten im Team besprechen. Ausreichend Personal für Assistenz am Schlauchsystem und an der Konsole einplanen.
- Desinfektion des Schlauchsystems an den Schnittstellen
- Benötigtes Material: Y-Stücke, Konnektoren, 3/8" Schläuche, Kabelbinder, ausreichend Klemmen, Schere.
- Großzügiges Sterilfeld planen
- Für eine CPR oder eine Notfallbeatmung während der Klemmzeiten vorbereiten. EK auf Abruf bereithalten.
- Bei zusätzlicher Implantation venöser Kanülen am Laufenden System (z.B. bei Eskalation von V-A auf V-AV) besteht eine hohe Gefahr des Ansaugens von Luft.

Abstimmung von ECLS-FLuss und LV-Funktion

Abstimmung ECLS-Fluss und Auswurf

Bei geringer bis nicht mehr vorhandener LV-Funktion kann mit erhaltener RV-Funktion oder auch ohne Zutun des rechten Ventrikels (Fontan-Kreislauf) der LVEDP steigen und den Frank-Starling-Mechanismus „aushebeln". In dieser Situation ist ein „Unloading" des linken Ventrikels zu diskutieren, insbesondere wenn es zu einer Stasesymptomatik kommt (zusätzliches „Venting". In dieser Situation kann der R-L-Shunt bezüglich eines „indirekten Unloadings" auf der einen Seite nicht hoch genug sein, jedoch erhöht er ggf. auch die Nachlast und bewirkt als Teil der Nachlast die LVEDP-Erhöhung. Bei Wiedereinsetzen des LV-Auswurfs bedarf es deshalb einer Abstimmung des ECLS-Flusses (Links-Rechts-Shunt, Teilhabe an der LV-Nachlast) auf die LV-Funktion. Bis zur Kontrolle der Metabolik (fallendes Lactat, steigender BE) sollte der ECLS-Fluss jedoch möglichst hoch gehalten werden. Danach kann unter echokardiographischer Kontrolle (LVOT-VTI), Beobachtung der arteriellen Druckkurve und des $etCO_2$ versuchsweise der ECLS-FLuss reduziert werden. Um einen Wegfall der ECLS-Unterstützung zu simulieren, kann, wenn vorhanden, auch die Nullfluss-Taste an der Konsole aktiviert werden. Alternativ kann ein kontrollierter „Backflow", also Links-Rechts-Shunt von ca. 5ml/kgKG/min durch eine drastisch reduzierte Drehzahl induziert werden. CAVE Clotting bei reduzierten Flüssen, ggf. Heparin-Bolus.

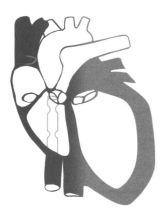
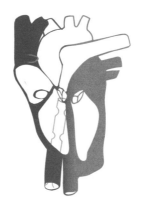
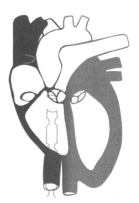

Zu geringer ECLS-FLuss bei noch nicht erholtem LV
- erhöhter LVEDP und LVEDD
- Frank-Starling ausgehebelt
- hoher PAOP, Lungenödem
- B-Linien-Muster im Thoraxschall
- geringer Pulsdruck

„Überdrainage" durch ECLS bei sich erholendem LV
- niedriger LVEDP
- verminderter LVEDD
- „kissing walls" im Echo
- Frank-Starling-Mechanismus nicht ausgeschöpft
- geringer Pulsdruck

Ideale Abstimmung ECLS/LV
- normaler LVEDP
- normaler PAOP
- normaler LVEDD
- Frank-Starling optimal
- optimaler Pulsdruck

Bei anhaltend hohem LVED, PAOP oder klinisch persistierendem Lungenödem unter ECLS-Therapie oder im Weaning von der ECLS kann ein direktes LV-„Unloading" mittels eines zusätzlich implantierten PVAD oder ein indirektes LV-„Unloading" mittels einer PA-Kanüle (VV-A Konfiguration) erwogen werden. Im Rahmen einer dynamischen, adaptiven Kanülierungsstrategie könnte eine PA-Kanüle auch (später) als RV-Support verwendet werden oder als „V-V-Komponente" in einem V-AV-Aufbau dienen.

Bei wieder einsetzender LV-Funktion ist zu berücksichtigen, dass nun das vom LV ausgeworfene Blut aus dem RV stammt und somit eine Lungenpassage durchgemacht hat. Ist der Patient nicht ausreichend beatmet, im Lungenödem oder im ARDS, kann es nun zu einem Auswurf von schlecht oxygeniertem Blut in die Aorta ascendens und somit in die Koronararterien, den Truncus brachiocephalicus und die linksseitigen hirnversorgenden Arterien kommen.

„Harlekin"-Phänomen (Differential Hypoxia)

Pathophysiologie des „Harlekin"-Phänomens (Differential Hypoxia)

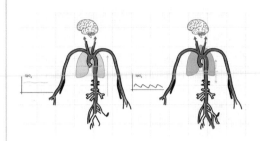

Eine V-A ECMO kann (nicht immer) eine adäquate Atmung oder Beatmung ersetzen. Bei erhaltenem Auswurf gelangt nur das in der Lunge oxygenierte Blut in die Halsgefäße und somit in das Gehirn. Je nach Auswurf des linken Herzens und Höhe der Drucksäule des retrograden ECMO-FLusses bildet sich ich im Bereich der Aorta eine „Wasserscheide". Das aus dem linken Ventrikel ausgeworfene Blut wird dabei nur durch die patienteneigene Lunge oxygeniert.

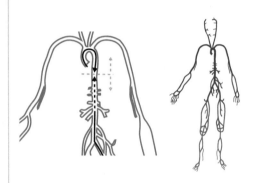

Liegt die „Wasserscheide" distal der Abgänge der hirnversorgenden Arterien, kann es bei schlechter Lungenfunktion (ARDS, Lungenödem, Pneumonie, etc.) zu einer O_2-Unterversorgung des Gehirns kommen. „Rote Füße, blauer Kopf" erinnert an die Figur eines Harlekin: „Harlekin"-Phänomen, auch Differential Hypoxia, auch „North-South"-Phänomen genannt. Neben der echokardiographischen Bestimmung (LVOT VTI) gibt die invasive Blutdruckkurve einen Hinweis auf den LV-Auswurf. Neben einer Unterversorgung des Gehirns ist auch die Koronarversorgung gefährdet.

„Harlekin"-Phänomen (Differential Hypoxia) erkennen

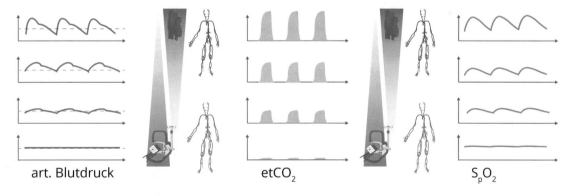

art. Blutdruck $etCO_2$ S_pO_2

Ein pulsatiler Fluss liegt nach Definition bei einem Unterschied zwischen systolischem und diastolischem Druck von mehr als 15 mmHg vor. Jeder am Monitor nicht-laminare Fluss oder gering pulsatile Fluss (< 15mmHg Pulsdruck) sollte mittels TTE-Kontrollen auf ein tatsächliches Öffnen der Aortenklappe hin überprüft werden, den Nachweis eines Flusses im LVOT (LVOT VTI) dokumentieren.
Hinweise für einen vorhandenen LV-Auswurf sind auch neben einer pulsatilen arteriellen Blutdruckkurve eine pulsatile S_pO_2-Kurve und ein ansteigendes $etCO_2$.

Die Lage der „Wasserscheide" kann nur klinisch erarbeitet werden. Hinweise geben:
-    Abfall der peripheren Sättigung (S_pO_2) bzw. p_aO_2 an der rechten Extremität (immer im Vergleich zu links bewerten). Bei schlechter peripherer Ableitung ggf. S_pO_2 zumindest an der Stirn oder an der Nase ableiten.
-    im NIRS, wenn vorhanden: Abfall des $_rSO_2$ rechts cerebral im Seitenvergleich.

Ein „Harlekin"-Phänomen erkennen

Wahrscheinlichkeiten für das Auftreten eines „Harlekin"-Phänomoments

Fehlender LV-Auswurf - die Wahrscheinlichkeit für ein Harlekin-Phänomen ist gering

- laminare Blutdruckkurve
- laminare, ggf. schlecht ableitende S_pO_2 Kurve
- niedriges $etCO_2$. Bei komplettem rechts-links Shunt durch die V-A ECMO bei fehlender Herzaktion nimmt die weiterhin beatmete Lunge nicht am Gasaustausch teil (Ventilations-Perfusions-Defizit). Das $etCO_2$ ist oft einstellig.
- gute Oxygenierung in der BGA an der rechten oberen Extremität
- TTE oder TEE: kein LVOT-VTI darsellbar, Aortenklappe öffnet visuell nicht

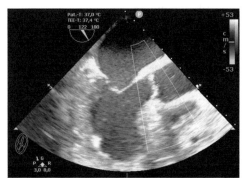

Echokardiographisch, hier im TEE kann weder visuell eine Öffnung der Aortenklappe dargestellt werden, noch ein Fluss im Doppler.

Sowohl im Vorhof, als auch im Ventrikel und im Bereich der Aortenwurzel zeigt sich Spontankontrast ("Smoke"). Sollte der Zustand fehlenden Auswurfs über 4-6 Stunden anhalten, ist ein „Venting" des Ventrikels zu diskutieren, z.B. mit einem zusätzlichen PVAD. Für thrombembolische Komplikationen besonders gefährlich ist auch eine Thrombenbildung im Bereich der Aortenwurzel.

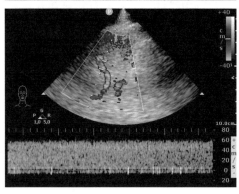

Bei einem laminaren Fluss aufgrund eines nicht vorhandenen LV-Auswurfs zeigt sich auch kein pulsatiles, sondern ein laminares Doppler-Signal im Bereich der peripheren Arterien, hier links am Beispiel der A. cerebri media.

Cave: Ein aufgehobener cerebraler Fluss im Vergleich zum Ausgangsbefund ist jedoch nach der aktuellen Fortschreibung der Diagnostik zu irreversiblen Hirnfunktionsverlauf als ergänzende Untersuchung nicht zulässig.

LV-Auswurf vorhanden - Gefahr eines Harlekin-Phänomen bei gleichzeitig eingeschränktem pulmonalem Gasaustausch gegeben

- pulsatile Blutdruckkurve
- BGA nur aus der rechten oberen Extremität bewerten: re. A. radialis oder re. A. brachialis
- S_pO_2 Sensor immer an der rechten Hand anbringen, alternativ Klebesonde an der rechten Stirn anbringen, schlechte oder unter konstanten Beatmungsparametern schlechter werdende Oxygenierung in der BGA re. obere Extremität. Dynamik beachten.
- Anstieg des $etCO_2$. Trend über die Schicht am Monitor beachten.
- Beatmung optimieren, bei Nicht-Einhalten lungenprotektiver Paramter: V-AV erwägen

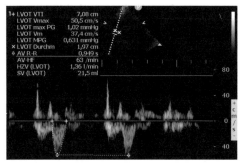

Ein am Monitor vermeintlich pulsatiler Fluss muss immer echokardiographisch verifiziert werden.
Bei einem VTI von 5-7 cm ist - fehlender Spontankontrast vorausgesetzt - von einem ausreichenden „endogenen Venting" auszugehen (entspricht bei einer HF von ca. 60/min und einem „Standard-LVOT-Durchmesser von 20 mm ca. 1-1,3 L/min).

Im Beispiel links berechnet sich bei einem LVOT VTI im TTE von ca. 7 cm ein Fluss von ca. 1,4 L/min.

Erweiterung von V-A auf V-AV ECMO

Indikation V-AV ECMO

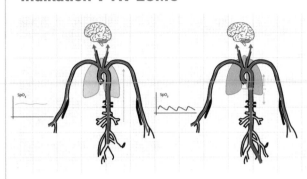

1) Konstellation V-A als Ausgangskonfiguration mit erhaltenem linkventrikulärem Auswurf, jedoch schlechter endogener Oxygenierung bei Störung des Gasaustausches der Lunge (Lungenödem, ARDS, etc.) und manifestes oder Gefahr eines Harlekin-Syndroms (schlechtes SpO_2/paO_2 rechte A. radialis)

2) Konstellation V-V als Ausgangskonfiguration mit Verschlechterung des linksventrikulären Auswurfs (kardiogener Schock, Lungenembolie, septische Kardiomyopathie)

Allgemeiner Aufbau V-AV ECMO

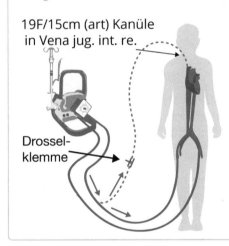

19F/15cm (art) Kanüle in Vena jug. int. re.

Drosselklemme

Typische V-AV-Konfiguration nach Erweiterung einer bifemoralen V-A-Konfiguration durch Einbringen einer zusätzlichen arteriellen Linie über ein Y-Stück, rückgebende Kanüle über die V. jug. int. re. Über die V-V-Komponente wird oxygeniertes Blut in ZVD-Position zurückgegeben. Ist der rechte juguläre Zugang nicht möglich, kann eine „trifemorale" Konfiguration erwogen werden als ultima ratio auch eine Kanüle über die li. V. subclavia eingbracht werden (CAVE: Problematik mit oberer Einflussstauung). V-AV-Konfigurationen bei zusätzlicher kardialer Verschlechterung sind auch möglich durch Erweiterungen bi-femoraler oder bicavaler V-V Konfigurationen um einen arteriellen Schenkel. Nach kardialer Erholung kann durch eine Explation des arteriellen Schenkels auf V-V zurückgebaut werden.

Kirchhoffsche Regeln in der V-AV ECMO

Parallelschaltung

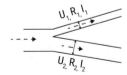

Die Teilflüsse addieren sich
$$I_1 + I_2 = I_{ges}$$
Die an den Teilstücken anliegenden Drücke sind gleich
$$U_1 = U_2$$
Der Kehrwert des Gesamtwiderstandes ist die Summe der Kehrwerte der einzelnen Widerstände
$$1/R_1 + 1/R_2 = 1/R_{ges}$$

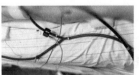

Ausschnitt einer V-AV Konfiguration. Nach den Kirchhoffschen Regeln addieren sich die Flüsse in den Teilschenkeln zum Gesamtfluss. Im Dauerbetrieb muss der Fluss-Sensor am arteriellen Teilschenkel (V-A-Komponente) angebracht werden, da der V-A-Fluss zumeist der maßgeblichere Anteil im kardiorespiratorischen Versagen darstellt.

Die zurückbegebende arterielle Kanüle hat nicht nur einen geringeren Innendurchmesser, sondern muss auch die ECLS hier gegen einen höheren Gegendruck arbeiten. Ist der arterielle Schenkel über ein Y-Stück aufgezweigt, wird das Blut den Weg „des geringsten Widerstands" fliessen, bei einem V-AV Aufbau fließt somit fast alles oxygenierte Blut über den rückgebenden V-Schenkel. Um dies zu vermeiden, muss an diesen eine Drosselklemme eingebracht werden. Nach Einbringen der Drosselklemme diese zuerst submaximal schließen und dann auf den gewünschten (V-V-)Fluss langsam öffnen.

Praktische Durchführung V-AV ECMO

Praktische Durchführung Erweiterung auf eine V-AV Konfiguration

Benötigtes Material:

Y-Konnektor
2m 3/8" Schlauch
4 Klemmen (steril)
sterile Schere
sterile Tücher-
NaCl + Heparin
Blasenspritzen

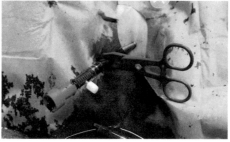

1. Kanüle in Vena jug. int. re. (z.B. 19F/15cm)

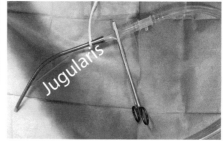

2. Kanüle mit dem 3/8" Schlauch verbinden

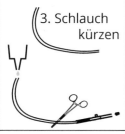

3. Schlauch kürzen

4. Passives Füllen des Schlauchendes

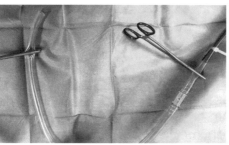

5. Schlauchende luftfrei klemmen

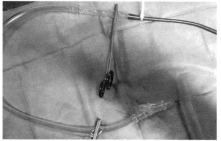

6. Y-Stück anbringen. Auf korrekte Ausrichtung achten

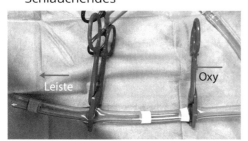

7. Arterielle Linie klemmen, schneiden
Cave: gute Vorbereitung, da **kein HZV bis Schritt 10**

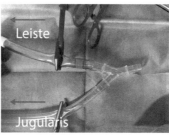

8. Die arterielle Linie an das Y-Stück anschließen

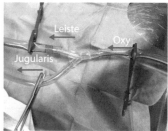

9. Y-Stück füllen, alle Schenkel blasenfrei konnektieren

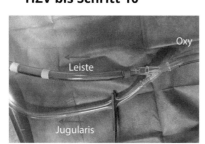

10. arterielle Linie öffnen. CAVE: „Backflow"

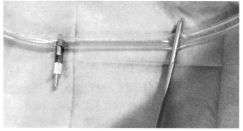

11. Drosselklemme der jugulären Linie vor dem graduellen Öffnen submaximal schließen

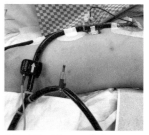

12. Alle Konnektionsstellen prüfen und sichern

V-Schenkel + A-Schenkel

= Gesamt-Fluss Oxy

Die Flüsse in den beiden venösen Linien nach dem Y-Stück addieren sich zum Gesamtfluss. Da üblicherweise nur ein Flusssensor an der ECLS-Konsole verfügbar ist: regelmäßig alle 3 Linien „durchmessen" und justieren. Im Dauerbetrieb den Flusssensor am arteriellen (V-A)-Schenkel anbringen.

Erweiterung V-A auf VV-A ECMO

Indikation VV-A ECMO

Zweite venöse Linie über die V. jug. int. re.

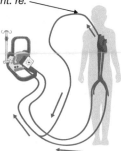

Zweite venöse Linie kontralaterale V. femoralis

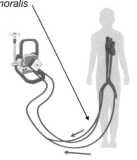

Typische Erweiterung einer bestehenden V-A Konfiguration mit einer zweiten femoralen Kanüle oder miteiner zusätzlichen jugulären Kanüle. **Indikationen/Szenarien:**

- Technisch bedingtes Ansaugen/"Chugging" der venösen Kanüle. CAVE: bei intravasalem Volumenmangel im Reperfusions-SIRS ist meist die Lage/Durchmesser der bestehenden Kanüle nicht das führende Problem.
- Dislokation der venösen Kanüle.
- Rechtsherzentlastung mit zusätzlicher venöser Kanüle in VCI/RA von jugulär.
- Indirektes LV-Unloading über Implantation einer venösen Kanüle in die Pulonalarterie.
- Bei versehentlicher femoraler V-V Kanülierung, um keine Blutungskomplikation durch Zug der versehentlich venös liegenden (arteriellen) Kanüle zu provozieren
- Üblicherweise wird von jugulär eine Single-Stage-Kanüle (z.B. 19F 25cm) zusätzlich als drainierende Kanüle von jugulär eingebracht.
- Wahl einer zweiten femoralen Kanüle in Abhängigkeit der Lage/Durcmesser der bestehenden Kanüle, z.B. bei derer zu geringen Implantationstiefe eine zusätzliche 61cm mit Position der Spitze in die VCS.

VV-A ECMO mit zusätzlicher Pulmonalarterien (PA)-Drainage

- nur unter Durchleuchtung(!) von erfahrenem Untersucher durchführen
- ideal flexible Single-Stage Kanüle ausreichender Länge zur sicheren Passage in PA
- Zur Therapiesteuerung optional zweiten PAK vorlegen (Messung PA-Drucks bzw. PAOP)

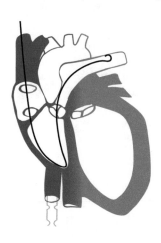
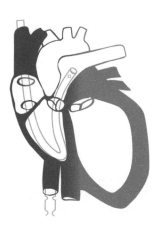
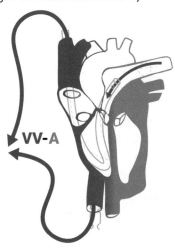

- Einführen eines J-Drahtes über einen zuvor eingeschwemmten PAK/Swan-Ganz-Katheter. Wechsel auf einen Stiff-Draht über einen (MP-) Führungskatheter in die Pulmonalarterie (PA).

- äußerst vorsichtiges Einbringen der Kanüle unter Durchleuchtung. CAVE: RV-Penetration während der bogenartigen Passage durch den RV
- Zurückziehen des Innen-Trokars, sobald die Kanüle im RVOT aszendiert.

- Zur Abstimmung ggf. Einbringen einer Schlauchklemme an einer der Venen
- Messung des PA-Drucks bzw. PAOP bei optional einliegemdem PAK

Praktische Durchführung VV-A ECMO

Praktische Durchführung Erweiterung auf VV-A ECMO

Benötigtes Material:

Y-Konnektor
2m 3/8" Schlauch
4 Klemmen (steril)
sterile Schere
sterile Tücher
NaCl + Heparin
Blasenspritzen

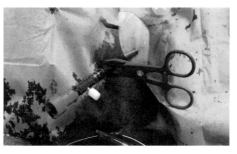

1. Zusätzliche Kanüle implantieren, hier z.B. 19F/15cm in V. jug. int. re.

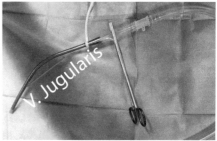

2. Kanüle mit dem Schlauch (2m) verbinden, Schlauch kürzen

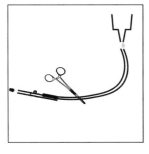

4. Passives Füllen des offenen Schlauches

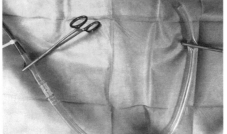

5. Schlauchende klemmen

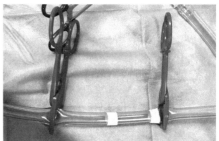

6. Arterielle Linie ausklemmen, schneiden, *Maschine auf 0 rpm*

Cave: gute Vorbereitung, da **kein HZV von Schritt 6 bis 8**

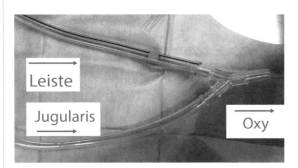

7. Konnektion der beiden drainierenden V-Schenkel an das Y-Stück, blasenfreie Konnektion des Y-Stücks mit der venösen Linie des Oxys.

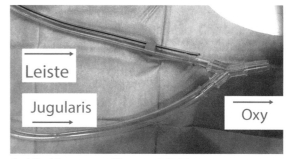

8. Alle Klemmen lösen. CAVE: 1500 rpm „backflow"-Prävention

Überlicherweise wird keine Drosselklemme an einen der venösen Schenkel eingebracht. Bei einem erheblichen Widerstandsunterschied der beiden Kanülen oder z.B. zur differentiellen Drainage z.B. der Pulmonalarterie kann es jedoch notwendig werden, eine Drosselklemme auf einen der beiden Schenkel anzubringen. Regelmäßiges Messen der beiden Schenkel, um zu geringere Flüssen (Stase, Thrmobose) einem der Schenkel zu vermeiden.

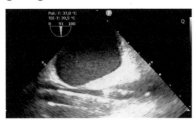

Wird von jugulär oder, wie hier von li. subclaviculär bei schon liegender venöser femoraler Kanüle eine zusätzliche Kanüle eingebracht, so muss der Stiff-Draht die schon liegende Kanüle passierend dargestellt werden.
Bei ausgeprägter Rezirkulation (V-AV) muss ggf. die femorale Kanüle zurück gezogen werden.

Zusätzliche Verwendungsmöglichkeiten einer PA-Kanüle

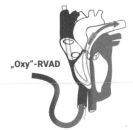

„Oxy"-RVAD

- Eine PA-Kanüle kann auch zur RV-Unterstützung verwendet werden. Die PA-Kanüle wird dann wie folgt verschaltet, bzw. es ergibt sich nach Bedarf eine dynamische Konfiguration (Eskalation/Switch/Deeskalation je nach hämodynamischer Situation):
  - V-AVpa zur Unterstüzung des rechten Ventrikels oder als reines
  - V-PA als „Oxy-RVAD", auch möglich als V-PA/Oxy-RVAD plus linksventrikuläres PVAD.

Literatur

Biscotti M, Lee A, Basner RC, et al. Hybrid configurations via percutaneous access for extracorporeal membrane oxygenation: a single-center experience. ASAIO J. 2014;60(6):635-642. doi:10.1097/MAT.0000000000000139

de Pommereau A, Radu C, Boukantar M, et al. Left Ventricle Unloading Through Pulmonary Artery in Patients With Venoarterial Extracorporeal Membrane Oxygenation. ASAIO J. 2021;67(1):e49-e51. doi:10.1097/MAT.0000000000001179

Falk L, Sallisalmi M, Lindholm JA, et al. Differential hypoxemia during venoarterial extracorporeal membrane oxygenation. Perfusion. 2019;34(1_suppl):22-29. doi:10.1177/0267659119830513

Hammond DA, Lam SW, Rech MA, et al. Balanced Crystalloids Versus Saline in Critically Ill Adults: A Systematic Review and Meta-analysis. Ann Pharmacother. 2020;54(1):5-13. doi:10.1177/1060028019866420

Joshi Y, Bories MC, Aissaoui N, et al. Percutaneous venopulmonary artery extracorporeal membrane oxygenation for right heart failure after left ventricular assist device insertion. Interact Cardiovasc Thorac Surg. 2021;33(6):978-985. doi:10.1093/icvts/ivab197

Lang CN, Zotzmann V, Schmid B, et al. Utilization of transfusions and coagulation products in cardiogenic shock with and without mechanical circulatory support. J Crit Care. 2021;65:62-64. doi:10.1016/j.jcrc.2021.05.018

Lo Coco V, Swol J, De Piero ME, et al. Dynamic extracorporeal life support: A novel management modality in temporary cardio-circulatory assistance. Artif Organs. 2021;45(4):427-434. doi:10.1111/aor.13869

Lorusso R, Raffa GM, Heuts S, et al. Pulmonary artery cannulation to enhance extracorporeal membrane oxygenation management in acute cardiac failure. Interact Cardiovasc Thorac Surg. 2020;30(2):215-222. doi:10.1093/icvts/ivz245

Mazzeffi M, Greenwood J, Tanaka K, et al. Bleeding, Transfusion, and Mortality on Extracorporeal Life Support: ECLS Working Group on Thrombosis and Hemostasis. Ann Thorac Surg. 2016;101(2):682-689. doi:10.1016/j.athoracsur.2015.07.046

Pettit KA, Selewski DT, Askenazi DJ, et al. Synergistic association of fluid overload and acute kidney injury on outcomes in pediatric cardiac ECMO: a retrospective analysis of the KIDMO database [published online ahead of print, 2022 Aug 9]. Pediatr Nephrol. 2022;10.1007/s00467-022-05708-w. doi:10.1007/s00467-022-05708-w

Prisco AR, Aguado-Sierra J, Butakoff C, et al. Concomitant Respiratory Failure Can Impair Myocardial Oxygenation in Patients with Acute Cardiogenic Shock Supported by VA-ECMO. J Cardiovasc Transl Res. 2022;15(2):217-226. doi:10.1007/s12265-021-10110-2

Rojas-Velasco G, Carmona-Levario P, Manzur-Sandoval D, Lazcano-Díaz E, Damas-de Los Santos F. Pulmonary artery cannulation during venovenous extracorporeal membrane oxygenation: An alternative to manage refractory hypoxemia and right ventricular dysfunction. Respir Med Case Rep. 2022;38:101704. Published 2022 Jul 9. doi:10.1016/j.rmcr.2022.101704

Schmidt, M., Bailey, M., Kelly, J. et al. Impact of fluid balance on outcome of adult patients treated with extracorporeal membrane oxygenation. Intensive Care Med 40, 1256–1266 (2014).

Sayed S, Schimmer C, Shade I, Leyh R, Aleksic I. Combined pulmonary and left ventricular support with veno-pulmonary ECMO and impella 5.0 for cardiogenic shock after coronary surgery. J Cardiothorac Surg. 2017;12(1):38. Published 2017 May 22. doi:10.1186/s13019-017-0594-4

Shehab S, Rao S, Macdonald P, et al. Outcomes of venopulmonary arterial extracorporeal life support as temporary right ventricular support after left ventricular assist implantation. J Thorac Cardiovasc Surg. 2018;156(6):2143-2152. doi:10.1016/j.jtcvs.2018.05.077

Staudacher DL, Gold W, Biever PM, Bode C, Wengenmayer T. Early fluid resuscitation and volume therapy in venoarterial extracorporeal membrane oxygenation. J Crit Care. 2017;37:130-135. doi:10.1016/j.jcrc.2016.09.017

Wengenmayer T, Schroth F, Biever PM, et al. Albumin fluid resuscitation in patients on venoarterial extracorporeal membrane oxygenation (VA-ECMO) therapy is associated with improved survival. Intensive Care Med.

Indikation Erweiterung um ein PVAD

Indikation und Timing der Hinzunahme eines PVAD zu LV-Unloading und -Venting

Ob und wann eine V-A ECMO um ein PVAD ergänzt werden sollte, ist aktuell Gegenstand der Diskussion. Retrospektiv gibt es Hinweise, dass die Kombination aus V-A ECMO und PVAD Vorteile mit sich bringt, es gibt jedoch noch keine randomisierten, prospektiven Daten.

Im Gegensatz zum „Unloading" scheint die Indikation zum „Venting" eindeutiger: Zeigt sich über 4-6h kein LV-Auswurf über die Aortenklappe, ist der LVOT VTI dauerhaft unter 5cm/s, oder zeigt sich echokardiographisch massiv Spontankontrast in LV, LA oder Aorta ascendens, sollte ein „Venting" erwogen werden.

Kontrovers diskutiert werden kann die Bedeutung des LV-Unloadings, um die LV-Wandspannung zu reduzieren, um somit die myokardiale Erholung zu fördern. Auch ist die Auswirkung der ECLS auf die LV-Nachlast nicht so eindeutig, wie es auf den ersten Blick der retrograde, „nicht physiologische Fluss" bei femoraler Kanülierung suggeriert.

Vor dem Abschluss einer Herzkatheteruntersuchung (HKU) sollte deshalb stets der LVEDP invasiv bestimmt werden. Nach der HKU kann nur noch der PAOP als nächster zugänglicher LV-Druckparameter als Surrogat für den LVEDP bestimmt werden. Auch sollten die echokardiographischen Parameter LVOT VTI und LVEDD bestimmt werden. Ein weiteres Kriterium ist das Vorliegen eines Lungenödems unter ECLS-Therapie. Zeigt sich nach Wiederherstellung der Koronarperfusion immer noch therapierefraktäres Kammerflimmern, kann ein PVAD möglicherweise durch die herabgesetzte Wandspannung eine erfolgreiche Defibrillation ermöglichen. Sprechen genug Argumente für eine direkte Anlage noch im Herzkatheterlabor, ist diese frühe Implantation einer späteren, zwei-zeitigen vorzuziehen.

„LV-Venting" evaluieren bei...

Kein linksventrikulärer Auswurf für > 4-6h	Keine AO-klappenöffnung LVOT-VTI < 5 cm	Prospektiv protrahiertes Weaning bzw. „Bridging to LVAD/HTX" zu erwarten?
Stasesymptomatik im LV	„Smoke"/Spontankontrast im LV, LA oder Aorta asc.	

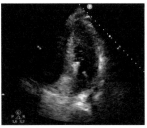

Links, TTE 4K: bei fehlendem Auswurf zeigt sich Spontankontrast im LV, je nach Ausprägung und Auflösung als dichter Schleier („Smoke").

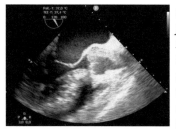

Links, TEE 120°: bei fehlendem Auswurf zeigt sich der Spontankontrast/Smoke auch im Aortenbulbus und der Aorta ascendens als potenzielle Thrombemboliequelle.

„LV-Unloading" evaluieren bei...

$PAP_{mean/syst/dia}$ [mmHg]	Bei $PAP_{diast} \geq 25$ mmHg	Bestimmung mittels PAK
PAOP/"Wedge" [mmHg]	Bei **PAOP ≥ 20 mmHg**	Bestimmung mittels PAK
LVEDD [mm]	Bei **LVEDD ≥ 60 mm** PVAD	Bestimmung im TEE
LVEDP [mmHg]	Bei **LVEDP ≥ 20 mmHG**	Invasive Bestimmung in HKU

Funktionsprinzip PVAD

Funktionsprinzip eines PVAD

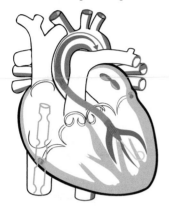

Schematische Darstellung der Funktionsweise einer Mikroaxial-pumpe. Die Implantation und Positionierung der femoral implantierbaren Systeme erfolgt im Herzkatheterlabor perkutan unter Durchleuchtung, die Implantation der größeren Systeme hybrid über einen chirurgischen Zugang und Durchleuchtung.
Im LV angesaugtes Blut wird in der Aorta ascendens wieder ausgeworfen, für den Fluss sorgt ein Impellerantrieb. Die Stromversorgung und die Steuerkabel zur Druckmessung und Steuerung der Leistung des Antriebs treten je nach Ort der Implantation von femoral oder axillär über eine Schleuse aus.

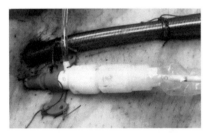

Zugang PVAD über eine Schleuse mit Tuohy-Borst-Konnektor. Darüber ist im Bild eine 23F venöse ECMO Kanüle zu sehen. Der Konnektor sollte regelmäßig auf festen Sitz kontrolliert werden, insbesondere vor einem Transport. Implantationstiefe dokumentieren (cm-Marker auf der Steuer-/Purge-Leitung). CAVE bei längerer Liegedauer: Hämolyse, distale Beinischämie. Insbesondere in der Stabilisierungsphase kann es in der Kombination durch ECLS- und PVAD-bedingter Gerinnungsaktivierung zu Blutungen kommen.

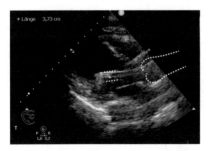

Nach Implantation sind die Strukturen des PVAD im Echo erkennbar. Lagekontrolle im TTE, parasternal lange Achse. Einmal pro Schicht Lagekontrolle bzw. nach Manipulation oder Transporten. Der Auslasskäfig sollte ca. 3,5 cm vor der Klappenebene liegen und keine Interferenz mit dem Klappenapparat oder den Papillarmusklen zeigen. Dies kann zu einer erhöhten Hämolyserate führen.
Ausschluss Perikarderguss, auf neue Klappeninsuffizienzen achten, LVEDD bestimmen. Je nach Modell kann ein Plazierungssignal helfen, das PVAD korrekt zu positionieren. CAVE: bei Dislokation über die Klappe ist keine Reposition mehr möglich.

Distale Beinperfusion am PVAD

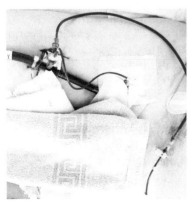

Je nach Gefäßstatus des Patienten kann es, wie bei der arteriellen ECLS-Kanüle, auch beim PVAD zu einer distalen Beinischämie kommen. Eine Ischämie fördert ein SIRS. Analog zur antegraden Perfusion auf der Seit der arteriellen ECLS-Kanüle kann auch hier eine antegrade Perfusion, z.B. über eine 7F Schleuse, erfolgen. Der Anschluss erfolgt extrakorporal „Cross-Over" über den Anschluss der arteriellen ECLS-Kanüle, einem 3-Wege-Hahn, einer (kurzen) „Heidelberger" Verlängerung und einen 2. „Male-Male" Konnektor. Regelmäßig die Flüsse in beiden Bypässen kontrollieren.

Nach längerer Ischämiezeit neben der ordentlichen Reperfusion auf eine Reperfusions-Kompartmentsyndrom achten.

Abstimmung Fluss ECLS und PVAD

Abstimmung von ECLS- und PVAD-Fluss

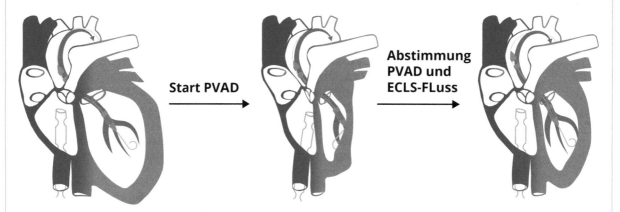

Start PVAD

Abstimmung PVAD und ECLS-FLuss

Vor Start PVAD
- Hoher LVEDP
- Erhöhter LVEDD
- Frank-Starling überdehnt
- Hoher PAOP
- Klinisch Lungenödem
- B-Linien-Muster im Thorax-schall

„Überdrainage" durch PVAD
- Niedriger LVEDP
- Verminderter LVEDD
- „Kissing walls" im TEE
- Ansaugproblematik PVAD
- Frank-Starling nicht ausge-schöpft

Ideale Abstimmung ECLS/PVAD
- Normaler LVEDP und PAOP
- Normaler LVEDD
- Frank-Starling ideal

Die Kombination aus ECMO und PVAD birgt eine hämodynamische Herausforderung: Ein in der Initialphase benötigter, hoher V-A ECMO-Fluss bewirkt durch den resultierenden Rechts-Links-Shunt eine geringe LV-Füllung, insbesondere bei einem schlechten residuellen RV-Auswurf. Die Vorlast für das PVAD ist somit gering. Bei nun zu hohem Anspruch an die Höhe des PVAD-Flus-ses resultieren geringe PVAD-Flüsse bei Ansaugproblematiken und es kommt zu einem vermin-derten LV-Auswurf (ausgehebelter Frank-Starling-Mechanismus). Eine Ansaugproblematik des PVAD fördert ggf. Kavitation, Hämolyse und eine Gerinnungsaktivierung.
Wird dann auf die PVAD-Ansaugproblematik mit einer systemischen Volumengabe reagiert, verbessert sich zunächst die ECLS-Vorlast, es resultiert ein höherer Rechts-Links-Shunt, jedoch nicht zwangsläufig auch eine höhere PVAD-Vorlast.
Wird im anderen Extrem der ECMO-Fluss für einen möglichst hohen PVAD-FLuss gedrosselt, kann der resultierende Fluss oftmals nicht für eine metabolische Erholung (Surrogatparameter: fallendes Lactat, steigender BE) ausreichen.

Deshalb sollte insbesondere in der Akutphase von der Motivation Abstand genommen werden, mit dem PVAD einen möglichst hohen Fluss zu erzielen. Es zählt hier der ECLS-Fluss. Auch wenn der PVAD-Fluss formal den „physiologischeren" Fluss darstellt, sollte eine geringe Leistungsstu-fe gewählt werden, rein mit dem originären Ziel des Unloadings und Ventings des linken Ventri-kels. Der Erfolg zeigt sich in einem Rückgang des PAOP. Erholt sich der LV und die Metabolik, kann der PVAD-Fluss im Weaning von der ECLS gesteigert werden.

Die Förderleistung der Mikroaxialpumpe wird mittels „Leistungsstufen" gesteuert. Siehe Herstellermanual zum jeweiligen Pumpentyp. Die ersten 3 Stunden nach Implantation steht ein Automatikmodus zur Verfügung, der bei Ansaugen der Pumpe die Leistungsstufe herunterre-guliert. Zum reinen Venting oder Unloading sollte jedoch von Anfang an die Leistungsstufe niedrig gewählt werden.

Antikoagulation beim PVAD

PVAD und Antikoagulation

Der Impeller der PVAD-Turbine wird kontinuierlich, aber mit wechselndem Fluss mit einer heparinisierten Glucose-Lösung gespült, um Ablagerungen zu vermeiden. Ein Anstieg des dafür aufgewendeten Purge-Drucks kann ein Hinweis für ein Clotting sein.

CAVE: Die über die Purge-Lösung infundierte Heparinmenge ist signifikant (bis zu mehreren 100 IE Heparin/h) und muss im Gerinnungskonzept mit berücksichtig werden.

Die Menge an Heparin, die über das PVAD infundiert wird, kann im Gerinnungskonzept in der Stabilisierungsphase oft ausreichen, auch ohne zusätzlich systemisches Heparin. Ggf. muss mit Protamin gegengesteuert werden. In der Stabilisierungsphase mit einer durch die ECLS und in der Reperfusion aktivierten Gerinnung sind Blutungen wahrscheinlicher und mit gravierenderen Auswirkungen verbunden, als Thrombosen.

Bicarbonat-basierte Purgelösung

Bei manifester Blutung, hoher Blutungsgefahr oder HIT-II kann erwogen werden, die heparinisierte Purge-Lösung durch eine Bicarbonat-basierte Purgelösung (25 mEq NaBicarbonat pro Liter Glucose 5%,) zu ersetzen, Herstellerangaben beachten:

- NaBicarbonat 8.4% = 1 mEq/mL
- NaBicarbonat 8.4% 25 mEq /1 Liter G5 = 25ml NaBic 8,4% in 1 Liter G5

Weaning der Mikroaxialpumpe und weitere Besonderheiten

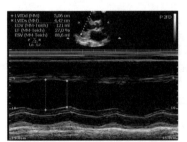

Regelmäßige Kontrolle LVEDD im TTE (hier in der parasternal langen Achse)

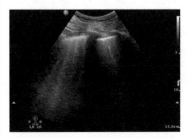

Verlaufskontrolle thorakaler Schall (B-Linien) als Maß für die pulmonale Stauung. Bei liegendem PAK Verlaufskontrollen von PAOP und PAP.

Lagekorrektur einer liegenden Mikroaxialpumpe
Unter maximaler LV-Drainage kann eine Lageveränderung des PVAD schwierig sein (leerer Ventrikel, Gefahr des Ansaugens der Klappentaschen, deshalb Leistungsstufe passager auf P1 reduzieren.

Harlekin-Syndrom und PVAD
In der Kombination von ECLS und PVAD kann ein Harlekin-Phänomen dazu führen, dass schlecht oxygeniertes Blut in die Koronarien ausgeworfen wird. Deshalb sollte der Patient engmaschig auf das Vorliegen eine Harlekin-Phänomens überwacht werden.

Weaning der Mikroaxialpumpe
Reduktion der Leistungsstufe alle 3 Stunden um 2 Leistungsstufen bis auf P2. Keine weitere Reduktion. Sobald auf P2 Stabilität Entfernung der Pumpe: Rückzug der Pumpe in die Aorta unter Leistungsstufe P1, dann Pumpe ausschalten und rasch entfernen. Ggf. Verschluss mittels vorgelegtem Verschlusssystem.

Reanimation bei alleinig liegender Mikroaxialpumpe
Unter Reanimation (Szenario: nur die Mikroaxial Pumpe liegt) muss die Leistungsstufe auf P2 herunter geregelt werden, um bei einer Dislokation unter HDM ein Leersaugen der Koronarien zu vermeiden. Sofortige Lagekontrolle bei ROSC. Erweiterung um eine V-A ECMO erwägen.

Interpretation der Druck- und Motorstromkurven

Interpretation der Druck- und Motorstromkurven

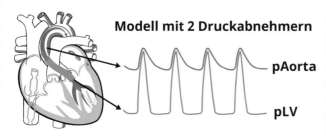

Modell mit 2 Druckabnehmern

pAorta

pLV

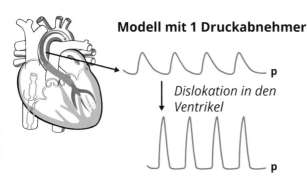

Modell mit 1 Druckabnehmer

p

Dislokation in den Ventrikel

p

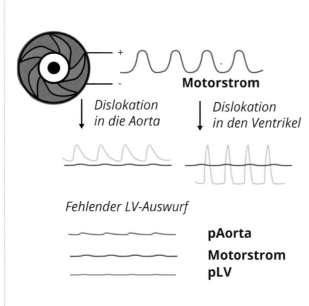

Motorstrom

Dislokation in die Aorta

Dislokation in den Ventrikel

Fehlender LV-Auswurf

pAorta
Motorstrom
pLV

Kann das verwendete Modell 2 Drücke messen, Aortendruck (default) und den LV-Druck (optional und ab einer gewissen P-Stufe), ist eine Dislokation des PVAD einfach zu erkennen: Der Aorten-Druck zeigt bei Disklokation in den Ventrikel auch einen LV-Druck an und umgekehrt, bei Dislokation in die Aorta zeigen beide Druckkurven einen Aortendruck an. Bei fehlendem LV-Auswurf sind die Kurven bei laminarer Strömung über die Aortenklappe flach.

Zur Interpretation sollte auch die Motor-stromkurve hinzugezogen werden: Bei einer Dislokation in die Aorta flacht die Motorstromkurve ab (ein weiterhin erhalte-ner LV-Auswurf vorausgesetzt).

Die Motorstromkurve bietet indirekt ein Hinweis auf den LV-Auswurf, denn bei einem erhaltenen Auswurf befindet sich der Motor in einem wechselnden Druckgradien-ten (U = R · I). Bei wechselndem U und konstantem R schwankt auch der Motor-strom I. Dadurch ensteht auch eine „pulsa-tile" Stromkurve. Eine flache Motorstrom-kurve kann auch auf eine Dislokation hinweisen, da auch hier ein Druckgradient fehlt. Bei fehlendem LV-Auswurf ist diese Kurve aber auch flach, da kein Druckgra-dient existiert. Gleiches kann man bei einem im Verhältnis zu einem vorhande-nen, aber geringen LV-Auswurf hohen ECLS-Fkuss bebachten. Die Motorstromkur-ve ein Hinweis auf eine wieder einsetzende LV-Funktion sein.
Steigt das Niveau des Motorstroms insge-samt an, kann dies Hinweis auf ein Clotting des PVAD sein (Herstellerangaben beach-ten).

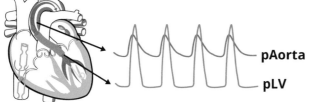

pAorta

pLV

Der LV-Druck ist normalerweise geringer als der Aortendruck. Ist es umgekehrt, „spiesst" die LV-Druckkurve deutlich durch den Aortendruck und übersteigt diesen, kann dies ein Hinweis auf eine Aortenklap-peninsuffizenz sein.

Literatur

Al-Ayoubi AM, Bhavsar K, Hobbs RA, et al. Use of Sodium Bicarbonate Purge Solution in Impella Devices for Heparin-Induced Thrombocytopenia [published online ahead of print, 2022 Apr 7]. J Pharm Pract. 2022;8971900221089078. doi:10.1177/08971900221089078

Bashline M, DiBridge J, Klass WJ, et al. Outcomes of systemic bivalirudin and sodium bicarbonate purge solution for Impella 5.5 [published online ahead of print, 2022 Oct 21]. Artif Organs. 2022;10.1111/aor.14428. doi:10.1111/aor.14428

Belohlavek J, Hunziker P, Donker DW. Left ventricular unloading and the role of ECpella. Eur Heart J Suppl. 2021;23(Suppl A):A27-A34. Published 2021 Mar 27. doi:10.1093/eurheartj/suab006

Bergen K, Sridhara S, Cavarocchi N, et al. Analysis of Bicarbonate-Based Purge Solution in Patients With Cardiogenic Shock Supported Via Impella Ventricular Assist Device [published online ahead of print, 2022 Sep 13]. Ann Pharmacother. 2022;10600280221124156. doi:10.1177/10600280221124156

Cappannoli L, Galli M, Zito A, et al. Venoarterial extracorporeal membrane oxygenation (VA-ECMO) with vs without left ventricular unloading by Impella: a systematic review and meta-analysis [published online ahead of print, 2022 Nov 12]. Eur Heart J Qual Care Clin Outcomes. 2022;qcac076. doi:10.1093/ehjqcco/qcac076

Cavayas YA, Noly PE, Singh G, Lamarche Y. Controversies in extracorporeal membrane oxygenation: Immediate versus watchful waiting for venoarterial extracorporeal membrane oxygenation venting. JTCVS Open. 2021;8:70-76. Published 2021 Oct 19. doi:10.1016/j.xjon.2021.10.008

Cevasco M, Takayama H, Ando M, Garan AR, Naka Y, Takeda K. Left ventricular distension and venting strategies for patients on venoarterial extracorporeal membrane oxygenation. J Thorac Dis. 2019;11(4):1676-1683. doi:10.21037/jtd.2019.03.29

Donker DW, Burkhoff D, Mack MJ. ECMO: We Need to Vent About the Need to Vent!. J Am Coll Cardiol. 2022;79(13):1251-1253. doi:10.1016/j.jacc.2022.01.034

Grandin EW, Nunez JI, Willar B, et al. Mechanical Left Ventricular Unloading in Patients Undergoing Venoarterial Extracorporeal Membrane Oxygenation. J Am Coll Cardiol. 2022;79(13):1239-1250. doi:10.1016/j.jacc.2022.01.032

Kowalewski M, Malvindi PG, Zieliński K, et al. Left Ventricle Unloading with Veno-Arterial Extracorporeal Membrane Oxygenation for Cardiogenic Shock. Systematic Review and Meta-Analysis. J Clin Med. 2020;9(4):1039. Published 2020 Apr 7. doi:10.3390/jcm9041039

Lüsebrink E, Binzenhöfer L, Kellnar A, et al. Venting during venoarterial extracorporeal membrane oxygenation [published online ahead of print, 2022 Aug 20]. Clin Res Cardiol. 2022;10.1007/s00392-022-02069-0. doi:10.1007/s00392-022-02069-0

McDermott L, Cook G, Park J, Yang Q, Hirose H. Save the Leg: Utilization of Distal Perfusion Catheter With Impella CP® May Prevent Morbidity of Limb. Cureus. 2022;14(10):e29916. Published 2022 Oct 4. doi:10.7759/cureus.29916

Nordan T, Kapur NK, Kawabori M. Cavitation during Microaxial Left Ventricular Assist Device is Worth Considering [published online ahead of print, 2022 Jun 16]. Ann Thorac Surg. 2022;S0003-4975(22)00838-4. doi:10.1016/j.athoracsur.2022.06.007

Radakovic D, Zittermann A, Knezevic A, et al. Left ventricular unloading during extracorporeal life support for myocardial infarction with cardiogenic shock: surgical venting versus Impella device. Interact Cardiovasc Thorac Surg. 2022;34(1):137-144. doi:10.1093/icvts/ivab230

Russo JJ, Aleksova N, Pitcher I, et al. Left Ventricular Unloading During Extracorporeal Membrane Oxygenation in Patients With Cardiogenic Shock. J Am Coll Cardiol. 2019;73(6):654-662. doi:10.1016/j.jacc.2018.10.085

Schrage B, Westermann D. Mechanical circulatory support devices in cardiogenic shock and acute heart failure: current evidence. Curr Opin Crit Care. 2019;25(4):391-396. doi:10.1097/MCC.0000000000000629

Simonsen KA, Gunn BL, Malhotra A, et al. Use of a novel bicarbonate-based Impella 5.5 purge solution in a coagulopathic patient. J Card Surg. 2021;36(12):4773-4775. doi:10.1111/jocs.16008

Unai S, Nguyen ML, Tanaka D, et al. Clinical Significance of Spontaneous Echo Contrast on Extracorporeal Membrane Oxygenation. Ann Thorac Surg. 2017;103(3):773-778. doi:10.1016/j.athoracsur.2016.07.019

Unoki T, Kamentani M, Nakayama T, et al. Impact of extracorporeal CPR with transcatheter heart pump support (ECPELLA) on improvement of short-term survival and neurological outcome in patients with refractory cardiac arrest - A single-site retrospective cohort study. Resusc Plus. 2022;10:100244. Published 2022 May 20. doi:10.1016/j.resplu.2022.100244

Vallabhajosyula S, O'Horo JC, Antharam P, et al. Venoarterial Extracorporeal Membrane Oxygenation With Concomitant Impella Versus Venoarterial Extracorporeal Membrane Oxygenation for Cardiogenic Shock. ASAIO J. 2020;66(5):497-503. doi:10.1097/MAT.0000000000001039

V-A ECMO - Auswirkungen der Beatmung

Hämodynamik unter Beatmung und im Weaning

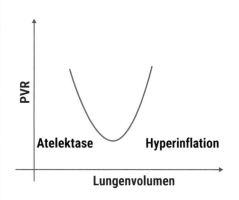

Zusammenhang zwischen Lungenvolumen und pulmonalvaskulärem Widerstand (PVR)

Zwischen Lungenvolumen und PVR besteht ein U-förmiger Zusammenhang. Sowohl bei Atelektasen, als auch bei thorakaler Überblähung, steigt der PVR. Der tiefste Punkt/niedrigste PVR findet sich im Bereich der funktionellen Residualkapazität (FRC).
Auswirkungen bei V-A Konfiguration: Mit erhöhtem PVR (Atelektasen, PEEP, dynamische Überblähung/Auto-PEEP) geht eine geringere LV-Vorlast einher, aber eine höhere RV-Vorlast, d.h. bei vorlastabhängig erhaltener LV-Funktion resultiert ein geringerer endogener Auswurf, jedoch besteht ein besserer venöser Rückfluss für die ECLS und damit ggf. besserer ECLS-Fluss.

Änderungen zwischen invasiver Beatmung und Spontanatmung

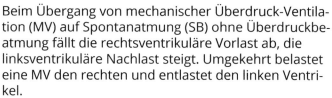

Übergang Überdruck- auf Unterdruckbeatmung

Beim Übergang von mechanischer Überdruck-Ventilation (MV) auf Spontanatmung (SB) ohne Überdruckbeatmung fällt die rechtsventrikuläre Vorlast ab, die linksventrikuläre Nachlast steigt. Umgekehrt belastet eine MV den rechten und entlastet den linken Ventrikel.
Auswirkungen bei V-A Konfiguration: Im Weaning kann der Patient aufgrund Wegfall des PEEP wieder einen LVEDP/PAOP-Anstieg bekommen, der venöse Rückfluss in die ECLS wird schlechter durch einen geringeren RVEDP/ZVD. Surrogat-Parameter für einen erhöhten LVEDP/PAOP können neben Messung im PAK auch nicht-invasiv im TEE (Dynamik im Mitralklappeneinstromprofil) oder einer evtl. bestehenden MK-Insuffizienz sowie im thorakalen US (B-Linien-Muster, LUS) erhoben werden.

Auswirkungen von Hyperventilation und Agitation

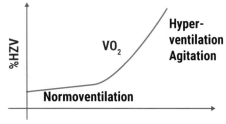

Entspannte Normoventilation bedarf ca. 2% des HZV. Im Weaning und nach Extubation kann bei kompensatorischer Hyperventilation einer noch bestehenden Azidose oder im Delir der Bedaf auf bis zu 40% des HZV ansteigen. Bei sonst noch eingeschränkter LV-Funktion kann dies die Notwendigkeit einer Steigerung des ECLS-Flusses nach sich ziehen. Zur Delir-Vermeidung sollte deshalb von Anfang an auf Sedativa weitgehend verzichtet werden und vor einer Extubation eine metabolische Azidose ausgeglichen sein (durch Fluss-Erhöhung oder RRT).

Beatmung an der V-A ECMO

Beatmung unter V-A ECMO

Es gelten die allgemeinen Grundprinzipien der „lungenprotektiven" Beatmung

- **V_t < 6 ml/kg** KG IBW, niedriger Driving Pressure kleiner (12-)14 cm H_2O.
- bei druckkontrollierter Beatmung dP als Surrogatparameter für den Driving-Pressure.
- **Abstimmung von Atemfrequenz und Driving Pressure:** z.B. *4 · Driving Pressure + RR* als Surrogatparameter für die übertragene Energie: die Energie ist eine Funktion von V_t und der Atemfrequenz (RR), eine Senkung von V_t ist nur förderlich, wenn die Senkung des Driving Pressures um 1 cmH_2O mit Zunahme der RR von nicht mehr als 4/min einhergeht.
- adäquater **PEEP** zur Vermeidung sowohl von Atelektasen, jedoch auch von Hyperinflation
- **F_iO_2 <50%**: nur BGA/S_aO_2 re. Hand bewerten
- **p_aCO_2:** Normokapnie, 35-40 mmHg, Steuerung via Sweep-Gas-Fluss
- **S_pO_2- und p_aO_2-Ziele:** nach der DO_2-Formel ist das Hb-gebundene O_2, ausgedrückt in der S_pO_2, die maßgebliche Zielgröße. Bezüglich einem konservativen oder liberalen p_aO_2-Ziel zur Vermeidung von Sauerstoffradikalen ist die Studienlage nicht eindeutig. Deshalb: **S_pO_2 > 93%**. Dies enspricht einem p_aO_2 von ≈ > 60 mmHg. Ab einer **S_pO_2 > 97%** auf p_aO_2 achten, eine Hyperoxie >150 mmHg muss, insbesondere in den ersten 24h, unbedingt vermieden werden.
- **CAVE:** An der V-A ECMO und ausreichender Oxygenierung im Weaning nie den Sweep-Gas-Fluss auf 0 stellen. Bei plötzlich unbemerkt geringem oder ausbleibendem Auswurf droht eine Hypoxie (Gehirn, Koronargefäße).

Literatur

Feihl F, Broccard AF. Interactions between respiration and systemic hemodynamics. Part I: basic concepts. Intensive Care Med. 2009;35(1):45-54. doi:10.1007/s00134-008-1297-z

Grieco DL, Costa ELV, Nolan JP. The importance of ventilator settings and respiratory mechanics in patients resuscitated from cardiac arrest. Intensive Care Med. 2022;48(8):1056-1058.

Hofer A, Leitner S, Kreuzer M, Meier J. Differential diagnosis of alterations in arterial flow and tissue oxygenation on venoarterial extracorporeal membrane oxygenation. Int J Artif Organs. 2017;40(11):651-655. doi:10.5301/ijao.5000642

Mackle D, Bellomo R, et al. ICU-ROX Investigators and the Australian and New Zealand Intensive Care Society Clinical Trials GroupConservative Oxygen Therapy during Mechanical Ventilation in the ICU. N Engl J Med. 2020;382(11):989-998. doi:10.1056/NEJMoa1903297

Mahmood SS, Pinsky MR. Heart-lung interactions during mechanical ventilation: the basics. Ann Transl Med. 2018;6(18):349. doi:10.21037/atm.2018.04.29

Robba C, Badenes R, Battaglini D, et al. Oxygen targets and 6-month outcome after out of hospital cardiac arrest: a pre-planned sub-analysis of the targeted hypothermia versus targeted normothermia after Out-of-Hospital Cardiac Arrest (TTM2) trial. Crit Care. 2022;26(1):323. Published 2022 Oct 21. doi:10.1186/s13054-022-04186-8

Roumy A, Liaudet L, Rusca M, et al. Pulmonary complications associated with veno-arterial extra-corporeal membrane oxygenation: a comprehensive review. Crit Care. 2020;24(1):212. Published 2020 May 11. doi:10.1186/s13054-020-02937-z

Soto FJ, Kleczka JF. Cardiopulmonary Hemodynamics in Pulmonary Hypertension: Pressure Tracings, Waveforms, and More. Advances in Pulmonary Hypertension (2008) 7 (4): 386–393. https://doi.org/10.21693/1933-088X-7.4.386

Tavares-Silva M, Alaa M, Leite S, Oliveira-Pinto J, Lopes L, Leite-Moreira AF, Lourenço AP. Dose-Response Head-to-Head Comparison of Inodilators Dobutamine, Milrinone, and Levosimendan in Chronic Experimental Pulmonary Hypertension. J Cardiovasc Pharmacol Ther. 2017 Sep;22(5):485-495. doi: 10.1177/1074248417696818. Epub 2017 Mar 1. PMID: 28793822.

Tavazzi G. Mechanical ventilation in cardiogenic shock. Curr Opin Crit Care. 2021;27(4):447-453. doi:10.1097/MCC.0000000000000836

Young PJ, Bagshaw SM, Bailey M, et al. O2, do we know what to do?. Crit Care Resusc. 2019;21(4):230-232.

Weaning der V-A ECMO

Weaning der V-A ECMO

Das patienteneigene HZV sollte echokardiographisch in jeder Schicht mittels LVOT VTI kontrolliert werden. Intermittierend kann beim Weaning unter Beobachtung der Hämodynamik und der LV-Funktion die ECLS-Unterstützung probeweise reduziert werden. CAVE: Clotting bei niedrigen Flussraten.

Insbesondere bei nicht ischämiebedingtem LCOS den Einsatz von Levosimendan erwägen. Inodilatatorische Unterstützung jedoch erst nach Stabilierung des ggf. durch ein Reperfusions-SIRS oder eine Sepsis komprommitierten SVR. Katecholaminerge Inotropika meiden (Epinephrin, Dobutamin). Als eine Einzelfallentscheidung „GI(K)": Glucose, hochdosis-Insulin (und Kalium) kann passager zu einer nicht-katecholaminergen Inotropie führen (myokardialer Glucose vs. Fettstoffwechsel)

Faktoren, die HZV/DO$_2$ „konsumieren" müssen für ein erfolgreiches Weaning berücksichtigt werden.

- Infektionen/Sepsis: Fokussuche, „Entzündungsparameter"
- Spontanatmung, respiratorische Kompensation einer metabolischen Azidose, Atemanstrengungen spontan oder am Respirator (p 0,1 < 4-6 cm H$_2$O)
- Fieber: Temperaturverlauf vor dem Hintergrund TTM/Bedarf einer Heizung oder Kühlung

Im Falle einer kombinierten ECLS mit einem PVAD kann zuerst unter „Schutz" des PVAD die ECLS geweant werden, parallel kann die Leistungsstufe des PVAD zur Kompensation des Wegfalls der ECLS erst erhöht (Transit vom Venting bzw. Unloading zum signifikanten HZV-Ersatz), dann im Verlauf ebenfalls geweant werden.

Weaning in Abhängigkeit der ECLS-Phasen

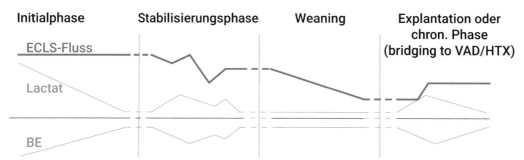

| Initialphase | Stabilisierungsphase | Weaning | Explantation oder chron. Phase (bridging to VAD/HTX) |

ECLS-Fluss

Lactat

BE

Keine Weaning-Anstrengungen in der Initialphase der ECLS, eine Reduktion der ECLS-Unterstützung sollte erst nach Kontrolle der Metabolik erfolgen (stetig fallendes Lactat, Normalisierung des BE). Indodilatatorische Unterstützung (z.B. Levosimendan) erst nach Stabilierierung des ggf. durch ein Reperfusions-SIRS oder durch eine Sepsis komprommitierten SVR.

Nach Überstehen der Initial- und Stabilsierungsphase Evaluation der ECLS-Unterstützung in jeder Schicht. Vor Planung der Explantation. Faktoren, die HZV/DO$_2$ „konsumieren" (Infektionen, Fieber, Spontanatmung) berücksichtigen.

Parallel in allen Phasen Evaluation der Analgosedierung, falls eine Sedierung besteht, sollte parallel versucht werden, diese zu weanen.

Aufgrund des eher dichotomen Charakters eines V-A ECMO Weanings im Gegensatz zur V-V ECMO (dort „Off-Sweep-Trial" bei vollem Fluss), kann ein kompletter Wegfall der ECLS nur sehr schwer und nicht lange (Clotting) simuliert werden. Vor der Planung einer Retransfusion oder Explantation sollte im ECLS-Team deshalb immer ein „Plan B" diskutiert und kommuniziert werden (GET), wie bei einem Scheitern vom ECLS-Weaning vorgegangen wird. Dies gilt auch für die Situationen nach eine zunächst erfolgreichen Dekanülierung (erneute Reanimation/Wiederbeginn ECMO zielführend/indiziert/sich mit dem Patientwillen deckend/etc.?)

Algorithmus Weaning der V-A ECMO

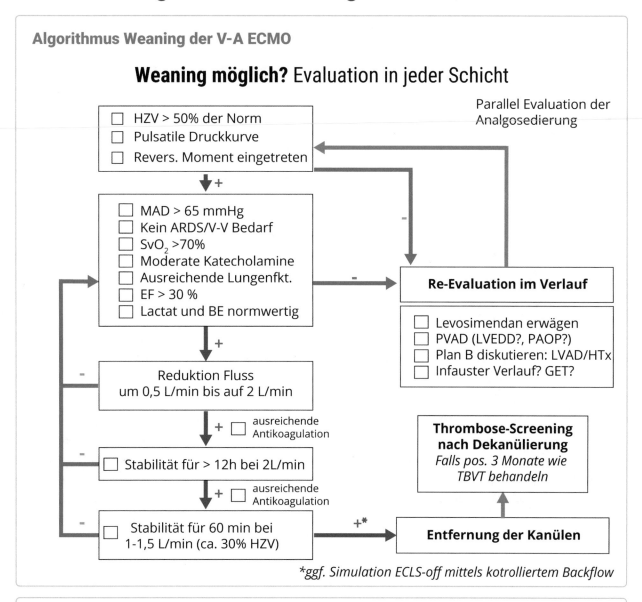

Algorithmus Weaning der V-A ECMO

Weaning möglich? Evaluation in jeder Schicht

Parallel Evaluation der Analgosedierung

☐ HZV > 50% der Norm
☐ Pulsatile Druckkurve
☐ Revers. Moment eingetreten

+

☐ MAD > 65 mmHg
☐ Kein ARDS/V-V Bedarf
☐ SvO_2 >70%
☐ Moderate Katecholamine
☐ Ausreichende Lungenfkt.
☐ EF > 30 %
☐ Lactat und BE normwertig

+

Reduktion Fluss
um 0,5 L/min bis auf 2 L/min

+ ☐ ausreichende Antikoagulation

☐ Stabilität für > 12h bei 2L/min

+ ☐ ausreichende Antikoagulation

☐ Stabilität für 60 min bei
1-1,5 L/min (ca. 30% HZV)

+*

Re-Evaluation im Verlauf

☐ Levosimendan erwägen
☐ PVAD (LVEDD?, PAOP?)
☐ Plan B diskutieren: LVAD/HTx
☐ Infauster Verlauf? GET?

**Thrombose-Screening
nach Dekanülierung**
*Falls pos. 3 Monate wie
TBVT behandeln*

Entfernung der Kanülen

*ggf. Simulation ECLS-off mittels kotrolliertem Backflow

Simulation ECMO-Off mittels kontrolliertem Backflow

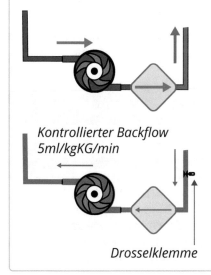

*Kontrollierter Backflow
5ml/kgKG/min*

Drosselklemme

Zur Simulation des Wegfalls der V-A ECMO kann diese nicht ohne Weiteres für mehrere Minuten geklemmt werden, da ohne ein Fluss auf dem System die Gefahr einer Thrombenbildung zu hoch ist. Deshalb kann ein „kontrollierter Backflow" (CAVE: Links-Rechts-Shunt) von ca. 5ml/kgKG/min provoziert werden :
- Auf eine ausreichende Heparinisierung achten, ggf. Bolus.
- Ausschalten der Konsole bzw. komplettes Herausnehmen der Drehzahl. Arteriellen Schenkel kurz klemmen und eine Drosselklemme im arteriellen Schenkel anbringen, diese submaximal schliessen, nach Öffnen der arteriellen Klemme Fluss über Drosselklemme graduell einstellen.
- Danach den Fluss-Sensor tauschen, um einen positiven Fluss zu messen. Dieser wäre bei einem Patienten von 80kg ca. 0,4 l/min. Auf den MAD-Verlauf achten.
- Bei Stabilität (RR, Echo, Laktat) über ca. 30 Minuten ist der Weaning-Versuch „bestanden".

Retransfusion und Abschluss der V-A ECMO

Retransfusion vor Abschluss

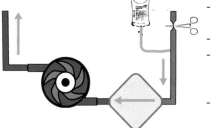

- Retransfusion nur bei elektivem Abschluss, nicht bei Wechsel bei Clotting oder nach längerem Stillstand
- Kontrolle auf Clots im System vor Retransfusion
- Der resultierende Volumenbolus ca. 500ml) muss hämodynamisch vertretbar sein, die Retransfusion erfolgt hypervoläm und initial ggf. „hypochrom"
- Ohne Retransfusion erfolgt der Abschluss isovoläm und „isochrom", da der Inhalt des Systems schon kompensiert bzw. transfundiert ist.

Immer nur durch den Oxygenator ins venöse System retransfundieren

ECLS ausklemmen 0 rpm/lpm

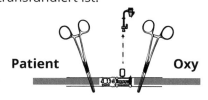

Luer-Konnektor ausklemmen. Grundsätzlich ist jede Luer-Konnektion im arteriellen Schenkel zur Reperfusion geeignet. Der effektivste, am „distalsten" gelegene ist der Luer-Konnektor für die antegrade Perfusion.

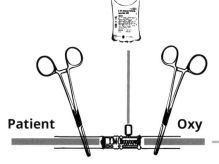

500 ml kristalloide Lösung (VEL) anschliessen

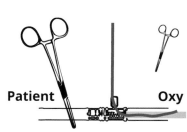

VEL passiv und retrograd infundieren

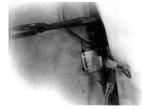

Auch der 3-Wege-Hahn der antegraden Schleuse kann verwendet werden.

Explantation der Kanülen

Venöse Kanülen können sicher mit einer „Z-Naht" und anschließender Kompression entfernt werden. Die sicherste Methode der Explantation der arteriellen Kanülen ist die chirurgische Explantation mit Gefäßnaht der punktierten AFC. Unter manchen Umständen können auch Verschlussysteme für große Gefäße verwendet werden, die mit einem Fibrin-Anker das Gefäß verschliessen. CAVE: Clotting im „toten Winkel" zwischen Kanüle und antegrader Schleuse, ggf. Ausschluss mittels Cross-Over-Angio.

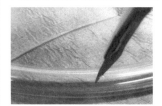
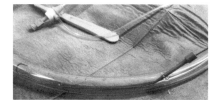
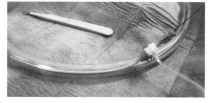

Bedarf es einem Zugang für einen Draht für ein Verschlusssystem, so kann in den 3/8"-Schlauch eine Schleuse eingebracht werden. CAVE: Keine Punktion mit einer Hohlnadel, es können ausgestanzte Plastikpartikel embolisieren oder eine Drahtpassage durch die Nadel unmöglich machen. Ausklemmen, Stichinzision mit 11er Skalpell. Zur weiteren Dilatation des 3/8"-Schlauches und Erleichterung des Einbringens des Seldinger-Drahtes der Schleuse kann dann die Einführhhilfe verwendet werden.

Literatur

Bemtgen X, Heidt T, Zotzmann V, et al. Venoarterial extracorporeal membrane oxygenation decannulation using the novel Manta vascular closure device. Eur Heart J Acute Cardiovasc Care. 2020;9(4):342-347. doi:10.1177/2048872620918707

Bertini P, Paternoster G, Landoni G, et al. Beneficial effects of levosimendan to wean patients from VA-ECMO: a systematic review and meta-analysis [published online ahead of print, 2022 Jun 10]. Minerva Cardiol Angiol. 2022;10.23736/S2724-5683.22.06054-9. doi:10.23736/S2724-5683.22.06054-9

Chen YW, Lee WC, Wu PJ, et al. Early Levosimendan Administration Improved Weaning Success Rate in Extracorporeal Membrane Oxygenation in Patients With Cardiogenic Shock. Front Cardiovasc Med. 2022;9:912321. Published 2022 Jun 30. doi:10.3389/fcvm.2022.912321

Cusanno A, Aissaoui N, Minville V, et al. Predictors of weaning failure in case of VA ECMO implantation. Sci Rep. 2022;12(1):13842. Published 2022 Aug 16. doi:10.1038/s41598-022-18105-y

Hau M, Fong KM, Au SY. Levosimendan's effect on venoarterial extracorporeal membrane oxygenation weaning. Int J Artif Organs. 2022;45(6):571-579. doi:10.1177/03913988221098773

Hermens JA, Meuwese CL, Szymanski MK, Gianoli M, van Dijk D, Donker DW. Patient-centered weaning from venoarterial extracorporeal membrane oxygenation: "A practice-oriented narrative review of literature" [published online ahead of print, 2022 Aug 8]. Perfusion. 2022;2676591221115938. doi:10.1177/02676591221115938

Kaddoura R, Mohamed Ibrahim MI, Omar A. Levosimendan for VA-ECMO weaning: the silver lining. ESC Heart Fail. 2022;9(1):236-240. doi:10.1002/ehf2.13751

Kreibich M, Benk C, Leitner S, et al. Local and Lower Limb Complications during and after Femoral Cannulation for Extracorporeal Life Support. Thorac Cardiovasc Surg. 2019;67(3):176-182. doi:10.1055/s-0037-1608687

Lee WC, Wu PJ, Fang HY, et al. Levosimendan Administration May Provide More Benefit for Survival in Patients with Non-Ischemic Cardiomyopathy Experiencing Acute Decompensated Heart Failure. J Clin Med. 2022;11(14):3997. Published 2022 Jul 10. doi:10.3390/jcm11143997

Lim HS. Weaning from Veno Arterial Extracorporeal Membrane Oxygenation. ASAIO J. 2022;68(6):e110. doi:10.1097/MAT.0000000000001700

Luo JC, Zheng WH, Meng C, et al. Levosimendan to Facilitate Weaning From Cardiorespiratory Support in Critically Ill Patients: A Meta-Analysis. Front Med (Lausanne). 2021;8:741108. Published 2021 Oct 12. doi:10.3389/fmed.2021.741108

Luo JC, Zhang YJ, Hou JY, et al. Weaning from venous-arterial extracorporeal membrane oxygenation: The hemodynamic and clinical aspects of flow challenge test. Front Med (Lausanne). 2022;9:989197. Published 2022 Sep 8. doi:10.3389/fmed.2022.989197

Meuwese CL, Brodie D, Donker DW. The ABCDE approach to difficult weaning from venoarterial extracorporeal membrane oxygenation. Crit Care. 2022;26(1):216. Published 2022 Jul 15. doi:10.1186/s13054-022-04089-8

Pagani FD, Aaronson KD, Swaniker F, Bartlett RH. The use of extracorporeal life support in adult patients with primary cardiac failure as a bridge to implantable left ventricular assist device. Ann Thorac Surg. 2001;71(3 Suppl):S77-S85. doi:10.1016/s0003-4975(00)02620-5

Peters RM. The energy cost (work) of breathing. Ann Thorac Surg. 1969;7(1):51-67. doi:10.1016/s0003-4975(10)66146-2

Santangelo E, Mongodi S, Bouhemad B, Mojoli F. The weaning from mechanical ventilation: a comprehensive ultrasound approach. Curr Opin Crit Care. 2022;28(3):322-330. doi:10.1097/MCC.0000000000000941

Sawada K, Kawakami S, Murata S, et al. Predicting Parameters for Successful Weaning from Veno-Arterial Extracorporeal Membrane Oxygenation in Cardiogenic Shock. ESC Heart Fail. 2021;8(1):471-480. doi:10.1002/ehf2.13097

Trahanas JM, Li SS, Crowley JC, et al. How to Turn It Down: The Evidence and Opinions Behind Adult Venoarterial Extracorporeal Membrane Oxygenation Weaning. ASAIO J. 2021;67(9):964-972. doi:10.1097/MAT.0000000000001375

van Gils L, De Jaegere PP, Roubin G, Van Mieghem NM. The MANTA Vascular Closure Device: A Novel Device for Large-Bore Vessel Closure. JACC Cardiovasc Interv. 2016;9(11):1195-1196. doi:10.1016/j.jcin.2016.03.010

Yang F, Hou D, Wang J, et al. Vascular complications in adult postcardiotomy cardiogenic shock patients receiving venoarterial extracorporeal membrane oxygenation. Ann Intensive Care. 2018;8(1):72. Published 2018 Jun 19. doi:10.1186/s13613-018-0417-3

Yang B, Zhao T, Guo B, Li Y. Short-term effects of levosimendan use for venoarterial extracorporeal membrane oxygenation: A systematic review and meta-analysis [published online ahead of print, 2021 Oct 23]. Perfusion. 2021;2676591211051860. doi:10.1177/02676591211051860

Hypotonie an der V-A ECMO

Beobachtungen Hämodynamik

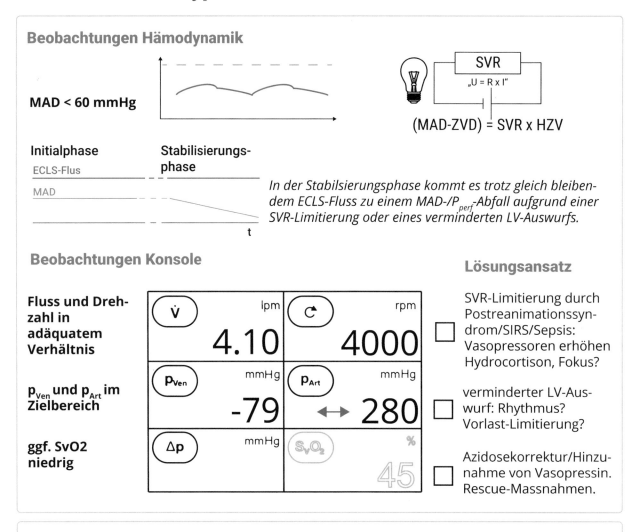

MAD < 60 mmHg

SVR
„U = R x I"

$(MAD-ZVD) = SVR \times HZV$

Initialphase

ECLS-Flus

MAD

Stabilisierungs-phase

In der Stabilsierungsphase kommt es trotz gleich bleibendem ECLS-Fluss zu einem MAD-/P_{perf}-Abfall aufgrund einer SVR-Limitierung oder eines verminderten LV-Auswurfs.

t

Beobachtungen Konsole

Fluss und Drehzahl in adäquatem Verhältnis

p_{Ven} und p_{Art} im Zielbereich

ggf. SvO2 niedrig

V̇	lpm	↻	rpm
	4.10		4000
p_{Ven}	mmHg	p_{Art}	mmHg
	-79	↔	280
Δp	mmHg	SvO₂	%
			45

Lösungsansatz

SVR-Limitierung durch Postreanimationssyndrom/SIRS/Sepsis: Vasopressoren erhöhen Hydrocortison, Fokus? ☐

verminderter LV-Auswurf: Rhythmus? Vorlast-Limitierung? ☐

Azidosekorrektur/Hinzunahme von Vasopressin. Rescue-Massnahmen. ☐

Ursachen für eine Hypotonie, die nicht aus einer HZV-Limitierung resultieren

Ist trotz ausreichendem ECLS-Fluss kein ausreichender Pperf zu erzielen, liegt zumeist eine SVR-Limitierung durch eine im Reperfusions-SIRS Zytokin-vermittelte Vasoplegie vor, dennoch sollten differentialdiagnostisch bedacht weden:
-   **Sepsis:** Diagnostik und Therapie nach den aktuellen Sepsis-Guidelines.
-   **CIRCI:** Critical Illness-induced Corticosteroid Insufficiency: ggf. Hydrocortison-Versuch.
-   **Azidose:** regelhaftes Puffern vermeiden, als ultima ratio NaBic 8,4% oder RRT zur „Verbesserung der Wirksamkeit" der katecholaminergen Vasopressoren.
-   **Vasopressin:** Hinzunahme analog der Sepsis-Therapie ab ca. 0,25 µg/kg/min Norepinephrin, ggf. früher in der Azidose bei ggf. geringerer pH-Abhängigkeit der Wirkung.
-   **Toxin-vermittelte Vasoplegie:** Antidot-Therapie, extrakorporale Toxin-Elimination falls dialysabel oder „Lipid-Sink" bei lipophilen Toxinen, bei bekannten/vermuteten Vergiftungen, ggf. Hochdosis-Insulin-Glucose (ß-Blocker), Rücksprache mit Giftnotruf.
-   **PRIS:** bei höheren Summendosen ein Propofol-Infusions-Syndrom bedenken.

Rescue-Optionen in der Vasoplegie (Einzelfallentscheidungen, individuelle Heilversuche)
-   **Methylenblau:** NO-Scavenger, antagonisiert die NO-abhängige Vasodilatation, ggf. in Kombination mit Hydroxocobalamin anwenden.
-   **AT-II:** begrenzte Verfügbarkeit, hoher Preis.
-   **2. Konsole:** ggf. 2. Konsole mit axillärer/antegrader arterieller Kanüle. CAVE: meist auch capillary leak bei fulminanter Sepsis, hohe ECLS-Laufraten können durch extravasalen Volumenverlust nicht möglich sein (Ansaugen, Chugging).

Hypoxie an der V-A ECMO

Beobachtungen

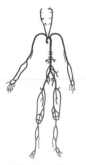

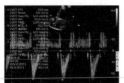

LV-Auswurf vorhanden? (TTE, LVOT VTI)

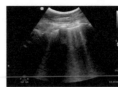

*Lungenödem?
ARDS?
PAOP erhöht?*

S_pO_2 / p_aO_2 -
*Abfall rechte A.
radialis bei guter
Oxygenator-
Leistung
(„Harlekin
Phänomen")*

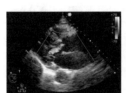

*Bisher übersehene
Aortenklappen-
insuffizienz? A-
Dissektion? (Echo)*

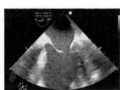

*LV-Distension?
überproportional
gute RV-Fkt?*

Lösungsansatz

☐ Beatmung intensivieren, adäq. PEEP, F_iO_2 am Beatmungsgerät erhöhen.

☐ Reversible Ursachen beachten: Pleuraergüsse, Pneumothorax.

☐ Bei dauerhaft nicht lungenprotektiver Beatmung Erweiterung auf V-AV.

☐ Reversible Ursachen beheben/weiter Diagnostik/OP bei Dissektion.

☐ Bei linksventrikulärer Distension PVAD zur LV-Entlastung ("unloading") erwägen.

„Herzstillstand" an der V-A ECMO

„Herzstillstand" an der V-A ECMO

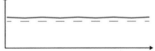

*EKG: VF/VT oder Asystolie,
aber auch PEA*

KEINE HDM beginnen!

*Laminare Kurve invasiver
Blutdruck und SpO₂*

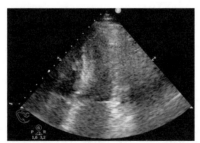

*Aortenklappe öffnet nicht,
Kein Fluss über dem LVOT*

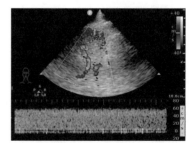

*Laminarer Fluss, z.B. im
transcraniellen Duplex (TCD)*

- Therapierefraktäres Kammerflimmern: Behandlung der Ursache: **Ischämie**, Elektrolyt-Entgleisung, Intoxikation, etc. Nach Beheben der auslösenden Störung erneuter Rhythmisierungsversuch. Bei frustraner Defibrillation ggf. 1 Zyklus HDM zum „manuellen Unloading".
- Bei Verdacht auf eine LV-Distension als Ursache für das refraktäre Kammerflimmern: Unloading, z.B. mittels PVAD erwägen.
- „PEA" nach vorhandenem Auswurf: Echokardiographisch auf eine „Überdrainage" des venösen Systems bzw. des rechten Ventrikels achten, dann versuchsweise Reduktion ECLS-FLuss, die Metabolik muss jedoch hierzu kontrolliert sein, sonst Volumengabe.
- Bei plötzlichem Verlust der pulsatilen Kurve obstruktive Ursachen wie Pneumothorax, Perikardtamponade, etc. ausschließen.
- Bei fehlendem Auswurf cerebrale Hyperoxygenierung vermeiden, F_iO_2 Sweep-Gas-Fluss reduzieren.

Komplikationen erkennen und beheben I

Regelmäßige Sicht-Kontrollen

1 x pro Schicht: Sichtkontrolle von Verbände, Konnektoren, Luer-Verbindungen. Das Schlauchsystem und den Oxygenator mit einer Taschenlampe auf Fibrinablagerungen oder Thromben untersuchen. Schauglas der Heizung auf Verfärbungen, Konnektionen auf festen Sitz untersuchen.

Blutungen an der Einstichstelle

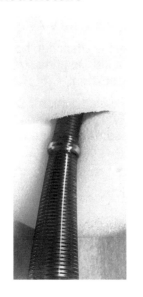

Vermeiden
- Geringst nötiger Schnitt bei der Anlage, Dilatatoren nutzen.
- Den erhabenen Ring der (arteriellen) Kanüle nicht einführen, dieser dehnt bei Dislokation den Stichkanal auf.
- Venöse Kanülen nur bis Beginn des konischen Bereiches einführen, auf gute Führungs- und Zugfixierung achten.
- Beim Verbandswechsel kein flüssiges Chlorhexidin (CHX) in den Stichkanal einbringen, Gefahr von lokalen Nekrosen. durch direkten Kontakt. Reinigung mit NaCl 0,9% (sterilen Kautelen). Trocken lassen, dann erst CHX-Kissenpflaster.
- Maximale Wechselintervalle der lokalen Verbands-SOP ausnutzen, keine unnötige Manipulation, bei stehender Blutung Krusten belassen.

- **2Do**
- Lokal: Sandsack, Supratupfer, hämostyptische Gaze.
- KEINE Umstechung: Gefahr der Beschädigung der Kanüle.
- KEINE Injektionen von Supra etc.: Beschädigung der Kanüle, Probleme der Hygiene, Förderung von Nekrosen.
- Evaluation Antikoagulation Patient.

Erschöpfter/ thrombosierter Oxygenator

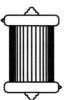

Erkennen
- pO_2 < 120-150 mmHg im Post-Oxy-Gas.
- ineffiziente Dekarboxylierung, auch nach kräftigem „Flush".
- Thromben, Fibrinablagerungen auf der arteriellen Seite.
- D-Dimer Anstieg ohne andere Erklärung patientenseits.
- Anstieg Delta-P, Leckage im Wärmetauscher, Faserbruch.

2Do
- bei kompakten Systemen kompletter Wechsel, bei offenen Systemen ggf. Tausch von Einzelkomponenten (Pumpe, Oxy).

Thrombosierte Blutpumpe

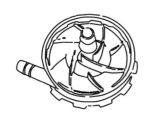

Erkennen
- meist angesaugter Thrombus aus der Kanüle.
- sichtbare Thromben, Fibrinablagerungen oder Verfärbungen im Pumpenkopf (wenn im Aufbau sichtbar).
- Deutlicher Anstieg der Hämolyseparameter.
- Laufgeräusche, im Extremfall Entkoppeln im laufenden Betrieb.

2Do
- Vermeiden: Kanülen bei der Anlage immer gut spülen.
- bei kompakten Systemen kompletter Systemwechsel, bei offenen Systemen ggf. Tausch von Einzelkomponenten (Pumpe, Oxygenator).

Komplikationen erkennen und beheben II

Luft im System

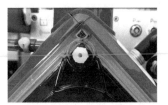

CAVE: Da zumeist keine Luft über den Oxy transportiert wird, kann der Fluss abfallen, ohne, dass der Blasenalarm anspringt.

Vermeiden
- Im Aufbau in die rote Linie/post-Oxy möglichst keine Konnektoren mit Luer-Port einbringen, alle Konnektionen mit Kabelbindern sichern
- Luft im System kommt meist vom Patienten: **KEINE FREI LAUFENDEN INFUSIONEN an ZVK oder Shaldon**
- CAVE bei der Anlage von ZVK/Shaldon/PAK
- CAVE bei Operationen/Eingriffen, die potentiell eine stammnahe Vene eröffnen (z.B. Tracheotomie: Schnitt immer mit NaCl-getränkter Kompresse bedecken)

2Do
- kleinere Mengen ggf. durch entlüften und aspirieren entfernen, großzügig kompletter Systemwechsel
- Pat. auf mögliche Komplikationen untersuchen (Echo, cCT)
- Entlüftung über Notfall-Leitung oder eingeschnittenen venösen Adapter nur von geübten Anwendern.

Kanülendislokation +/- fulminante Luftembolie

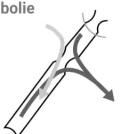

Vermeiden
- tägliche Kontrolle auf „Herauswandern der Kanülen"
- bei Dislokation von Multi-Stage Kanülen kann es sowohl aus den Seitlöchern bluten, als auch in der venösen Linie zu einer fulminanten Luftembolie kommen

2Do
- System klemmen. Maschine herunterfahren.
- Reanimation nach ALS bei unzureichendem LV-Auswurf
- Bewertung der Optionen in Abhängigkeit der verbleibenden Zugangsoptionen: Neuanlage (z.B. kontra/ipsilateral femoral) vs. „Hineinschieben" der Kanüle (infektiologisch nur ultima ratio!)

Fulminante Luftembolie (patientenseits)

2Do
- Trendelenburglagerung: hält die Luft von den Koronararterien fern
- Durant Manöver (partielle linkslaterale Dekubitus- Position)

Pneumothorax/ Pleuraergüsse während der V-A ECMO

Vermeiden
- hohes Risiko für einen Hämatothorax an der V-A ECMO, insbesondere in der Stabilisierungsphase
- Punktionen und vor allem Thoraxdrainagen nur nach eingehender Nutzen-/Risikoabwägung

2Do
- kleinere Pneumothoraces unter engmaschiger Kontrolle ggf. tolerieren (außer bei Spannungskomponente)
- Eine Entlastung einer Spannungskomponente kann erhebliche hämodynamische Auswirkungen haben (Wegfall der „ECLS-Vorlast", auf einen ausreichenden Volumenstatus achten.
- Evaluation Antikoagulation vor Entlastung
- Im Zweifel passagere V-AV Konfiguration erwägen

Szenarien: geringer oder kein Fluss I

Szenarien mit zu geringem oder keinem Fluss im Verhältnis zur Drehzahl.

Sobald an einem System alle Klemmen offen sind und eine Drehzahl am Steuergerät anliegt, muss ein Fluss resultieren. Je nach ECMO-Konsole und dem verwendeten Material sind unterschiedliche Flüsse bei gegebener Umdrehung zu erwarten. Faustregel: ca. 1l/min pro 1.000 rpm
Die Zentrifugalpumpe ist sowohl Vorlast- als auch Nachlast- abhängig:
- **Vorlast:** die Pumpe kann zu wenig Blut ansaugen, der Ansaugdruck p_{ven} (Sog) ist stark negativ, aus dem Aufbau aus korrespondierenden Röhren resultiert, dass gleichzeitig auch der Abgabedruck sinkt.
- **Nachlast:** die Pumpe kann gegen eine zu hohen Widerstand zu wenig Blut abgeben, aus dem Aufbau aus korrespondierenden Röhren resultiert, dass auch kein Ansaugdruck (Sog) aufgebaut werden kann. Liegt z.B. die Arterielle Kanüle aberrant retroperiteal und kann nach initialem kurzen Anlaufen kein Blut mehr in dieses Kompartiment abgegeben werden, kommt es zu einem Null-Fluss sowohl ohne exzessiv erhöhten Ansaug-, noch Abgabedruck.

**Fluss ändert
sich sprunghaft**

p_{ven} < -100 mmHg

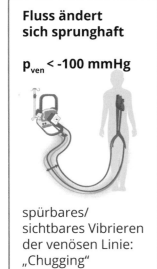

spürbares/
sichtbares Vibrieren
der venösen Linie:
„Chugging"

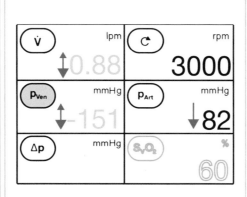

Check: venöse Linie

☐ Ausschluss Knick in der **venösen** Linie.

☐ Volumenstatus erheben: Sono VCI/Herzhöhlen.

☐ „kolloidaler" Ersatz: Albumin, Blut, FFP.

☐ Lage Spitze der venösen Kanüle kontrollieren, optimieren.

☐ **VV-A ECMO** erwägen bei nicht ausreichend tief platzierter fem. Kanüle

---

**Kaum/
kein Fluss**

**Positiver p_{Ven}
("ZVD")**

Hoher p_{Art}

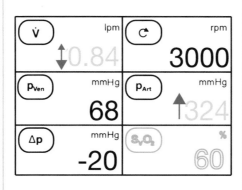

Check: arterielle Linie

☐ Ausschluss Knick in der **arteriellen** Linie:
- Schlauch
- Kanüle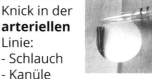

☐ Ausschluss Clot arterielle Kanüle oder Anliegen in der Beckenachse in einem Kinking oder der Bifurkation

☐ Falls nur der Fluss bei sonst normalen Drücken niedrig ist: Deckel Flusssensor aufgesprungen?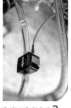

Szenarien: geringer oder kein Fluss II, Handkurbel

Kein Fluss

Positiver p$_{Ven}$ ("ZVD")

Niedriger p$_{Art}$

Bei Clotting Oxy: hoher Δp

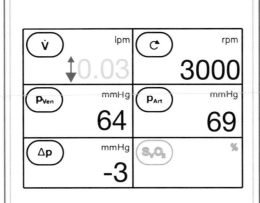

V̇	lpm	↕ 0.03	↻	rpm	3000
p$_{Ven}$	mmHg	64	p$_{Art}$	mmHg	69
Δp	mmHg	-3	S$_{v}$O$_{2}$	%	

Check: Oxygenator

Geräusch Oxygenator? ("Scheppern") sichtbare Luft?
☐ ► erneut entlüften
► Check blaue Linie auf Leckage

Pumpe vom Magneten entkoppelt?
☐ (z.B. nach Diskonnektion Oxy)
► rpm auf „0", neu anfahren

Handkurbelbetrieb im Notfall

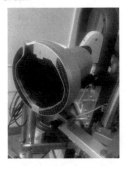

- *Ultima ratio* bei technischem Ausfall der Konsole oder nicht behebbarem Alarm, bei leerem Akku auf Transport oder bei einem Systemwechsel, falls keine 2. Konsole verfügbar. Die originäre Konsole dient dann dem Priming.
- Je nach System ist ggf. keine Handkurbel vorhanden, sondern ein Wechsel auf eine redundante Backup-Konsole notwendig. Den Wechsel des Pumpenkopfes auf die Handkurbel bzw. redundante Konsole regelmäßig üben.
- Vor Wechsel auf die und von der Hankurbel Oxygenator und Pumpe klemmen, bei V-A ECMO vor Öffnen der letzen Klemme Drehzahl auf die Kurbel bringen (Backflowprävention).
- Bei Transport ohne Sprinter Handkurbel bzw. redundante Konsole immer mitnehmen.

Referenzen

Anderson D, Chen SA, Godoy LA, Brown LM, Cooke DT. Comprehensive Review of Chest Tube Management: A Review. JAMA Surg. 2022;157(3):269-274. doi:10.1001/jamasurg.2021.7050

Balik M, Mokotedi MC, Maly M, et al. Pulmonary consolidation alters the ultrasound estimate of pleural fluid volume when considering chest drainage in patients on ECMO. Crit Care. 2022;26(1):144. Published 2022 May 18. doi:10.1186/s13054-022-04018-9

Fisser C, Armbrüster C, Wiest C, et al. Arterial and venous vascular complications in patients requiring peripheral venoarterial extracorporeal membrane oxygenation. Front Med (Lausanne). 2022;9:960716. Published 2022 Jul 28. doi:10.3389/fmed.2022.960716

Lother A, Wengenmayer T, Benk C, Bode C, Staudacher DL. Fatal air embolism as complication of percutaneous dilatational tracheostomy on venovenous extracorporeal membrane oxygenation, two case reports. J Cardiothorac Surg. 2016;11(1):102. Published 2016 Jul 11. doi:10.1186/s13019-016-0489-9

Sandgren T, Sonesson B, Ahlgren R, Länne T. The diameter of the common femoral artery in healthy human: influence of sex, age, and body size. J Vasc Surg. 1999;29(3):503-510. doi:10.1016/s0741-5214(99)70279-x
head of print, 2021 Oct 23]. Perfusion. 2021;2676591211051860. doi:10.1177/02676591211051860

Post Resuscitation Care nach eCPR

Einleitende Überlegungen

Eine „one size fits all"-Strategie bezüglich der optimalen Therapie und Dauer der Hypothermiephase im Rahmen der Post-Resuscitation Care kann aufgrund der aktuellen Datenlage nicht aufrecht erhalten werden. Wahrscheinlich profitieren Patienten mit schlechteren Ausgangsbedingungen, wie z.B. initial ohne schockbaren Rhythmus, langen No- bzw. Low-Flow-Zeiten (HYPERION-„Kollektiv") von einem TTM bei 33° C. Patienten mit schockbarem Rhythmus, Laienreanimation und kurzen Zeiten profitieren wahrscheinlich weder von einem TTM bei 34° C, noch bei 36° C (TTM 1, TTM 2 -„Kollektiv").

Die aktuellen Leitlinien geben jedoch weiterhin den Korridor der TTM-Temperatur von 32-36° C vor. Ein TTM von 36° C ist jedoch, wenn auch nahe der normalen Körpertemperatur, "nicht nicht kühlen": 36°C sind weder Normothermie, noch „Fieber vermeiden" (< 37,5° C in TTM 2) und mit hoher Wahrscheinlichkeit nur mit einem Kühlverfahren zu erreichen.

Die mit einem unnötig tiefen TTM verbundenen längeren Beatmungs- und Sedierungsdauern sind ein Risiko für Delir, Muskelabbau und Infektionen.

Schwerst bis maximal hypoxisch geschädigte Patienten profitieren wahrscheinlich auch nicht von einer Hypothermie, längere Beatmungs- oder Sedierungsdauer verzögern bei diesen Patienten eine sichere Prognostizierung - und auch ggf. eine Irrversibilitätsdiagnostik. Somit wird Leid verlängert und, wurde vom Patient eine Organspende gewünscht, die Organqualität gefährdet. Die Entscheidung TTM 33° C vs. TTM 36° C ist somit bis zu Vorliegen neuer Studien oder differenzierterer Leitlinien eine individuelle Entscheidung („ist der Patient eher ein HYPERION oder TTM 2 Patient?", Ist bereits ein wahrscheinlich irreversibler Hirnfunktionsausfall eingetreten?)

Prognostische Kriterien direkt nach Reanimation

Die Positiv- und Negativkriterien der eCPR-Richtlinien orientieren sich nach prognostisch günstigen bzw. ungünstigen Faktoren. Zur Abschätzung der Prognose nach Herz-Kreislaufstillstand sind mehrere Scores entwickelt. Ein rasch zu erhebender Score ist der NULL-PLEASE-Score, der quasi mit der Erhebung der Positiv- und Negativ-Kriterien der eCPR auch schon vorliegt. Der NULL-PLEASE-Score ist für die Entscheidung TTM 33° C vs. TTM 36° C nicht validiert, kann jedoch objektive Kriterien liefern, um die individuelle Entscheidung zur TTM-Temperatur zu unterstützen.

Der NULL-PLEASE Score

CAVE: der NULL-PLEASE Score ist weder für die eCPR, noch für das TTM im Rahmen der Post-Rescitation Therapie gesichert, kann aber mittels einfacher Parameter Hinweise auf die Prognose geben.

NULL-PLEASE 2 Punkte pro Item

☐ Initial nicht schockbarer Rhythmus

☐ Nicht beobachteter Kollaps

☐ Keine Laienreanimation (lange No-Flow-Zeit)

☐ CPR >30 Minuten bis ROSC

NULL-PLEASE 1 Punkt pro Item

☐ Arterieller pH <7,2

☐ Laktat > 7,0 mmol/l

☐ Dialysepflichtige Niereninsuffizienz

☐ Alter >85 Jahre

☐ Kein ROSC bei Aufnahme

☐ Gesicherte extrakardiale Ursache (z.B. Trauma, etc.)

Post Resuscitation Care nach eCPR

NULL-PLEASE < 3 Punkte

- TTM 35°C (ECLS) bis 36° C für 24h
- Fieber vermeiden für insges. 72h
- TTM ggf. mit zusätzlichem Kühlkatheter
- 1. Wake-Up-Trial nach Diagnostik und Abfluten eventueller Relaxierung. Bei voll orientiertem Patienten ("not comatose") Re-Evaluation

NULL-PLEASE > 4 Punkte

- TTM 33° C mit zusätzlichem Kühlkatheter (an der ECLS)
- Fieber vermeiden für insges. 72h
- 1. Wake-Up-Trial nach Diagnostik und Abfluten einer Relaxierung, bei voll orientiertem Patienten ("not comatose") ggf. Re-Evaluation
- 2. Wake-Up-Trial nach Wiedererwärmung

NULL-PLEASE 3-4 Punkte

- Einzellfallentscheidung TTM 33° C vs. 36° C (35° an ECLS)
- TTM mit Kühlkatheter
- PRO TTM 33° C: 2 aus „2 Pkt. Items"
- PRO TTM 36°: max. 1 „2-Pkt."- und mehrere „1-Punkte" Items.
- 1. Wake-Up-Trial nach Diagnostik und Abfluten einer Relaxierung
- 2. Wake-Up-Trial nach Wiedererwärmung
- TTM mit Kühlkatheter

Einleitende Überlegungen zum Targeted Temperature Management (TTM)

Ein Targeted Temperature Management (TTM) an der ECLS und der zumeist nur verfügaren Heizung (Heater-Unit) ist bei Ziel-TTM-Temperaturen unter 35°C nur mit einem (invasiven) Kühldevice verlässlich und sicher durchzuführen. Ein „An- und Ausschalten" der Heizung in einem Korridor um 33° C ist zu ungenau und führt zu ausgeprägten Körpertemperaturschwankungen, viel mehr noch zu damit verbundenen Schwankungen des SVR und somit zu einer zusätzlichen hämodynamischen Instabilität. Dies ist besonders in der Initial- und Stabilsierungsphase ungünstig bezüglich Katecholamin- und Volumensteuerung.

Analgesie und Sedierung in der Postreanimationsphase

Sedativa fördern Delir, verzögern eine zeitnahe Prognostizierung oder IHA-Diagnostik, verlängern die Beatmungsdauer mit konsekutivem Substanzverlust und VAP-Gefahr. Eine adäquate Analgesie muss jedoch jederzeit sichergestellt sein.

Nach jeder Reanimation, inbesondere nach dem Entschluss für ein TTM bei 36°, sollte nach Abklingen einer evtl. Relaxierung ein „wake-up trial" durchgeführt werden. Bei 0,6 mg/kg Rocuroniumbromid beträgt die klinische Gesamtwirkungsdauer ca. 50 min. Eine Verlängerung der Wirkung bei Hypothermie und/oder verlängerter Kreislaufzeit ist beschrieben. Bis zum Eintreffen auf der ITS nach initialer Schockraum- oder invasiver Diagnostik sind meist mehr als 60 min verstrichen, deshalb kann spätestens dann ein Wake-Up-Trial durchgeführt werden. Zeitpunkt der Relaxierung notieren (Notarzt/ASR-Protokoll) und ein Absetzen der Sedativa (Propofol, Midazolam, Esketamin, etc.) zeitlich festlegen. Auch periprozedural Benzodiazepine vermeiden.

Im Verlauf ein Absetzen der Sedativa anordnen, kein(!) Ausschleichen. RASS-Ziel -1 bis 0

Ziel ist die Sedativa-freie Tubustoleranz und ggf. bei respiratorischer Stabilität auch die Extubation. Analgesie mittels Metamizol oder Paracetamol als Basis. Beide Nicht-Opioid-Analgetika können kontinuierlich gegeben werden und unterstützen das TTM durch eine thalamische Sollwertverstellung der Körpertemperatur.

Zusätzlich Oxycodon „akut" 4x10-20 mg über die Magensonde (CAVE: die Retard-Formulierung ist nicht mörserbar). Bis zur Dosisfindung und vor Interventionen, Lagerung und anderen potentiell schmerzhaften Prozeduren: Piritramid i.v. (3-5mg Boli, relative Wirkstärke zu Morphin 0,7). Auf eine ausreichende Anschlagzeit, insbesondere bei langer Kreislaufzeit achten.

Sedierung, Targeted Temperature Management (TTM)

Beatmung und Sedativa nach eCPR

Frühzeitig die Beatmung spontanisieren, um eine Dyssnchronisation mit dem Respirator zu vermeiden (wird häufig als "Pressen" missinterpretiert und zieht dann oft den Einsatz von Sedativa nach sich). Vor allem Remifentanil, aber auch Sufentanil können u.U. Thoraxrigidität auslösen und den Spontanisierungsprozess erschweren. Shivering möglichst Sedativa-frei behandeln.

„Delir-Therapie" nach eCPR

Bisher hat weder eine pharmakologische, noch eine interventionelle „Delir-Therapie" in randomisierten Studien einen Nutzen erbracht. Auch wenn ein Delir einer Psychose ähnelt, scheinen insbesondere pharmakologische Eingriffe im dopaminergen System wenig klinischen Nutzen zu bringen. Auch wenn wahrscheinlich „nur die Zeit das Delir heilt", kann bei stark produktiven Symptomen eine Neuroleptika-Therapie erforderlich sein, z.B. mit

Risperidon Anfangsdosis 0,5 mg 1-0-1, jeden 2. Tag steigerbar um 0,5mg/d.
Haloperidol (niedrige Dosierung) 0,5 mg 1-1-1 bis max. 1mg 1-1-1.
Quietapin 50 mg 0-0-1 (1. Tag), 100 mg (2. Tag), 200 mg (3. Tag) und 300 mg (4. Tag).
Olanzapin 10mg 0-0-1.
CAVE: alle diese Substanzen können eine QTc-Verlängerung verursachen, regelmäßige EKG-Kontrollen und Beachtung bestehender QTc-verlängernder Medikation (z.B. Amiodaron, Flourchinolone, etc.).
Melatonin: ohne gesicherten Nutzen, deshalb vermeiden.

Zeitlicher Ablauf TTM

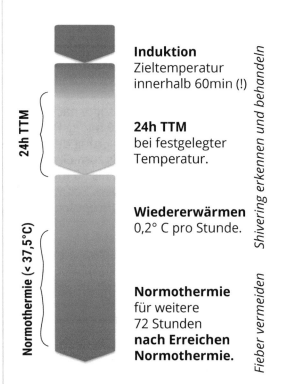

Induktion
Zieltemperatur
innerhalb 60min (!)

24h TTM
bei festgelegter
Temperatur.

Wiedererwärmen
0,2° C pro Stunde.

Normothermie
für weitere
72 Stunden
**nach Erreichen
Normothermie.**

Bei der Wiedererwärmung auf ein langsames Wiedererwärmen achten (0,2° C/h). Shivering vermeiden.

Maßnahmen bei Shivering

-   „Counterwarming": Kopf, Hände, Füße warm einpacken (Tücher, Watte, Wärmedecke).
-   Magnesiumsulfat 4 bis 6 g i.v.
-   Dexmedetomidin (CAVE KI lt. SPICE III)
-   Wechsel von Oberflächen- auf ein invasives Kühlverfahren.
-   Beim wachen Patienten im Wake-Up-Trial: Temperatur evaluieren.
-   Sedierung vertiefen, ggf. Relaxierung (ultima ratio).

Eine Unterscheidung zwischen Shivering und Myoklonien oder eines Status myoclonicus nach Reanimation können klinisch oft schwierig sein. Bei Zweifel frühzeitiges EEG.

Wiedererwärmung bei Hypothermie

CAVE: *Beim Wiedererwärmen eines Pat. (z.B. bei akzidenteller Hypothermie): Tank-Temperatur der Heater-Unit der ECLS nie >4° C über der Patienten- Temperatur einstellen: Gefahr der Bildung von Mikroluftblasen ("Bubbles") im Blut des Patienten.*

TTM - Praktische Durchführung

Heater Unit vs. Heater-Cooler-Unit

Eine Heater-Unit (HU) kann, im Gegensatz zu einer Heater-Cooler Unit (HCU) nicht aktiv kühlen. Die minimal einstellbare Temperatur beträgt zumeist 35°C. Falls der Patient an der ECLS stark fiebert, wird das Wasser im Heizungstank vom Patienten erwärmt. Die Maschine alarmiert, sobald der das Wasser im Heizungstank (Ist-Temperatur) mehr als 1°C wärmer als die eingestellte Soll-Temperatur ist.

Im Rahmen der Schockraumdiagnostik ist ein Betrieb einer HU oft schwierig (Füllen und Anschließen der Heizung, Transporte). Bei länger andauernder Diagnostik oder Therapie außerhalb der ITS sollte jedoch auf ein zu starkes Auskühlen des Patienten geachtet werden. Kühlt der Patient stark aus und wird dann auf ITS an die HU angeschlossen, kompliziert ein abruptes Aufwärmen über eine Widerstandsverlust eine ggf. eh schon schwierige Stabilisierungsphase.

Zusätzliches Temperaturmanagment nach eCPR: Thermokatheter

- Zieltemperatur TTM für 24h halten, ein rasches Erreichen der Zieltemperatur anstreben.
- langsames Wiedererwärmen mit 0,2° C/h, Fieber im Anschluss vermeiden.
- CAVE: Die Wärmeleistung eines intravasalen Katheters reicht möglicherweise, je nach Konstitution des Patienten und Sedierungstiefe nicht aus, um an der ECLS aktiv wieder zu erwärmen, der Kühlkatheter kann dann in Kombination mit der HU betrieben werden: Bei nicht ausreichender Wärmeleistung durch den Kühlkatheter die Temperatur der HU im Wiedererwärmungsprozess nachstellen.

Implantation Thermokatheter

- Zugangsmanagement beachten, präferentiell Kühlkatheter mit Zulassung für die V. jugularis oder V. subclavia verwenden.
- Auf eine ausreichende Dimensionierung des Katheters achten.
- Anlage über eine 6F-Schleuse und einen seperaten J-Draht (Durchmesser beachten).
- Sollte ein Gefäß unter ECLS nicht punktierbar sein oder sich der Draht nicht mühelos vorschieben lassen, entsteht kein Verwurf.
- Sobald die Drahtpassage erfolgreich ist: Thermokatheter-Set öffnen, Schleuse entfernen, Draht belassen, Dilatation, Thermokatheter über Draht vorschieben (volle Länge).
- CAVE Anlage venöse HLS-Kanüle bei schon liegendem Kühlkatheter in der Leiste: Kurzschließen, NaCl aspirieren, Kontrolle der Drahtlage im TTE.

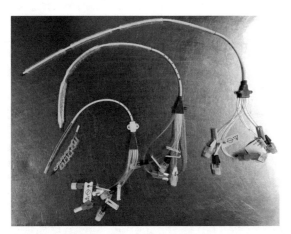

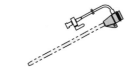

6F-Schleuse zur Vorpunktion

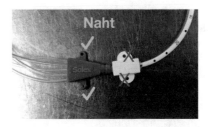

Beispiele für invasive Kühlkatheter

Katheter immer an den Flügeln annähen

Außer zu kurzen Transporten sollte der Kühlkatheter nicht unangeschlossen belassen werden, um eine Thrombenbildung an den dann nicht durchflossenen Kühlkissen zu vermeiden.

Prognostizierung nach eCPR

Ablauf Prognostizierung nach abgeschlossenem TTM

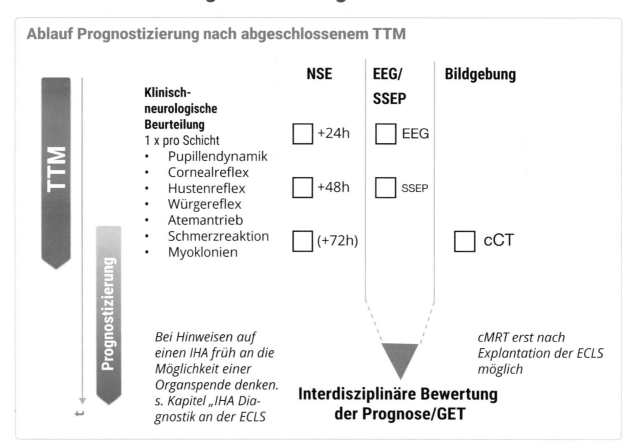

Bei Hinweisen auf einen IHA früh an die Möglichkeit einer Organspende denken. s. Kapitel „IHA Diagnostik an der ECLS

Interdisziplinäre Bewertung der Prognose/GET

cMRT erst nach Explantation der ECLS möglich

Interpretation der zur Prognostizierung erhobenen Befunde

Mindestens 2 Modalitäten sollten zur abschließenden Beurteilung herangezogen werden. Die Bewertung der Befunde sollte immer im klinischen Kontext und interdisziplinär erfolgen. Befunde, die mit einer ungünstiger Prognose sind:

- **EEG:** Niedrigamplitudige bis isoelektrische Muster, generalisierte periodische Entladungen bei ansonsten flachem EEG oder Burst-Suppression. Ein EEG in den ersten 24h ist prognostisch am aussagekräftigsten. Bei Expertise kontinuierliches EEG verwenden.
- **NSE:** NSE > 60µg/l nach 48h und/oder steigende NSE-Werte zwischen 24 und 48 h (*CAVE: i.R. eCPR evtl. höhere Grenzwerte für NSE, verfälscht u.a. durch Hämolyse, immer Hämolyse-Panel zusammen mit der NSE abnehmen*).
- **SSEP:** bds. fehlende N20-SSEP Welle.
- **Früher Status Myoklonus < 72h.**
- **Fehlende Hirnstammreflexe.**
- **cCT oder cMRT:** hypoxisches Schädigungsmuster.

CAVE: Umstände, die bei der Interpretation der zur Prognostizierung erhobenen Befunde beeinflussen können: (Analgo-)Sedierung, Relaxierung, Hypothermie, Hypotonie, Metabolik (Sepsis, Glucose,Harnstoff, NH3), Hyperkapnie.

Bei jüngeren Patienten kann durch ein progredientes Hirnödem auch nach Tag 4-5 noch ein irreversibler Hirnfunktionsausfall (IHA) eintreten, obwohl ggf. schon eine hämodynamische Stabilisierung mit erfolgtem Weaning der ECLS erfolgt ist. Falls die bisherigen erhobenen Befunde zur Prognostizierung sehr ungünstig sind, jedoch ein Organspendewunsch (z.B. Spender-Ausweis) besteht: vor Explantation ggf. eine cerebrale Bildgebung durchführen, danach Re-Evaluation Nutzen vs. Risiken der Fortführung der ECLS bzgl. organprotektiver Therapie.

GET - Gemeinsam(es) Entscheidung(s-) Treffen

Ausgangslage

Aufgrund von Fortschritten in der Intensivmedizin, insbesondere im Bereich der extrakorporalen Organersatzverfahren, sterben viele Patienten nach Entscheidungen, dass begonnene lebenserhaltende Behandlungen medizinisch nicht weiter indiziert („Futility"), oder nicht weiter mit dem Patientenwillen in Einklang zu bringen sind.

Oft sind zu Beginn einer extrakorporalen Therapie, insbesondere bei der Entscheidung zu einer eCPR, weder ausführliche Vorinformationen über den Patienten, noch dessen mutmaßlicher Wille bekannt. Weitreichende Entscheidungen müssen unter Zeitruck, nach Checklisten und stellvertretend für den Patienten für dessen bestes Wohl getroffen werden.

Extrakorporale Verfahren können jedoch auch dazu führen, dass Patienten möglicherweise mit einer Lebensqualität überleben, die so vom Patienten nicht gewünscht worden wäre, vor allem in Hinblick auf eine hypoxische Hirnschädigung, entstellende Operationen oder einen chronischen Organersatz. Vor diesem Hintergrund sollten alle weiteren Entscheidungen hoher oder höchster Relevanz im interprofessionellen und interdisziplinären Konsens getroffen werden: Gemeinsam(es) Entscheidung(s-)treffen, GET.

Stufenmodell zur Relevanz von Entscheidungen

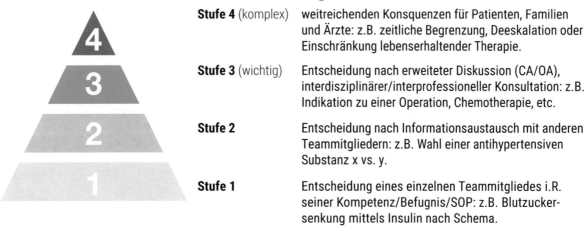

Stufe 4 (komplex)   weitreichenden Konsquenzen für Patienten, Familien und Ärzte: z.B. zeitliche Begrenzung, Deeskalation oder Einschränkung lebenserhaltender Therapie.

Stufe 3 (wichtig)   Entscheidung nach erweiteter Diskussion (CA/OA), interdisziplinärer/interprofessioneller Konsultation: z.B. Indikation zu einer Operation, Chemotherapie, etc.

Stufe 2   Entscheidung nach Informationsaustausch mit anderen Teammitgliedern: z.B. Wahl einer antihypertensiven Substanz x vs. y.

Stufe 1   Entscheidung eines einzelnen Teammitgliedes i.R. seiner Kompetenz/Befugnis/SOP: z.B. Blutzuckersenkung mittels Insulin nach Schema.

Die Einordnung einer Entscheidung kann nicht immer eindeutig erfolgen, insbesondere Vorkenntnisse über den Patienten, Erfahrungen des Teams oder die zeitliche Dringlichkeit der Entscheidung beeinflussen die Einstufung.

Anlass für ein GET

- Tägliche interprofessionelle Strategievisite: jeder Teilnehmer kann ein GET einberufen
- Aufnahmeanfrage eines Patienten mit eingeschränkter Prognose von Normalstation
- Bekanntwerden einer Patientenverfügung oder des Patientenwillens im Verlauf
- Anstehende komplexe medizinische oder chirurgische Behandlungen mit dem Risiko einer danach deutlich reduzierten Lebensqualität oder fraglichen Rekonvalsezenz
- Verschlechterung oder ausbleibende Besserung trotz intensivmedizinischer Therapie

Mitglieder eines GET

Grundsätzlich ist sowohl ein Maximum an Interprofessionalität als auch Interdisziplinarität anzustreben. Die behandelnden Ärzte und Pflegekräfte, Fachkräfte aus den Therapiezentren (Physiotherapie, Ergotherapie etc.) und ggf. Seelsorger eruieren im Vorfeld den Patientenwillen, mögliche Therapieoptionen und vor allem deren Indikation.

GET - Gemeinsam(es) Entscheidung(s-) Treffen

Ziele eines GET

Durch das kombinierte Fachwissen aller im unmittelbaren und im erweiterten Behandlungsteam beteiligten Fach- und Berufsgruppen werden medizinisch und ethisch fundierte, sowie für Patient/Angehörige nachvollziehbare und verlässliche Entscheidungen getroffen. Interprofessionelle und interdisziplinäre Kommunikation und gemeinsam getragene Entscheidungen fördern ein „Gutes Ethische Klima" auf einer Intensivstation. Ein „Gutes Ethisches Klima" beugt Teamkonflikten, moralischer Belastung Einzelner, Burnout, Personalfluktuation und Unzufriedenheit von Patienten und Angehörigen vor.

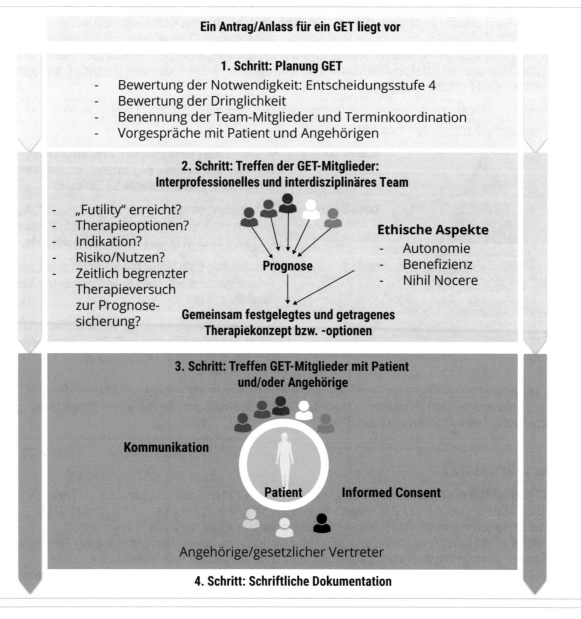

Zeitlich begrenzter Therapieversuch „Time-Limited Trial, TLT"

Ein häufiges und legitimes Ergebnis eines GET ist ein zeitlich begrenzter Therapieversuch (TLT). Ein TLT muss jedoch begründet sein und so gut es geht objektive Kriterien und Zeitvorgaben für ein Therapieziel definieren. Ein TLT darf nicht dazu dienen, eine Entscheidung zu vertagen. Auch sollte definiert werden, wie mit „Futility" vor dem Erreichen der Zeitvorgabe umgegangen wird.

CRM - eCPR Critical Resource Management

Critical Resource Management im Rahmen der eCPR

Briefing, Definition der Mikroteams
- Vor Eintreffen des Patienten eindeutige Definition der Mikroteams einschließlich einer Vorstellungsrunde.
- Der eCPR-Leader bringt alle auf den Stand der bisherigen Information aus der Präklinik (initialer Rhythmus, Alter, erwartete Eintreffzeit, bisher bekannte Details zur Reanimation.
- Inerhalb der Mikroteams erfolgen dann weitere Absprachen (z.B. besprechen die Kanülierenden, wer welches Gefäß wo punktiert).

"Kenne Dein Material"
- Alle an der eCPR Beteiligten sollten sich im Vorfeld eingehend über das verwendete Material (eCPR-Wagen) und die ECLS-Konsole kundig machen, auch wo ggf. Ersatz oder Nachschub lagert.
- Die Bedienung des zur Punktion verwendeten Ultraschallgerätes muss sicher gestellt sein.

Checklisten
- Nach der aktuellen Literatur erstellte Positiv- und Negativkriterien sollen die Entscheidungsfindung zur Fortsetzung der Reanimation mittels eCPR auch in hektischen und ggf. emotional beladenen Situationen (Beispielszenario "junger Patient") ermöglichen und zu einer objektiven und transparenten Entscheidungsfindung führen.
- Im Zweifelsfall kann jedoch eine gut begründete Abweichung von diesen Kriterien erfolgen, z.B. wenn ein pH < 6,8 als alleiniges Negativ-Kriterium Folge eines direkten Störenden Einflusses auf den Säure- Base Haushalt ist, z.B. bei vermuteter Intoxikation. Bei manifester Hypothermie gelten die maximalen Zeiten bis zur Reperfusion nicht.

Der eCPR-Leader
- Kommuniziert bei Aufnahme mit dem Notarzt und Rettungsdienst, sichert im Weiteren die Koordination und den Informationsfluss zwischen den Mikroteams.
- stellt sicher, dass bei den im Algorithmus vorgesehenen Time-Outs, z.B. nach dem „10 für 10" Prinzip durchgeführt werden. Dazu sollten alle Tätigkeiten eingestellt werden, die nicht unmittelbar lebensherhalten sind (Reanimation, Kanülierung).
- Eine gute Kommunikation ist insbesondere bei begründetem Abweichen von den zuvor definierten Positiv- und Negativkriterien zur eCPR notwendig, dennoch gilt ex-ante: im Zweifel für den Patienten, für die eCPR mit dann kurzfristiger Evaluation ("Futility" ex post).

Güte der Kommunikation
- Besonders in der Hektik der Kanülierung ist auf eine "Closed-Loop"-Kommunikation zu achten. Bei der "Closed-Loop" gibt der Empfänger der Information kurz wider gibt, welche Information bei ihm eingegangen ist.

Debriefing
- Nach einer erfolgten Kanülierung sollte nach Verlassen des Schockraums oder des Herzkatheterlabors ein kurzes Debriefing erfolgen, so auch ein Debriefing wenn die unmittelbar an der eCPR beteiligte Schicht auf der Intensivstation wechselt.
- Insbesondere sollte im Debriefing auch auf am Rande Beteiligte, die erstmalig/nicht regelmäßig an Maßnahmen der Kanülierung oder eCPR teilnehmen, eingegangen werden, da für diese die Vorgänge möglicherweise belastender sind.
- Besonders sollte bei den Debriefings auf Abweichungen von den Positiv- oder Negativkriterien eingegangen werden. Insbesondere bei später infausten Verläufen sind Abweichungen von den publizierten Kriterien Anlass zur ex-post-Diskussion (Bsp.: „Warum wurde der Patient bei einem pH von 6,78 noch kanüliert?")
- In regelmäßigen Abständen sollten die gesammelten eCPR-Fälle nachbesprochen werden, um eine kontinuierliche Optimierung der Abläufe zu sichern.

Kontinuierliche Verbesserung

"Tatsachenentscheidung" eCPR vs. Sicht "ex post"

- Die Entscheidung zur Fortführung einer Reanimation mittels eCPR ist zumeist eine Entscheidung unter Zeitdruck und auf dem Boden von oft spärlichen, oft auch nicht verlässlichen Informationen über die Güte der präklinischen Reanimation und die Patientenvorgeschichte. Bei jüngeren Patienten ist die Entscheidung ggf. emotional beladen.
- Die Entscheidung zur eCPR ist deshalb zunächst eine "Tatsachenentscheidung" und sollte, einmal getroffen, bis zur erfolgten Reperfusion und dem ersten Time-Out nach Reperfusion im Team nicht hinterfragt werden, insbesondere nicht durch Interim-BGAs.
- Sollten sich in den folgenden Time-Outs gesicherte Informationen oder Befunde ergeben, die mit der Indikation einer Fortsetzung der Reanimation nicht vereinbar sind ("Futility"), kann und sollte die Reanimation mittels eCPR eingestellt werden, wie z.B. eine konventionelle Reanimation auch schon zuvor eingestellt worden wäre.

Kontinuierliche Verbesserung der eCPR

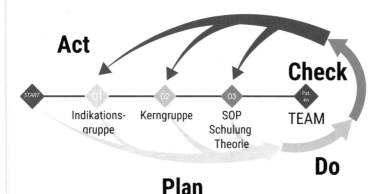

Rückkopplungsschleifen bei Aufbau eines eCPR-Programms. Nach interdisziplinärer Festlegung der Indikationen zur ECLS/ECMO kann ein interprofessionelles Kernteam SOPs erstellen, Schulungen und Simulationen durchführen sowie die theoretischen Grundlagen im erweiterten Team schaffen. Jede durchgeführte eCPR/ECLS sollte zur weiteren Verbesserung der Prozesse beitragen.

Debriefing
- Unmittelbar nach jeder eCPR bei Schichtende oder Wechsel der Umgebung (Schockraum/H-KU/ITS) sollte zumindest ein kurzes Debriefing erfolgen. Droht Zeitverlust, späteren Zeitpunkt vereinbaren.
- „Was war gut, was war schlecht", belastende Themen/Situationen, offen gebliebene Fragen
- „Entlassung" in den Feierabend, damit von den Beteiligten keine offenen Fragen „mitnehmen".

CIRS eCPR/ECMO Formular
- bei unklaren Problemen zeitnah ausfüllen, insbesondere bei Problemen mit der Konsole (Drücke, Umdrehungen, Laufrate), es dient als wichtige „Gedankenstütze" für spätere Nachbesprechungen.
-

Regelmäßige Nachbesprechung
- Aufnahme von eCPR-Fällen in M&M- und Ethische Fallbesprechungen, um möglichst viele Perspektiven des gleichen Vorgangs zu erfassen.
- Bei der Bewertung der Indikation ex post, sollten immer die Umstände berücksichtigt werden, die zur Entscheidung zur Fortführung der Reanimation mittels eCPR geführt haben.
- Aufnahme in ethische Fallbesprechungen bei belastenden Vorgängen im Rahmen der eCPR
- Wichtig: Bei verstorbenen Patienten bei den Angehörigen immer eine klinische Sektion erfragen, bei Zustimmung auch die Kanülen in situ belassen.

Regelmäßige Simulationen
- Interprofessionell nach Szenarien, innerhalb der Mikroteams und übergreifend. Auch schwierige Situationen simulieren, z.B. auch einen Einsatz im Kreißsaal, etc.
- Erkenntnisse zur Optimierung der Simulationstrainings in die Abläufe/SOPs übernehmen.

IHA-Diagnostik nach eCPR

Der irreversible Hirnfunktionsausfall (IHA) an der V-A ECMO nach eCPR

Grundsätzlich muss bei dem klinischen Verdacht auf einen irreversiblen Hirnfunktionsausfall, z.B. durch eine vor Kanülierung erlittene hypoxische Hirnschädigung oder eine an der ECMO entstandene cerebrale Einblutung mit konsekutiver Einklemmung, die Möglichkeit einer Organspende geprüft werden.

Eine Organspende kann und muss im Falle einer noch bestehenden Abhängigkeit von der Herz-Kreislauf- oder Lungenunterstützung auch an der laufenden ECLS erfolgen. Die ECLS wird dann so lange aufrechterhalten, bis das Organentnahmeteam diese nicht mehr zur Organperfusion benötigt.

Die aktuell gültigen Richtlinien zur Diagnostik des IHA sind auch an der ECLS/ECMO zu erfüllen und sind auch trotz zu beachtender besonderer Umstände erfüllbar. Es gelten die gleichen (Grenz-)werte und Grundsätze im Ablauf: Die klinische Untersuchung mit Feststellung der Bewusstlosigkeit (Koma), der Hirnstamm-Areflexie und des Atemstillstandes (Apnoe). Darauf folgt der Nachweis der Irreversibilität, entweder über die Wartezeit oder ein ergänzendes Verfahren. Ein ECMO-Kreislauf zeigt keine technische Interferenz mit dem EEG. Ähnliche Vorgänge, die zum „Harlekin-" Phänomen führen, können jedoch mit der cerebralen Perfusion bzw. KM-Konrastierung interagieren, deshalb sind nach der aktuellen Fortschreibung diese Untersuchungsmodalitäten nicht für den Irreversibilitätsnachweis zulässig.

Da der irreversible Hirnfunktionsausfall sowohl an der V-A ECMO/ECLS, als auch an der V-V ECMO eintreten kann, wird die IHA-Diagnostik im allgemeinen ECLS-Kapitel behandelt.

Literatur

Acharya J, Rajamohan AG, Skalski MR, Law M, Kim P, Gibbs W. CT Angiography of the Head in Extracorporeal Membrane Oxygenation. AJNR Am J Neuroradiol. 2017 Apr;38(4):773-776.

Andersen-Ranberg NC, Poulsen LM, Perner A, et al. Haloperidol for the Treatment of Delirium in ICU Patients [published online ahead of print, 2022 Oct 26]. N Engl J Med. 2022;10.1056/NEJMoa2211868. doi:10.1056/NEJMoa2211868

Bhangu A, Notario L, Pinto RL, et al. Closed loop communication in the trauma bay: identifying opportunities for team performance improvement through a video review analysis. CJEM. 2022;24(4):419-425. doi:10.1007/s43678-022-00295-z

Boysen PG 2nd. Just culture: a foundation for balanced accountability and patient safety. Ochsner J. 2013;13(3):400-406.

Bray JE, Stub D, Bloom JE, et al. Changing target temperature from 33°C to 36°C in the ICU management of out-of-hospital cardiac arrest: A before and after study. Resuscitation. 2017;113:39-43.

Callaway CW, Coppler PJ, Faro J, et al. Association of Initial Illness Severity and Outcomes After Cardiac Arrest With Targeted Temperature Management at 36 °C or 33 °C. JAMA Netw Open. 2020;3(7):e208215. Published 2020 Jul 1

Carlson JM, Etchill E, Whitman G, et al. Early withdrawal of life sustaining therapy in extracorporeal cardiopulmonary resuscitation (ECPR): Results from the Extracorporeal Life Support Organization registry [published online ahead of print, 2022 Aug 4]. Resuscitation. 2022;179:71-77. doi:10.1016/j.resuscitation.2022.07.038

Cavayas YA, Munshi L, Del Sorbo L, Fan E. The Early Change in PaCO2 after Extracorporeal Membrane Oxygenation Initiation Is Associated with Neurological Complications. Am J Respir Crit Care Med. 2020;201(12):1525-1535. doi:10.1164/rccm.202001-0023OC

Chakraborty T, Braksick S, Rabinstein A, Wijdicks E. Status Myoclonus with Post-cardiac-arrest Syndrome: Implications for Prognostication. Neurocrit Care. 2022;36(2):387-394. doi:10.1007/s12028-021-01344-8

Chang DW, Neville TH, Parrish J, et al. Evaluation of Time-Limited Trials Among Critically Ill Patients With Advanced Medical Illnesses and Reduction of Nonbeneficial ICU Treatments. JAMA Intern Med. 2021;181(6):786-794.

Cheung EH, Cheung JC, Yip YY. Beyond failure or success: reflections on the ethical justifications for time-limited trial of intensive care. Intensive Care Med. 2022;48(7):969-970. doi:10.1007/s00134-022-06752-8

Cheung EH, Cheung JC, Yip YY. Raising awareness for time-limited trial discussion upon ICU triage and admission. Intensive Care Med. 2022;48(2):240-241.

Clifford-Mobley O, Palmer F, Rooney K, Skorko A, Bayly G. Serum neuron-specific enolase measurement for neuro-prognostication post out-of-hospital cardiac arrest: Determination of the optimum testing strategy in routine clinical use. Ann Clin Biochem. 2020 Jan;57(1):69-76. doi: 10.1177/0004563219886326. Epub 2019 Nov 9. PMID: 31615270.

Literatur

Dankiewicz J, Cronberg T, Lilja G, et al. Hypothermia versus Normothermia after Out-of-Hospital Cardiac Arrest. N Engl J Med. 2021;384(24):2283-2294.

Dar IA, Khan IR, Maddox RK, et al. Towards detection of brain injury using multimodal non-invasive neuromonitoring in adults undergoing extracorporeal membrane oxygenation. Biomed Opt Express. 2020;11(11):6551-6569. Published 2020 Oct 19. doi:10.1364/BOE.401641

Johnson TW, Dar IA, Donohue KL, et al. Cerebral Blood Flow Hemispheric Asymmetry in Comatose Adults Receiving Extracorporeal Membrane Oxygenation. Front Neurosci. 2022;16:858404. Published 2022 Apr 11. doi:10.3389/fnins.2022.858404

Lascarrou JB, Merdji H, Le Gouge A, et al. Targeted Temperature Management for Cardiac Arrest with Nonshockable Rhythm. N Engl J Med. 2019;381(24):2327-2337.

Lauridsen KG, Watanabe I, Løfgren B, et al. Standardising communication to improve in-hospital cardiopulmonary resuscitation. Resuscitation. 2020;147:73-80. doi:10.1016/j.resuscitation.2019.12.013

Levy B, Girerd N, Amour J, et al. Effect of Moderate Hypothermia vs Normothermia on 30-Day Mortality in Patients With Cardiogenic Shock Receiving Venoarterial Extracorporeal Membrane Oxygenation: A Randomized Clinical Trial. JAMA. 2022;327(5):442-453. doi:10.1001/jama.2021.24776

Lorusso R, Taccone FS, Belliato M, et al. Brain monitoring in adult and pediatric ECMO patients: the importance of early and late assessments. Minerva Anestesiol. 2017;83(10):1061-1074. doi:10.23736/S0375-9393.17.11911-5

Makhoul M, Heuts S, Mansouri A, et al. Understanding the "extracorporeal membrane oxygenation gap" in veno-arterial configuration for adult patients: Timing and causes of death. Artif Organs. 2021;45(10):1155-1167. doi:10.1111/aor.14006

Michalsen A, Long AC, DeKeyser Ganz F, et al. Interprofessional Shared Decision-Making in the ICU: A Systematic Review and Recommendations From an Expert Panel. Crit Care Med. 2019;47(9):1258-1266. doi:10.1097/CCM.0000000000003870

Montero S, Huang F, Rivas-Lasarte M, et al. Awake venoarterial extracorporeal membrane oxygenation for refractory cardiogenic shock. Eur Heart J Acute Cardiovasc Care. 2021;10(6):585-594. doi:10.1093/ehjacc/zuab018

Nielsen N, Wetterslev J, Cronberg T, et al. Targeted temperature management at 33°C versus 36°C after cardiac arrest. N Engl J Med. 2013;369(23):2197-2206.

Nolan JP, Sandroni C, Böttiger BW, et al. European Resuscitation Council and European Society of Intensive Care Medicine guidelines 2021: post-resuscitation care. Intensive Care Med. 2021;47(4):369-421.

North M, Samara M, Eckman PM, et al. Survivors of veno-arterial membrane oxygenation have good long-term quality of life [published online ahead of print, 2022 Aug 2]. Int J Artif Organs. 2022;3913988221113597. doi:10.1177/03913988221113597

Okada Y, Kiguchi T, Irisawa T, et al. Development and Validation of a Clinical Score to Predict Neurological Outcomes in Patients With Out-of-Hospital Cardiac Arrest Treated With Extracorporeal Cardiopulmonary Resuscitation. JAMA Netw Open. 2020;3(11):e2022920. Published 2020 Nov 2. doi:10.1001/jamanetworkopen.2020.22920

Petermichl W, Philipp A, Hiller KA, et al. Reliability of prognostic biomarkers after prehospital extracorporeal cardiopulmonary resuscitation with target temperature management. Scand J Trauma Resusc Emerg Med. 2021;29(1):147. Published 2021 Oct 9. doi:10.1186/s13049-021-00961-8

Ponholzer F, Schwarz S, Jaksch P, et al. Duration of extracorporeal life support bridging delineates differences in the outcome between awake and sedated bridge-to-transplant patients. Eur J Cardiothorac Surg. 2022;62(3):ezac363. doi:10.1093/ejcts/ezac363

Ramont L, Thoannes H, Volondat A, Chastang F, Millet MC, Maquart FX. Effects of hemolysis and storage condition on neuron-specific enolase (NSE) in cerebrospinal fluid and serum: implications in clinical practice. Clin Chem Lab Med. 2005;43(11):1215-1217. fdoi:10.1515/CCLM.2005.210

Ryu JA, Cho YH, Sung K, et al. Predictors of neurological outcomes after successful extracorporeal cardiopulmonary resuscitation. BMC Anesthesiol. 2015;15:26. Published 2015 Mar 8. doi:10.1186/s12871-015-0002-3

Sakurai T, Kaneko T, Yamada S, Takahashi T. Extracorporeal cardiopulmonary resuscitation with temperature management could improve the neurological outcomes of out-of-hospital cardiac arrest: a retrospective analysis of a nationwide multicenter observational study in Japan. J Intensive Care. 2022;10(1):30. Published 2022 Jun 17. doi:10.1186/s40560-022-00622-7

Salik I, Ashurst JV. Closed Loop Communication Training in Medical Simulation. In: StatPearls. Treasure Island (FL): StatPearls Publishing; July 26, 2021.

Schmidt, M., Bailey, M., Kelly, J. et al. Impact of fluid balance on outcome of adult patients treated with extracorporeal membrane oxygenation. Intensive Care Med 40, 1256–1266 (2014).

Literatur

Schrage B, Rübsamen N, Becher PM, et al. Neuron-specific-enolase as a predictor of the neurologic outcome after cardiopulmonary resuscitation in patients on ECMO. Resuscitation. 2019;136:14-20.

S3-Leitlinie Analgesie, Sedierung und Delirmanagement in der Intensivmedizin (DAS-Leitlinie 2020) AWMF-Registernummer: 001/012 Federführende Fachgesellschaften Deutsche Gesellschaft für Anästhesiologie und Intensivmedizin (DGAI) Deutsche Interdisziplinäre Vereinigung für Intensiv- und Notfallmedizin (DIVI) Stand: 31.03.2021

Soar, J., Böttiger, B.W., Carli, P. et al. Erweiterte lebensrettende Maßnahmen für Erwachsene. Notfall Rettungsmed 24, 406–446 (2021).

Trummer, G., Müller, T., Muellenbach, R.M. et al. Ausbildungsmodul Extrakorporaler Life Support (ECLS): Konsensuspapier der DIVI, DGTHG, DGfK, DGAI, DGIIN, DGF, GRC und der DGK. Notfall Rettungsmed 24, 831–834 (2021).

Umbrello M, Chiumello D. Neurological prognostication during extracorporeal life support: Is NSE just another brick in the wall?. Resuscitation. 2017;121:A6-A7. doi:10.1016/j.resuscitation.2017.09.025

Wengenmayer T, Duerschmied D, Graf E, et al. Development and validation of a prognostic model for survival in patients treated with venoarterial extracorporeal membrane oxygenation: the PREDICT VA-ECMO score. Eur Heart J Acute Cardiovasc Care. 2019;8(4):350-359. doi:10.1177/2048872618789052

Übersicht und Funktionsprinzip V-V ECMO

Einordnung der V-V ECMO

Extra**c**orporal **L**ife **S**upport	**E**xtra**c**orporal **M**embrane **O**xygenation	Extracorporal CO_2 Removal	**M**echanical **C**irculatory **S**upport

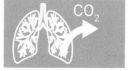
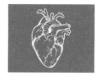

V-A ECMO	V-AV ECMO	V-V ECMO	V-V/A-V **ECCO₂R**	PVAD LVAD, RVAD BIVAD, TAH
eCPR Kardiogener Schock (Sepsis)	Eskalation von **V-A** bei zus. resp. Insuffizienz oder **V-V** + Pumpversagen	Respiratorische Insuffizienz	CO_2-Retention Lungenprotektion	Ventrikuläre Assist Devices (VADs)

Die **V-V ECMO** bietet **keine Kreislaufunterstützung,** lediglich eine Präoxygenierung venösen Blutes vor der Lungenpassage. Um ein ausreichendes Sauerstoffangebot (DO_2) zu gewährleisten, muss ein **ausreichendes HZV** vorhanden sein.

Sicherung des Sauerstoffgehaltes des Bluts (C_aO_2)

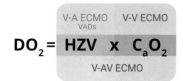

$$DO_2 = HZV \times C_aO_2$$

mit

$C_aO_2 = Hb \cdot 1,34 \cdot S_aO_2 + 0,0031 \cdot p_aO_2$

Der physikalisch gelöste Sauerstoff (p_aO_2) ist unter normalen, nicht in extremis konstruierten Verhältnissen, vernachlässigbar.

Betrachtet man die Faktoren von C_aO_2, wird deutlich, dass Hb durch Transfusion als limitierender Faktor zumeist kontrolliert werden kann. Der physikalisch gelöste Sauerstoff (p_aO_2) ist, da nur mit dem Faktor 0,0031 biologisch wirksam, vernachlässigbar. Die V-V ECMO sichert somit durch ein Anheben der gemischt-venösen Sättigung (S_vO_2) im Blut vor der Lungenpassage den arteriellen Sauerstoffgehalt C_aO_2. Wird durch die V-V ECMO S_vO_2 auf Werte ca. >85% angehoben, ist dies auch bei komplettem Lungenversagen (dann $S_vO_2 \approx S_aO_2$) mit dem Leben vereinbar, das Fehlen einer HZV-Limitierung vorausgesetzt.

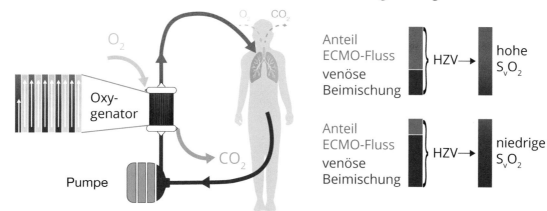

Auch wenn nach dem Oxygenator Blut mit einer post-Oxy-S_aO_2 von 100% bzw. einem post-Oxy-p_aO_2 um 400 mmHg abgegeben wird, führt die venöse Beimischung von nicht durch die extrakorporale Zirkulation erfassten Blutes zu einer Verminderung der Sättigung des gemischtvenösen Blutes der A. pulmonalis (S_vO_2). Eine extrakorporale Präoxygenierung mit einem Fluss von 60-80 ml/KG kg (ca. 5 L/min, bzw. 60-90% des HZV) sind für das basale DO_2 notwendig. Deshalb sollten bei der V-V ECMO Systeme mit großzügigeren Oxygenatoren (z.B. 7L Oxygenatoren) eingesetzt werden. Die Decarboxylierung erfolgt in Abhängigkeit der Höhe des Sweep-Gas-Flusses.

Implantationsoptionen V-V ECMO

V-V ECMO femoro-jugulär

rückführende, „arterielle"
Kanüle V. jug. int. re.

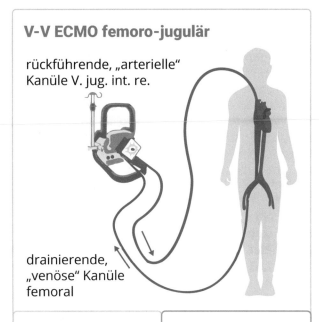

drainierende,
„venöse" Kanüle
femoral

Vorteile:

- Technisch einfach
- TTE ausreichend
- Kanülierung parallel zu zweit möglich

Nachteile:

- Fixierung der jugulären Kanüle
- „Kurze" 3/8" Schläuche für Mobilisierung und Transport

V-V ECMO bi-femoral

rückführende , „arterielle"
Kanüle mit Spitze in RA

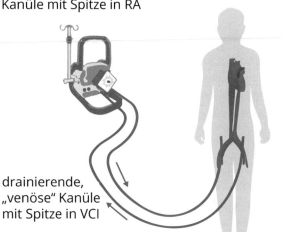

drainierende,
„venöse" Kanüle
mit Spitze in VCI

Vorteile:

- Rasche Kanülierung möglich
- „Lange" 3/8" Schläuche für Mobilisierung und Transport

Nachteile:

- TEE, um Verletzung RA/RV zu vermeiden
- Mobilisierung
- Gefahr der Rezirkulation

V-V ECMO jugulär mit bicavaler Dual-Lumen Kanüle

rückführendes, „arterielles"
Lumen im Bereich RA

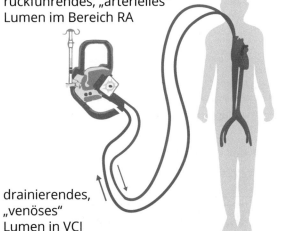

drainierendes,
„venöses"
Lumen in VCI

Vorteile:

- Mobilisierung
- „Lange" 3/8" Schläuche für Mobilisierung und Transport

Nachteile:

- Verletzungen Vene/RA/RV
- TEE zur Anlage
- geringerer Fluss
- nur von rechts möglich

Erweiterung auf V-AV

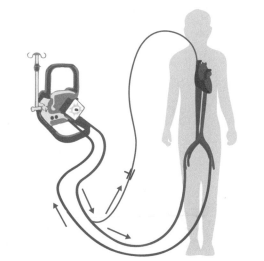

Erweiterung auf V-AV bei zusätzlicher kardialer Einschränkung oder Reanimation von femoro-jugulär, bi-femoral und von der Dual-Lumen jugulär möglich. Bei Betrieb einer V-V ECMO sollte deshalb im Voraus eine Strategie besprochen und Material griffbereit sein, eine V-V ECMO im Notfall jederzeit auf eine V-AV ECMO eskalieren zu können.

Indikation V-V ECMO

Indikation V-V ECMO

Jede Indikationsstellung sollte in interdisziplinärer Diskussion getroffen werden (ECMO-Team, GET). Die Indikation zur V-V ECMO muss immer vor dem Hintergrund einer Risiko-Nutzen-Abwägung zwischen prospektiver Invasivität einer konventionellen Beatmung, den Risiken einer V-V ECMO und dem Nutzen einer minimal-invasiven Beatmung an der V-V ECMO sowie dem Therapieziel getroffen werden. Eine V-V ECMO sichert die Oxygenierung und Decarboxylierung und ermöglicht damit eine (ultra-)lungenprotektive Beatmung bis zur Erholung eines potenziell reversiblen Lungenversagens ("Bridge to Recovery"), ist jedoch keine Therapie per se.

Bei Übernahme von Patienten von extern sollte eine möglichst ausführliche Anamnese der bisherigen Beatmungsinvasivität erhoben werden (einschließlich der NIV-Zeiten). Insbesondere die Beurteilung von NIV-Zeiten ist sehr schwierig, da sich „nicht-invasiv" auf das Nicht-Vorhandensein eines Tubus bezieht, jedoch nicht auf die auf die Lunge übertragenen Scherkräfte bzw. Energien. Diese können mitunter größer sein, als durch eine „invasive" Beatmung mit dann sicher kontrollierten Parametern bezüglich der Surrogatparameter für die Invasivität.

Eine V-V ECMO ist u.a. zu erwägen:

- Rescueverfahren bei therapierefraktärer Hypoxämie oder Hyperkapnie bzw. daraus resultierender respiratorischer Azidose. Bei zusätzlicher HZV-Limitierung: V-AV ECMO erwägen.
- Nicht-Einhalten „lungenprotektiver" Parameter, z.B.: V_t > 6ml/kg; PIP > 30 mbar; P_{plat} > 30 mbar; P_{delta} > 14 mbar, F_iO_2> 80%.
- Falls messbar Beurteilung von P_{es} als Surrogat für die transpulmonalen Drücke.
- Erhöhte Energieübertragung nach der ausführlichen oder vereinfachten Formel nach Gattinoni zur auf die Lunge übertragenen Energien oder pragmatisch bettseitig nach „4 · dP + RR" als empirisch ermittelter Surrogatparameter für die übertragene mechanische Energie.
- Überbrückung zur Lungentransplantation („bridge to transplantation")

Die Ein- und Ausschlusskriterien können zwischen den Zentren erheblich differieren. Im Gegensatz zur V-A ECMO sind Überlegungen zu Risiko und Nutzen einer V-V ECMO meist weniger zeitkritisch und können mit mehr Information im Vorfeld diskutiert werden. Die Indikationskriterien der EOLIA-Studie (formal „negative" Studie, jedoch sehr viel Cross-Over in den Interventionsarm) können deshalb nur als grobe Orientierungshilfen gelten.

Indikation V-V ECMO in Anlehnung an die EOLIA-Kriterien

Optimierte Respirator-Therapie

F_iO_2>80%
Tidalvolumen (V_t) 6 ml/kg PBW
Mittels PEEP-Trial optimierter PEEP
(Trial mit PEEP >10 cmH$_2$O)

+

Optimierte supportive Therapie

Bauchlage erfolgt
Optimierung **Volumenstatus**
(Recruitment-Manöver), NO, etc.
Behandlung reversibler Momente

Oxygenierungsstörung

PaO$_2$/FiO$_2$ (P/F-Ratio, Horovitz-Index) **< 50 mmHg für mehr als 3 Stunden**

oder

PaO$_2$/FiO$_2$ (P/F-Ratio, Horovitz-Index) **< 80 mmHg für mehr als 6 Stunden**

Ventilationsstörung

und/oder

pH < 7,25 bei einem paCO$_2$ > 60 mmHg für mehr als 6 Stunden

Kontraindikationen V-V ECMO, ECMO im CARDS

Kontraindikationen V-V ECMO in Anlehnung an die EOLIA-Kriterien

- Beatmungsdauer > 7 Tage
- Alter > 65(-70) Jahre
- BMI > 45
- Vorbestehende chronische Lungenschädigung mit LTOT oder Heim-NIV
- Herz-Kreislaufversagen (ggf. V-AV)
- HIT, Kontraindikation zu Antikoagulation

- Tumorleiden mit Prognose < 5 Jahre
- Mehrorganversagen mit SAPS-II > 90
- Z.n. CPR mit > 15 Minuten „low flow"
- Irreversible neurologische Schädigung
- Patientenwille/ -verfügung
- Fehlende Einwilligung
- Keine vaskuläre Zugangsmöglichkeit

Kommentar: Bei der Beatmungsdauer von < 7 Tagen müssen auch die vorbestehenden NIV-Zeiten und deren Invasivität bewertet werden. Bei entsprechender Indikation kann eine V-V ECMO auch zur Vermeidung einer Intubation („Wach-ECMO") erwogen werden, ohne zuvor die invasive Beatmung und eine Bauchlage in ITN „auszureizen".

In EOLIA ist das Patientenalter kein explizites Ausschlusskriterium; Alter in der ECMO-Gruppe 51,9±14,2 Jahre als Orientierung. Je schneller reversibel der potenzielle Lungenschaden, desto großzügiger kann ggf. die Altersgrenze gewertet werden. Neben der V-V ECMO an sich, sind die körperlichen „Reserven" und Komorbiditäten eines Patienten vor ggf. wochenlanger ECMO-Therapie zu berücksichtigen. Je nach Erfahrung des Zentrums kann eine V-V ECMO auch kurzfristig mit hohen Flüssen und minimaler Antikoagulation durchgeführt werden, sodass z.B. ein ARDS nach Polytrauma keine Kontraindikation per se darstellt. Eine V-V ECMO bei vorbekannter HIT ist nicht ausgeschlossen, aber eine individuelle Einzelfallentscheidung.

Abschätzung der Mortalität im ARDS nach der Lung Injury Score (Murray)

Einen Anhalt für die zu erwartende Mortalität im konventionellen ARDS, um diese dem „Risiko" einer V-V ECMO gegenüber zu stellen, kann auch der Lung Injury Score geben. Beide Risiko-Bewertungen sind auch abhängig von der Erfahrung des eigenen Zentrums.

	Lung Injury Score (Murray Score)				
	0	1	2	3	4
PaO_2/FiO_2-Ratio (mmHg)	≥300	225-299	175-224	100-174	<100
Röntgen Thorax	normal	1 Punkt pro infiltriertem Quadranten			
PEEP (cm H_2O)	≤5	6-8	9-11	12-14	≥15
Compliance, statisch (ml/cmH $_2O$)	≥80	60-70	40-59	20-39	≤19

Mortalität   50% ≤ LIS 3 ≤ 80%

V-V ECMO im CARDS (COVID-19 associated ARDS)

Bereits im konventionellen ARDS sollte jede V-V ECMO Indikation in interdisziplinärer und interprofessioneller Diskussion getroffen werden. Dies gilt insbesondere auch für das COVID-19 assoziierte ARDS (CARDS). Auch hierzu kann ein Gemeinsames Entscheidungstreffen, GET wichtige Dienste leisten. Sollte sich z.B. in der Pandemie die Frage der Ressourcenallokation stellen, ist eine überregionale Übereinkunft bezüglich der Kriterien sinnvoll.

Die Kriterien können sich auch nach den EOLIA-Kriterien orientieren und zusätzlich COVID-spezifische Faktoren mit berücksichtigen: Herausforderungen bei zusätzlich bestehenden Organversagen, häufige Ko-Infektionen und oft unklarer und nicht gänzlich objektivierbarer Vortherapie bezüglich NIV und invasiver Beatmung (P-SILI und VILI).

Grundvoraussetzungen sind die (mutmaßliche) Einwilligung in eine Verlegung in ein ECMO-Zentrum, eine Kanülierung zur ECMO, die Einwilligung zur Transfusion von Blutprodukten und die Möglichkeit eines Gefäßzugangs.

Indikation V-V ECMO im CARDS

Indikationsstellung V-V ECMO bei CARDS (COVID-19 associated ARDS)

POSITIVkriterien

- Beatmungsdauer < 7 Tage (NIV und invasiv)
- Patientenalter < 65 Jahre
- Erfolgte Bauchlagerung und optimierte Respiratortherapie

INTERMEDIÄRkriterien

- Beatmungsdauer 7-14 Tage (NIV und invasiv)
- Patientenalter 65-70 Jahre
- weiteres Organversagen über das Lungenversagen hinaus
- Blutstrominfektion mit gram-negativen Erregern
- Leukämien in Remission
- BMI > 45
- vorbestehende Immunsupression, z.B. nach Organtransplantation

NEGATIVkriterien

- Beatmungsdauer > 14 Tage (NIV und invasiv)
- Patientenalter > 70 Jahre
- Multiorganversagen
- irreversible neurologische Schädigung
- frische cerebrale Ischämie
- Blutstrominfektion mit gram-positiven oder fungalen Erregern
- Aktive Leukämien
- Malignome mit einer Prognose < 2 Jahre
- Kontraindikation gegen Antikoagulation, unkontrollierte Blutung
- Vorbestehende strukturelle Lungenerkrankung mit funktioneller Einschränkung

Kommentar: Auch bei der Indikationsstellung im CARDS sind die Positiv- und Negativkriterien nur Anhaltspunkte und können zwischen Zentren und patientenindividuell variieren. Insbesondere beim CARDS ist die sich rasch entwickelnde Studienlage zu berücksichtigen.

Repetitorium ARDS: Berlin-Definition

Ein ARDS liegt vor, wenn folgende Kriterien zutreffen:
- Akut innerhalb einer Woche nach einem Ereignis eingetretene Verschlechterung.
- Röntgen- bzw. CT-Untersuchung: bilaterale diffuse Infiltrate, die sich nicht gänzlich durch Pleuraergüsse, Atelektasen oder Raumforderungen erklären lassen.
- Ausschluss kardialer Ursachen oder Volumenüberladung.
-

Die Einteilung der Schwere des ARDS erfolgt nach dem Horovitz-Quotient (P_aO_2/F_iO_2):

	P_aO_2/F_iO_2
Mild	201-300 mmHg
Moderat	101-200 mmHg
Schwer	≤ 100 mmHg

Voraussetzung: PEEP ≥ 5 cmH₂O

Das ARDS ist weder eine Erkrankung per se, noch entsteht sie e vacuo, vielmehr hat das ARDS immer einen zumeist schwerwiegenden Auslöser oder noch ein der ARDS unterhaltendes Moment. Auch wenn im Bereich der ECMO-Therapie der Lungenersatz im Vordergrund steht, ist dieser keine Therapie des ARDS, der Lungenersatz gewinnt nur Zeit.
Der Erfolg der ECMO-Therapie steht und fällt mit dem Erkennen der zugrundeliegenden Störung und ggf. deren kausale oder abwartende Therapie. Bei allem Fokus auf die Lunge und das Lungenversagen darf eine mögliche kardiale Ursache eines ARDS nicht übersehen werden (z.B. ein Papillarmuskelabriss mit konsekutiver höchstgradiger Mitralklappeninsuffizienz).

Literatur

ARDS Definition Task Force, Ranieri VM, Rubenfeld GD, et al. Acute respiratory distress syndrome: the Berlin Definition. JAMA. 2012;307(23):2526-2533. doi:10.1001/jama.2012.5669

Bertini P, Guarracino F, Falcone M, Nardelli P, Landoni G, Nocci M, Paternoster G. ECMO in COVID-19 Patients: A Systematic Review and Meta-analysis. J Cardiothorac Vasc Anesth. 2022 Aug;36(8 Pt A):2700-2706. doi: 10.1053/j.jvca.2021.11.006. Epub 2021 Nov 12. PMID: 34906383; PMCID: PMC8585556.

Biancari F, Mariscalco G, Dalén M, et al. Six-Month Survival After Extracorporeal Membrane Oxygenation for Severe COVID-19. J Cardiothorac Vasc Anesth. 2021;35(7):1999-2006. doi:10.1053/j.jvca.2021.01.027

Burrell AJC, Ihle JF, Pellegrino VA, Sheldrake J, Nixon PT. Cannulation technique: femoro-femoral. J Thorac Dis. 2018;10(Suppl 5):S616-S623. doi:10.21037/jtd.2018.03.83

Combes A, Hajage D, Capellier G, et al. Extracorporeal Membrane Oxygenation for Severe Acute Respiratory Distress Syndrome. N Engl J Med. 2018;378(21):1965-1975. doi:10.1056/NEJMoa1800385

Combes A, Peek GJ, Hajage D, et al. ECMO for severe ARDS: systematic review and individual patient data meta-analysis. Intensive Care Med. 2020;46(11):2048-2057. doi:10.1007/s00134-020-06248-3

Combes A, Schmidt M, Hodgson CL, et al. Extracorporeal life support for adults with acute respiratory distress syndrome. Intensive Care Med. 2020;46(12):2464-2476. doi:10.1007/s00134-020-06290-1

Fan E, Brodie D, Slutsky AS. Acute Respiratory Distress Syndrome: Advances in Diagnosis and Treatment. JAMA. 2018;319(7):698-710. doi:10.1001/jama.2017.21907

Gattinoni L, Tonetti T, Cressoni M, et al. Ventilator-related causes of lung injury: the mechanical power. Intensive Care Med. 2016;42(10):1567-1575. doi:10.1007/s00134-016-4505-2

Gattinoni L, Vasques F, Quintel M. Use of ECMO in ARDS: does the EOLIA trial really help?. Crit Care. 2018;22(1):171. Published 2018 Jul 5. doi:10.1186/s13054-018-2098-6

Giosa L, Busana M, Pasticci I, et al. Mechanical power at a glance: a simple surrogate for volume-controlled ventilation. Intensive Care Med Exp. 2019;7(1):61. Published 2019 Nov 27. doi:10.1186/s40635-019-0276-8

Grennan KN, Maul TM, Nelson JS. Extracorporeal Life Support for Status Asthmaticus: Early Outcomes in Teens and Young Adults. ASAIO J. 2022;68(10):1305-1311. doi:10.1097/MAT.0000000000001644

Harnisch LO, Moerer O. Contraindications to the Initiation of Veno-Venous ECMO for Severe Acute Respiratory Failure in Adults: A Systematic Review and Practical Approach Based on the Current Literature. Membranes (Basel). 2021;11(8):584. Published 2021 Jul 30. doi:10.3390/membranes11080584

Kochanek M, Kochanek J, Böll B, et al. Veno-venous extracorporeal membrane oxygenation (vv-ECMO) for severe respiratory failure in adult cancer patients: a retrospective multicenter analysis. Intensive Care Med. 2022;48(3):332-342. doi:10.1007/s00134-022-06635-y

MacLaren G, Combes A, Brodie D. Saying no until the moment is right: initiating ECMO in the EOLIA era. Intensive Care Med. 2020;46(10):1894-1896. doi:10.1007/s00134-020-06185-1

MacLaren G, Fisher D, Brodie D. Treating the Most Critically Ill Patients With COVID-19: The Evolving Role of Extracorporeal Membrane Oxygenation. JAMA. 2022 Jan 4;327(1):31-32. doi: 10.1001/jama.2021.22580. PMID: 34919122.

Majithia-Beet G, Naemi R, Issitt R. Efficacy of outcome prediction of the respiratory ECMO survival prediction score and the predicting death for severe ARDS on VV-ECMO score for patients with acute respiratory distress syndrome on extracorporeal membrane oxygenation [published online ahead of print, 2022 Jul 13]. Perfusion. 2022;2676591221115267. doi:10.1177/02676591221115267

Rilinger J, Zotzmann V, Bemtgen X, et al. Influence of immunosuppression in patients with severe acute respiratory distress syndrome on veno-venous extracorporeal membrane oxygenation therapy. Artif Organs. 2021;45(9):1050-1060. doi:10.1111/aor.13954

Tran A, Fernando SM, Rochwerg B, et al. Prognostic factors associated with mortality among patients receiving venovenous extracorporeal membrane oxygenation for COVID-19: a systematic review and meta-analysis [published online ahead of print, 2022 Oct 10]. Lancet Respir Med. 2022;S2213-2600(22)00296-X. doi:10.1016/S2213-2600(22)00296-X

Urner M, Barnett AG, Bassi GL, et al. Venovenous extracorporeal membrane oxygenation in patients with acute covid-19 associated respiratory failure: comparative effectiveness study. BMJ. 2022;377:e068723. Published 2022 May 4. doi:10.1136/bmj-2021-068723

Widmeier E, Wengenmayer T, Maier S, et al. Extracorporeal membrane oxygenation during the first three waves of the coronavirus disease 2019 pandemic-A retrospective single-center registry study [published online ahead of print, 2022 Apr 22]. Artif Organs. 2022;10.1111/aor.14270. doi:10.1111/aor.14270

Allgemeine Vorbereitungen V-V ECMO

Allgemeines

- Vor Beginn der Kanülierung sollte das Zugangsmanagement detailliert besprochen werden.
- Messung der Diameter der Venen. Kanülengröße, Kanülierungsreihenfolge und Anschluss-Strategie festlegen. Strategie zur Antikoagulation im Gesamtkontext besprechen.
- Kompressionssonographie der zu punktierenden Venen, Ausschluss Thrombosierung, ggf. zur besseren Punktion Volumenstatus korrigieren oder ein Lagerungsversuch durchführen.
- Unterstützende bildgebende Verfahren planen: TEE, TTE, ggf. Durchleuchtung.
- Die rückführende Single-Stage Kanüle zuerst legen, um ein Clotten der Seitlöcher der femoralen, zumeist Multi-Stage Kanüle zu vermeiden.
- Eine Kanülierung kann auch beim wachen, nicht intubierten Patienten unter ausreichender lokaler und ggf. systemischer Analgesie und passagerer Sedierung erfolgen.

Auswahl der Kanülen

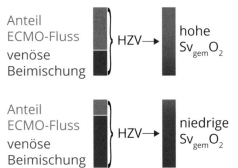

Die Oxygenierungsleistung einer V-V ECMO Konfigration wird maßgeblich durch den Anteil des ECLS-Flusses am HZV bestimmt. Deshalb ist bereits bei der Auswahl der Kanülen auf höchst möglichen Fluss zu zielen. Faktoren, die den maximal erreichbaren Fluss beeinflussen:
- Durchmesser der Kanüle: nach dem Gesetz von Hagen-Pouiselle geht der Radius mit der 4. Potenz in den Volumenstrom ein.
- Länge der Kanüle: der Volumenstrom ist umgekehrt proportional der Länge der Kanüle.
- Ein Anhalt für den maximal möglichen Fluss geben die herstellerspezifischen „Pressure-Drop"-Diagramme.
- Implantation der Kanülen: Optimierung der Implantationstiefe mittels TTE/TEE schon bei Anlage.

Durchführbar sind auch VV-V ECMO Konfigurationen, z.B. bei nicht ausreichender venöser Drainage oder bei einer nicht beherrschbaren Rezirkulation durch eine bestehende Konfiguration. Dabei immer auf die Flussraten in den entsprechenden Linien achten, um eine Stasesymptomatik in den Linien mit Kanülen geringeren Durchmessers zu vermeiden.
Auch eine venöse Rückgabe von links jugulär ist durchführbar, z.B. bei thrombosierter V. jug. re., dann jedoch mit einer kurzen und dünnen flexiblen Kanüle, z.B. 19F/38cm. Vorschieben der Kanüle von li. jugulär in den rechten Vorhof jedoch dann unter Durchleuchtung.

Implatantation einer jugulären, rückführenden Kanüle

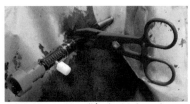

19F 15cm Kanüle in V. jug. int.

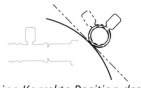

Auf eine Korrekte Position des Luer-Anschlusses achten

- venöse Punktion V. jug. int. re, ultraschallgesteuert.
- 6F-Schleuse in Seldinger-Technik einführen.
- Nitinol J-Einführungsdraht 70 cm oder Stiff-Draht 80 cm. **CAVE:** bei Verwendung eines langen Drahtes (z.B. 180cm): Sterilität, Einführtiefe, dann 2. Person zur Assistenz ratsam.
- Kontrolle im TTE (oder TEE) der Drahtpassage in die VCI
- Implantationstiefe: bis zum erhabenen Ring der Kanüle, den erhabenen Ring nicht in die Haut einführen(!): spätere Blutungsgefahr durch Weitung der Inzision bei Disklolation.
- **Beachte:** Bei einer (arteriellen) Kanüle mit Luer-Anschluss muss dieser schon bei der Implantation korrekt nach oben oder vorn abstehen, um die Kanüle später ordentlich fixieren zu können. Ein späteres Drehen der implantierten Kanüle ohne Innentrokar ist schwierig bis unmöglich.

Femoro-juguläre V-V Konfiguration

Implantation der femoralen, drainierenden Kanüle

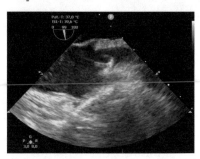

TEE (bicavaler Schnitt): J-Draht-Passage in die VCS

- venöse Vorpunktion rechts femoral (Ultraschall), der Weg in die VCI ist von rechts anatomisch geradliniger. Eine rechts/rechts Konfiguration ist auch bezüglich Schlauchlängen bei Transport/Lagerung von Vorteil.
- ▮▮▮▮ 6F-Schleuse, darüber J-Einführungsdraht 175cm.
- Wechsel auf einen Stiff-Draht via 5F-Führungskatheter.
- Rechtsherzkatheter nur ca. zur Hälfte (50cm) einführen
- Die Positionierung der Drähte erfolgt idealerweise TEE-gesteuert. Da eine femorale Kanüle zur Vermeidung von Rezirkulation meist nicht in bis in die VCS implantiert wird, sondern maximal in den VCI/RA-Übergang, kann jedoch ein TTE ausreichen, vorausgesetzt es findet sich ein gutes subxiphoidales Schallfenster (lange Achse mit VCI).

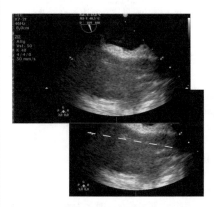

Oben: TEE (bicavaler Schnitt, ca. 110°): Korrekte J-Draht-Lage durch den RA in die VCS.

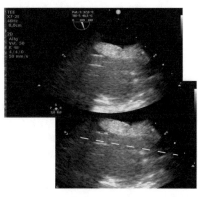

Oben: TEE (bicavaler Schnitt, ca. 110°) Positionierung der Kanüle in VCI/ Übergang RA

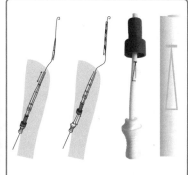

Die meisten Kanülen haben seitlich am Trokar eine Markierung, die bei Rückzug des Trokars anzeigt, ab wann die Trokarspitze mit der Kanülenspitze bündig ist.

WICHTIG: Rückzug des Trokars an die markierte Position verringert die Gefahr einer Perforation bei zu tiefer Implantation und ermöglicht eine exakte Positionierung der Kanülenspitze im Ultraschall (im TTE oder TEE)

Bei Wechsel vom J-Draht auf den Stiffdraht zeigt sich der 5F-Führungskatheter (ohne Draht) als feine, aber im Ultraschall (TTE oder TEE) noch auflösbare Doppel-Struktur.

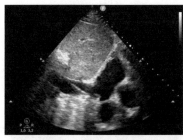

Links: im TTE von subxiphoidal dargestellter J-Draht in der VCI am Übergang in den RA. Vor der Implantation einer V-V ECMO sollte immer eine Evaluation der Schallfenster erfolgen, ob z.B. eine Implantation nur mit TTE möglich ist.

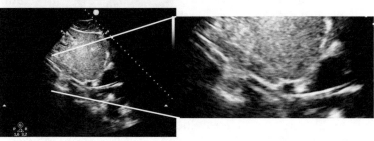

Links: im TTE von subxiphoidal dargestellte venöse Kanüle (Doppelkontur) mit der Spitze im Bereich der ersten Lebervene. Der Stiff-Draht ist noch weiter sicher im RA darstellbar, der Trokar ist zu diesem Zeitpunkt in die venöse Kanüle zurückgezogen.

Positionierung der Kanülen

Femoro-juguläre Konfigration

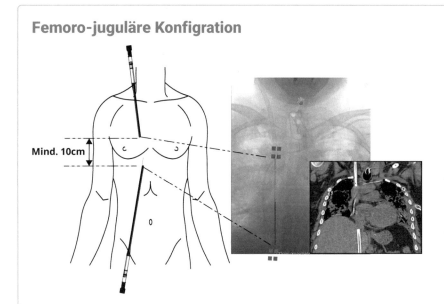

Um eine Re-Zirkulation extrakorporal oxygenierten Blutes zu vermeiden: Abstand der Kanülen-spitzen von mind. 10 cm. Dabei die 15 cm lange juguläre Kanüle komplett einführen, die femorale Kanüle in der VCI ca. in Höhe Zwerchfell. Im Zweifel femorale Kanüle tiefer einführen und spätere Korrektur. Eine Kontrolle kann radiologisch erfolgen.

Bi-femorale Konfigration

Eine bifemorale Kanüleriung kann erwogen werden, wenn z.B. die rechte V. jug. int. durch einen Thrombus verschlossen ist, meist durch die vorherige Anlage eines zentralvenösen Katheters, oder es andere Punktionshindernisse am Hals gibt. Eine bifemorale Kanülierung kann im Verlauf bei zunehmender Mobilisierung des Patienten einfach auf eine bi-cavale Dual-Lumen-Kanüle umkonfiguriert werden, sollte sich die Thrombose am Hals wieder rekanalisieren.

Zwar kann im Notfall eine bifemorale Kanülierung rasch auch durch eine punktierende Person erfolgen, jedoch entzieht sich die sichere, hohe Lage der rückführenden Kanüle oft dem TTE und sollte mittels TEE überwacht werden, sodass sich der personelle Aufwand relativiert.

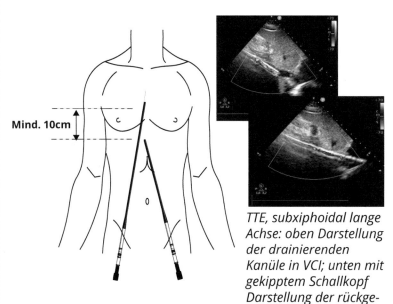

TTE, subxiphoidal lange Achse: oben Darstellung der drainierenden Kanüle in VCI; unten mit gekipptem Schallkopf Darstellung der rückge-benden Kanüle bis in RA

Vor der Implantation der Kanülen beide Drähte vorschieben, da eine Drahtpassage an einer bereits liegenden Kanüle erschwert sein kann.
Um eine Re-Zirkulation etrakorporal oxygenierten Blutes zu vermeiden:
-   **rückführende Kanüle** mit Spitze in VCS: TEE obligat, um die Drahtpassage des Stiff-Drahtes in die VCS zu sichern und eine Verletzung/Fehllage re. RA/Ventrikel zu vermeiden
-   **drainierende Kanüle** mit Spitze in VCI unterhalb Durchtritt Zwerchfell (CAVE: 1. Lebervene)

Zur Rückgabe kann eine Kanüle kleineren Durchmessers gewählt werden, die drainierende Kanüle möglichst groß. Bei ausreichender Sicherung und Vermeiden von Knicken im nicht stahlarmierten Bereich ist eine Mobilisierung auch mit Leistenkanülen bis in den Stand möglich.

V-V bicavale Dual-Lumen-Kanülen

Allgemeines

- Ultraschallgesteuerte Punktion V. jug. interna re, danach Einführen einer Schleuse (z.B. 6 F).
- Unbedingt Verwendung eines Stiff-Drahtes zur sicheren Führung der Dilatatoren bei der Dilatation.
- Ggf. Wechsel von einem J- auf einen Stiff-Draht über einen MP-Führungskatheter.
- Bei Implantation von Kanülen bis 30 F muss ein geeignetes Dilatatoren-Set vorhanden sein.
- Eine Sichere Platzierung des Drahtes in der VCI über die Lebervene hinweg (TTE-Kontrolle) verhindert ein Umschlagen der Kanülenspitze in den rechten Vorhof bzw. rechten Ventrikel oder eine Intubation der Lebervene.
- Möglichst TTE- und TEE-Sicht während der Implantation. In der TEE kann die Feinausrichtung erfolgen, die TTE sichert die Drahtlage und Kanülenposition in der VCI.

Durchführung

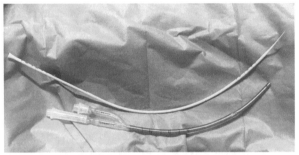

Bi-cavale Dual-Lumen-Kanüle (unten) mit Trokar. Im Bereich der Verdickung befindet sich das abgebende Seitloch.

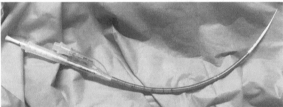

Nur die lange, transparente Verschlusskappe am drainierenden Lumen ist durchgängig. In das (rückführende) Lumen darf der Trokar nicht eingeführt werden, sonst besteht eine Perforationsgefahr des flexiblen Innenlumens

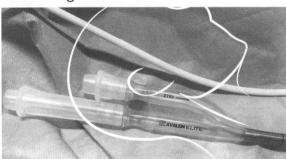

Bei der Implantation sollte die Beschriftung zunächst nach außen zeigen. Eine Feinabstimmung der Kanüle ist dann im TEE noch möglich. Ein späteres 180°-Drehen der Kanüle ist zu vermeiden und ohne Trokar kaum möglich.

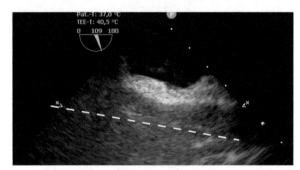

Stiff-Draht unter TEE Kontrolle: Der Draht muss in der VCI sichtbar sein und die Lebervene passieren, hierzu Wechsel auf das TTE (VCI von subxiphoidal lange Achse). Einführtiefe des Drahtes mindestens 70-80 cm.

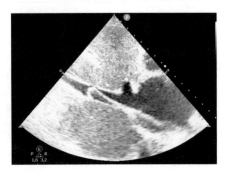

Links: Stiff-Draht während der Passage durch die VCI. Wechsel vom bicavalen TEE Schnitt auf einen subxiphoidalen TTE-Schnitt mit Schwenk auf die VCI. Der Stiff-Draht muss unter TTE Kontrolle in der VCI sichtbar sein und die Lebervene sicher passieren. Einführtiefe des Drahtes ca. 50-60 cm. Aufgrund der Länge der Kanüle mit später zurück gezogenem Trokar ist ein 80 cm Draht zu kurz. Bei Verwenden eines 180 cm Drahtes empfiehlt sich eine sterile Assistenz.

V-V bicavale Dual-Lumen-Kanülen II

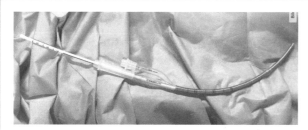
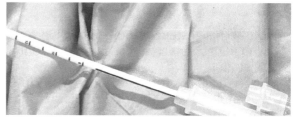

Zur endgültigen Lagekontrolle der Implantationstiefe muss der Trokar in die Kanüle zurückgezogen werden (Markierung seitlich am Trokar), damit nicht die Trokarspitze als Tiefenmarker dient.

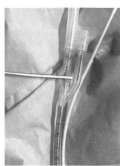

Das gerade, drainierende Lumen kann gespült werden, da der Aufsatz durchgängig ist und den Ansatz der Blasenspritze abdichtet. Klemmen nur im transparenten Bereich, nicht im Bereich der Stahlarmierung klemmen!

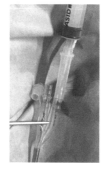

Der Aufsatz des rückführenden Lumens ist nicht durchgängig. Die Blasenspritze muss direkt auf die Konnektion der Kanüle aufgesetzt werden. Die Aufsatzkappen können zum Spülen getauscht werden (bessere Abdichtung).

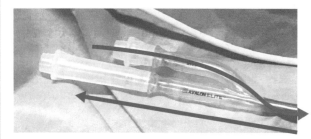

CAVE: Die beiden Schenkel der Kanüle können nicht getauscht werden! Team-Time Out vor Konnektion. Langsames Anfahren der ECMO-Konsole, ggf. erneute Lagekontrolle im TEE vor Fixierung. Bei schlechtem Fluss: Korrekte Konnektion drainierender (venöser) und rückgebender (arterieller) Schenkel? Volumenstatus?

Implantation der Dual-Lumen Kanüle beim wachen Patienten „Wach-ECMO"

Insbesondere die bi-cavale Dual-Lumen-Kanüle ist prädestiniert, eine V-V ECMO beim wachen, nicht intubierten Patienten durchzuführen. Die Kanülierung kann in kurzer Analgosedierung ohne zuvorige invasive Beatmung erfolgen, aber auch ein bereits beatmeter Patient nach Kanülierung extubiert werden.

Voraussetzungen für eine „Wach-ECMO"
- Lungenversagen als führendes Einzelorganversagen.
- Wacher, kooperativer Patient, bei Delir Gefahr des akzidentiellen Kanülenzugs.
- Sekretmanangement, NIV-Toleranz zur Atelektasen-Prophylaxe.
- Surrogatparameter für eine Extubation an der V-V ECMO: PEEP um 5 mbar, F_iO_2< 40%, ausreichende Oxygenierung und normwertiger pH.

Vorteile einer V-V ECMO am nicht intubierten Patienten
- Weniger Ventilator-assoziierte Pneumonien.
- Orale Nahrungsaufnahme möglich.
- Geringerer Substanzverlust durch bessere Mobilisierung und Physiotherapie.
- Weniger Sedativa/Delir.

Gefahren einer V-V ECMO am nicht-intubierten Patienten
- Nicht ausreichende Oxygenierungs- oder Decarboxylierungsleistug der V-V ECMO.
- Vermehre Atemarbeit, bei fortgesetzter NIV-Therapie Unterschätzen der „Nicht-Invasivität" der NIV, auch mittels NIV können hohe Energien auf die Lunge übertragen werden, die im Gegensatz zu einer invasiven, kontrollierten Beatmung aber weniger objektivierbar sind.

Positionierung der Dual-Lumen Kanülen

Implantation der bi-cavalen Dual-Lumen Kanüle mittels TEE

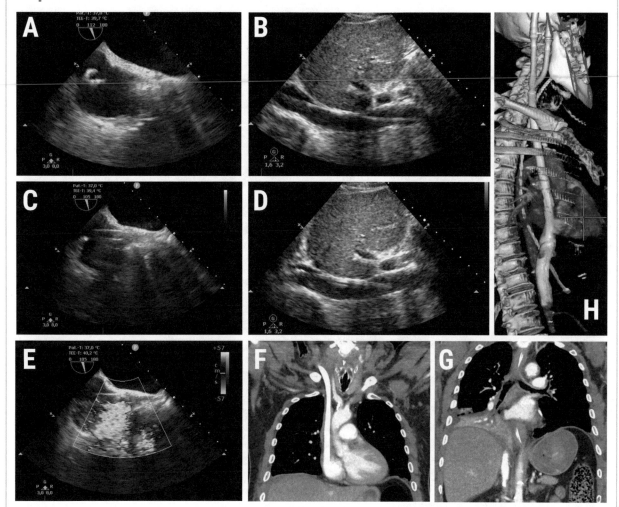

(A) TEE, bicavaler Schnitt. Passage der „J"-Spitze des Stiff-Drahtes von der VCS in die VCI. (B) Der Draht muss anschließend sicher im TTE in der VCI lokalisiert werden, ohne in die 1. Lebervene abzubiegen. (C) Vorschieben der Kanüle unter Sicht im TEE. (D) Anschließende Kontrolle der Kanüle in der VCI im TTE. (E) Die korrekte Abgabe in den rechten Vorhof/Ventrikel kann mittels Injektion oder an der anlaufenden ECMO kontrolliert werden. (F-H) CT, 3D-Rekonstruktion. Eine radiolgische Darstellung dient eher dem Ausschluss von Verletzungen (Pneu, Perikard).

Implantation der bi-cavalen Dual-Lumen Kanüle mittels TTE

Bei der Entscheidung zur Kanülierung eines Patienten von der NIV an die V-V ECMO, z.B. bei einem führenden Ventilationsproblem, kann die Durchführung einer TEE ohne passagere Intubation schwierig sein. Bei Patienten mit einem guten subxiphoidalen Schallfenster kann bei guten Schallbedingungen auch von subxiphiodal oder in einer überdrehten, parasternalen kurzen Achse der Auslass der bi-cavalen Dual-Lumen Kanüle im TTE erfasst werden. Bei „blinder" Implantation bezüglich TEE die Kanüle tief einführen, jedoch nicht bis in den sich konisch erweiternden Bereich. Bei gutem TTE-Schallfenster kann dann die Feinjustierung des seitlichen Auslasses durch ein vorsichtiges Herausziehen der Kanüle erfolgen. Alternativ kann auch nach V-V ECMO Initiierung und Sicherung des Gasaustauschs eine TEE sicherer und ohne Intubation durchgeführt werden. Die tiefer implantierte Kanüle kann dann wenigstens in der Implantationstiefe durch Zurückziehen reguliert werden.

Positionierung der Dual-Lumen Kanülen II

Darstellung der bi-cavalen Dual-Lumen Kanüle im TTE

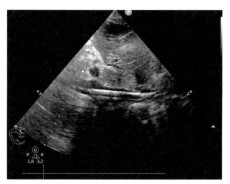

Oben: TTE, subxiphoidale lange Achse. Tiefe Implantation der Kanüle, Kontrolle in der subxiphoidalen langen Achse, dass die erste Lebervene frei ist.

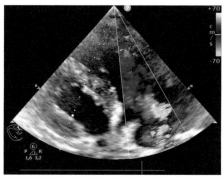

Oben: TTE, atypische, weit überdrehte parasternale kurze Achse. Bei laufender V-V ECMO zeigt sich der seitliche Auslass der Kanüle in etwa zufriedenstellender Position.

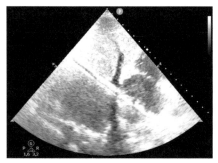

Oben: Ein Anspülen des rückgebenden Schenkels zeigt Flussartefakte, die etwas zu tief lokalisiert sind.

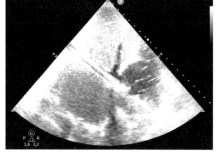

Oben: Nach Zurückziehen der Kanüle zeigen die Flussartefakte auf die Trikuspidalklappe und auf den rechten Vorhof.

Links: Lagekontrolle nach Anschluss der ECMO, im Farbdoppler zeigt sich, dass die Kanüle wieder etwas zu tief implantiert ist. Grund dafür ist oft ein Tieferschieben während der Fixierung der Kanüle. Auch verschiedene Kopfhaltungen des Patienten können sich auf die Lage auswirken.

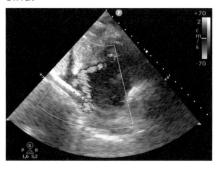

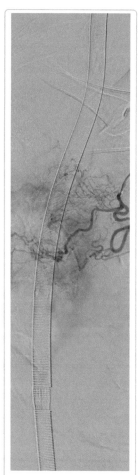

Oben: Der Verlauf der Achse von der V. jugularis über die VCS in die VCI ist anatomisch keine gerade Linie, das hat Auswirkungen auf die Ausrichtung des Auslasses. (ca. 30° nach caudal auf TK)

Pressure-Drop Verhalten der Dual-Lumen-Kanülen

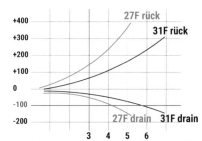

Links: ungefähres Pressure-Drop-Verhalten von 27F und 31F Kanülen. Da sich drainierender und rückführender Schenkel ein Lumen teilen, ist physikalisch bedingt ein geringerer Fluss möglich, als z.B. mit einer rein drainierenden 27 F Kanüle. Dies muss bei der Planung der V-V ECMO patientenindividuell entschieden werden, ob der erwartbare Fluss ausreichend ist. Für ein hyperkapnisch führendes Lungenversagen sind geringere Flüsse, als z.B. für einen Lungenvollersatz in der Sepsis nötig.

Sicherung der femoralen Kanülen

Kombination aus Zug- und Führungssicherung

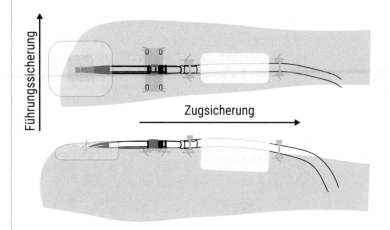

Führungssicherung

Zugsicherung

- Nähte: Einstichstelle, Halteplatte, Kabelbinder.
- Halteplatten: Auf korrekte Einrastposition achten.
- Einstichstellen und Konnektionen nur transparent abkleben, niemals gänzlich abdecken (Bettdecken, etc.), insbesondere nicht auf Transporten.

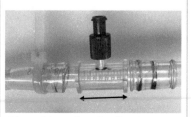

Oben: Korrekte Stelle zum Einrasten der Halteplatten. Beim Einführen von Kanülen mit Luer-Seitport immer auf dessen korrekte Position achten.

Oben: Kanülen knicken nie im Bereich der Drahtarmierung, sondern dahinter.

Sicherung an der Einstichstelle

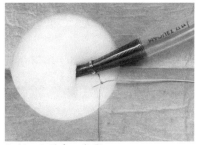

1. Hautstich mit Steg

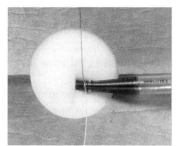

2. Knoten vor dem Ring

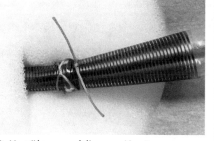

3. Kanüle umschlingen, Knoten dahinter

Im Bereich der Einstichstelle das Nahtmaterial so gering und Fadenenden so kurz wie möglich halten. Aufgrund der geringen Belastbarkeit dieser Naht sollte diese insgesamt zur Diskussion gestellt werden, insbesondere, wenn ein Fixierungsschema der Kanülen etabliert ist, z.B. mittels speziellen Klebepflastern oder (Kopf-)bändern.

Sicherung im Bereich der Kabelbinder

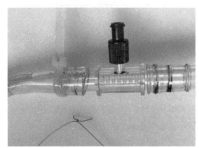

1. Sicherung der Konnektion mittels Kabelbindern.

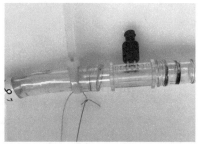

2. Vor dem Zurren des Kabelbinders den Faden durchziehen.

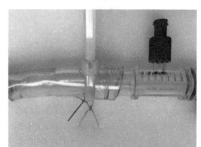

3. Zurren des Kabelbinders.

Sicherung der jugulären Kanülen

Sicherung juguläre Single-Stage Kanüle

Bei der Fixierung der jugulären Kanülen auf eine ausreichende Zug- und Führungsfixierung achten und ausreichend tief greifende Nähte achten. Je nach Implantation der Kanüle und Anatomie kann die Fixierung vor oder hinter dem Ohr angebracht werden. Vor dem Annähen ausprobieren, wie Kanüle und Schlauch am besten zu liegen kommen. Bereits bei der Implantation auf die Drehung der Kanüle achten: Sideport muss nach Außen abstehen.

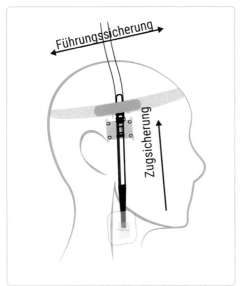 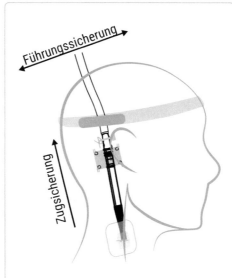 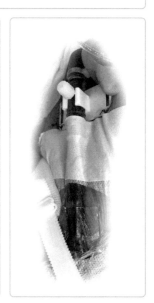

Sicherung juguläre Dual-Lumen Kanüle

Die juguläre Dual-Lumen Kanüle ermöglicht eine einfache Mobilsierung des Patienten, muss aber mit erhöhter Sorgfalt fixiert werden.

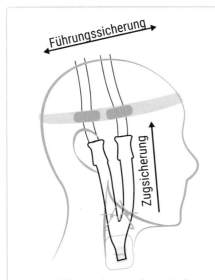 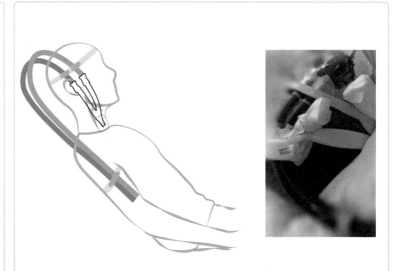

Mit 2 Nähten kann das „Y" der Kanüle unter Zug fixiert werden. Wichtig bei dieser Kanüle ist eine ausreichende Sicherung mittels Kopfband.

Bei der Fixierung und Lagerung/Mobilisierung von Patienten mit Dual-Lumen-Kanüle ist auch auf das „doppelte Gewicht" der ECMO-Schläuche zu achten. Um hier eine Entlastung zu ermöglichen, können die Kanülen zusätzlich mit Bandfixierungen am Oberarm fixiert werden.

Literatur

Bazan VM, Taylor EM, Gunn TM, Zwischenberger JB. Overview of the bicaval dual lumen cannula. Indian J Thorac Cardiovasc Surg. 2021;37(Suppl 2):232-240. doi:10.1007/s12055-020-00932-1

Cha S, Kim BS, Ha JS, Bush EL. How to Do It: A Safe Bedside Protocol for Dual-Lumen Right Internal Jugular Cannulation for Venovenous Extracorporeal Membrane Oxygenation in COVID-19 Patients with Severe Acute Respiratory Distress Syndrome [published online ahead of print, 2022 Aug 3]. ASAIO J. 2022;10.1097/MAT.0000000000001795. doi:10.1097/-MAT.0000000000001795

Griffee MJ, Tonna JE, McKellar SH, Zimmerman JM. Echocardiographic Guidance and Troubleshooting for Venovenous Extracorporeal Membrane Oxygenation Using the Dual-Lumen Bicaval Cannula. J Cardiothorac Vasc Anesth. 2018;32(1):370-378. doi:10.1053/j.jvca.2017.07.028

Hemamalini P, Dutta P, Attawar S. Transesophageal Echocardiography Compared to Fluoroscopy for Avalon Bicaval Dual-Lumen Cannula Positioning for Venovenous ECMO. Ann Card Anaesth. 2020;23(3):283-287. doi:10.4103/a-ca.ACA_75_19

Hirose H, Yamane K, Marhefka G, Cavarocchi N. Right ventricular rupture and tamponade caused by malposition of the Avalon cannula for venovenous extracorporeal membrane oxygenation. J Cardiothorac Surg. 2012;7:36. Published 2012 Apr 20. doi:10.1186/1749-8090-7-36

Javidfar J, Brodie D, Wang D, et al. Use of bicaval dual-lumen catheter for adult venovenous extracorporeal membrane oxygenation. Ann Thorac Surg. 2011;91(6):1763-1769. doi:10.1016/j.athoracsur.2011.03.002

Lindholm JA. Cannulation for veno-venous extracorporeal membrane oxygenation. J Thorac Dis. 2018;10(Suppl 5):S606-S612. doi:10.21037/jtd.2018.03.101

Napp LC, Kühn C, Hoeper MM, et al. Cannulation strategies for percutaneous extracorporeal membrane oxygenation in adults. Clin Res Cardiol. 2016;105(4):283-296. doi:10.1007/s00392-015-0941-1

Parker LP, Marcial AS, Brismar TB, Broman LM, Prahl Wittberg L. Cannulation configuration and recirculation in venovenous extracorporeal membrane oxygenation. Sci Rep. 2022;12(1):16379. Published 2022 Sep 30. doi:10.1038/s41598-022-20690-x

Reis Miranda D, Dabiri Abkenari L, Nieman K, Dijkshoorn M, Duckers E, Gommers D. Myocardial infarction due to malposition of ECMO cannula. Intensive Care Med. 2012;38(7):1233-1234. doi:10.1007/s00134-012-2583-3

Wang S, Force M, Kunselman AR, Palanzo D, Brehm C, Ündar A. Hemodynamic Evaluation of Avalon Elite Bi-Caval Dual Lumen Cannulas and Femoral Arterial Cannulas. Artif Organs. 2019;43(1):41-53. doi:10.1111/aor.13318

Winiszewski H, Guinot PG, Schmidt M, et al. Optimizing PO2 during peripheral veno-arterial ECMO: a narrative review. Crit Care. 2022;26(1):226. Published 2022 Jul 26. doi:10.1186/s13054-022-04102-0

Wang S, Force M, Kunselman AR, Palanzo D, Brehm C, Ündar A. Hemodynamic Evaluation of Avalon Elite Bi-Caval Dual Lumen Cannulas and Femoral Arterial Cannulas. Artif Organs. 2019;43(1):41-53. doi:10.1111/aor.13318

V-V ECMO Initiierung

Initiierung der V-V ECMO

- Langsames Anfahren der V-V ECMO. Im Gegensatz zur V-A ECMO ist nicht mit einem signifikanten „Backflow" zu rechnen, deshalb ist keine „Backflowprävention" notwendig. Alle Klemmen lösen und den Fluss langsam erhöhen auf 1L/min, dabei den MAD im Auge behalten: ein kurzzeitiger RR-Dip sollte sich rasch erholen, falls nicht: Rückgabe-Kanüle kontrollieren (Ausschluss Fehllage!)
- Farben der Linien vergleichen: die rote Linie sollte prompt hellrot, arterialisiert werden; bei gleicher Farbe von blauer und roter Linie: Sweep-Gas korrekt angeschlossen? Ausgeprägte Re-Zirkulation?

Einstellung Blender und Sweep-Gas

- F_iO_2 am Blender initial stets 1,0. F_iO_2 am Blender < 1,0 nur im Weaning bei Hyperoxygenierung und gleichzeitig noch bestehender Hyperkapnie.
- Im laufenden Betrieb Steuerung der Oxygenierung des Patienten mittels ECMO-Fluss, der Decarboxylierung mittels Sweep-Gas-Fluss.
- nach länger bestehender Hyperkapnie **p_aCO_2 langsam senken:**
  - Die Decarboxylierungsleistung eines Oxygenators ist sehr mächtig. Ein zu rasches Absenken des p_aCO_2 kann zu cerebralen Durchblutungsstörungen mit konsekutiven Infarkten und Einblutungen führen.
  - $p_aCO_2 \leq 7$ mmHg pro Stunde senken, *initialer Sweep-Gas-Fluss nur 1 L/min bis zur 1. BGA.*

Bewertung der Kanülenlage nach dem Anschluss mittels der Farbe

Direkt nach Anschluss an die ECMO die Farbe des Blutes in der roten und blauen Linie des Schlauchsystems vergleichen. Bei korrekter Kanülenlage (V-V) und korrekt angeschlossenem Sweep-Gas wird die rote Linie hell/arterialisiert, die blaue bleibt dunkel/zentralvenös.

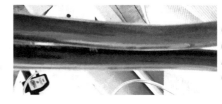

Korrekte Lage:
die rote Linie (oben) ist arterialisiert, hellroter als die blaue (unten)

Beide Linien werden hell/arterialisiert
- Rezirkulationsphänomen:
  - Abstand der Kanülenspitzen prüfen, insbes. bei bifemoraler Kanülierung.
  - Dual-Lumen Kanülen: korrekte Drainage in RA?

Beide Linien bleiben dunkel/zentralvenös
- Sweepgasschlauch korrekt angeschlossen? Blender funktional?
- Bei Zweifel kann im Notfall jede regelbare O_2-Quelle (trocken) für das Sweep-Gas verwendet werden.

Faktoren, die eine Rezirkulation fördern

- Konfiguration und der daraus resultierende Kanülenabstand, Lagerung des Patienten.
- Blutfluss: bei einem hohen Blutfluss besteht eine höhere Gefahr, dass der Rückgabe-Jet direkt auf die dranierende Kanüle und somit am am RA/RV vorbei zielt, kleine dranierende Kanülendurchmesser fördern dies: eine größere Kanüle ermöglicht einen geringeren P_{ven}.
- Erhöhung des intrathorakalen Drucks mit Rückstau des Blutes vor der Lungenpassage:
  - Spannungspneumothorax, Lungenembolie, Perikarderguss/-tamponade.
  - Vorbestehende oder sich entwickelnde Erhöhung des PVR.
- Versuch eines „Reset" des Blutflusses: ein geringerer venöser Jet am Vorhof vorbei, den RV erreicht dann mehr oxygeniertes Blut. Beheben der Obstruktion. Bei erhöhtem PVR (PAK!) medikamentöse Intervention als Einzelfallentscheidung (NO, Sildenafil, Levosimendan)

V-V ECMO Einstellung der Beatmung

Beatmungsziele an der V-V ECMO

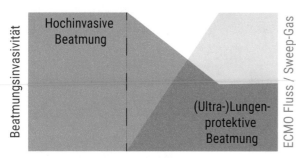

Mit Indikation und Initiierung der V-V ECMO kann eine vormals hochinvasive Beatmung auf möglichst „lungenprotektive" Parameter reduziert werden. Mit schrittweiser Steigerung des V-V ECMO-Flusses kann parallel die Beatmung deeskaliert werden.

Zu beachten ist, p_aCO_2 nicht zu rasch zu senken (< 7 mmHg/h).

-   **V_t < 4ml/kgKG IBW** (Tidalvolumen > Totraumventilation, sonst Gefahr der N_2-Akkumulation durch alveoläre Resorption von O_2, nicht jedoch N2. Totraum ≈ 2ml/kgKG. Eine N_2-Akkumulation ist eine theoretische Gefahr, falls die ECMO plötzlich ausfällt: keine O_2-Reserve.
-   **PEEP ≈ 10 cm H_2O, P_{insp} < 20-25 cm H_2O , P_{delta} < (12-)14 cm H_2O** (als Surrogat für den Driving Pressure bei der druckkontrollierten Beatmung)
-   **Frequenz (6-)8/min**
-   **Abstimmung von Atemfrequenz und Driving Pressure:** *„(4*Driving Pressure)" + RR* als Surrogatparameter für die übertragene mechanische Energie: die Energie ist eine Funktion von V_t und der Atemfrequenz, eine Senkung von V_t ist nur förderlich, wenn die Senkung des Driving Pressures um 1 cmH_2O mit Zunahme der Atemfrequenz von nicht mehr als 4/min einhergeht.
-   **F_iO_2 <≈ 0,5.**
-   **p_aCO_2:** Steuerung nach pH und Klinik, bei vorbestehender oder im Verlauf chronischer Hyperkapnie im Kontext vom HCO_3^- beachten. Bei erhöhtem Atemantrieb (CARDS) ggf. Versuch einer milden „Hypokapnie"

Supportive Therapie

-   Eine Bauchlage an der V-V ECMO ist möglich und nach entsprechender Schulung im Team auch ähnlich sicher durchführbar wie beim Patienten ohne ECMO.
-   Es gibt Hinweise, dass im CARDS eine Bauchlagerung an der V-V ECMO einen Überlebensvorteil bring, wenn sie früh (<5 d) durchgeführt wird. Danach ist die Fortführung eine individuelle Entscheidung, insbesondere ob mit der Bauchlage rekrutierbare Lungenareale erreicht werden können: Hat der Patient bisher von Bauchlagen profitiert? Sind im CT-Thorax rekrutierbare Areale? Re-Evaluation im Verlauf ggf. nach CT-Thorax.
-   Bläh-/ oder Rekrutierungsmanöver sollten vermieden werden.
-   Inhalationstherapie, Atemtherapie, Physiotherapie nach Standard durchführen.
-   Sedativa-freie „Wach"-ECMO unter adäquater Analgesie wenn immer möglich, ein wacher Patient ist Grundvoraussetzung für effektive Physiotherapie, Mobilisierung, Delirprävention, bis hin zur LTX. CAVE: lang wirksame Sedativa. Eine Mobilisierung bis in den Stand ist auch mit (bi)-femoralen Kanülen möglich.
-   Hinzunahme von Inhalationsanästhetika (Isofluran, Sevofluran) ist an der ECMO grundsätzlich möglich, es erfolgt ohne signifikante Gas-Freisetzung an der Konsole. Cave: Fragl. Wirksamkeit bei geringem V_t (ca. <200 ml), Erhöhung des Totraum durch den Vaporisator.
-   Der günstigste Zeitpunkt zur Tracheotomie invasiv beatmeter Patienten ist individuell zu ermitteln. Kann ein Patient an der V-V ECMO prospektiv nicht zeitnah geweant oder extubiert werden, ist eine frühe Tracheotomie ggf. mit dem Vorteil der geringeren Blutung und geringerem Sedativa-Bedarf verbunden. Wenn möglich immer eine dilatative Tracheotomie einer offenen vorziehen.

V-V ECMO - Einstellung der Beatmung

V-V ECMO Weaning

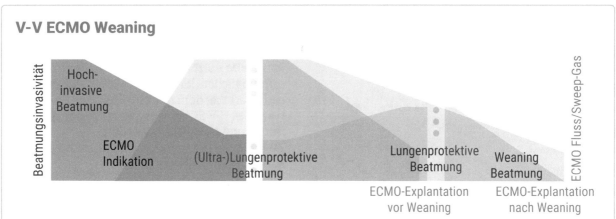

Ein Weaning vom Respirator kann vor oder nach dem Weaning von der V-V ECMO erfolgen. Eine Explantation der V-V ECMO nach Re-Etablierung einer lungenprotektiven Beatmung vs. Explantation nach Weaning vom Respirator muss als individuelle Entscheidung je nach Verlauf von Sedativabedarf und respiratorischer Stabilität erfolgen. Beim extubierten Patienten an der V-V ECMO sollte eine intermittierende NIV-Therapie zur Vermeidung von Atelektasen fortgesetzt werden. In den meisten Fällen wird man zunächst eine stabile Beatmung innerhalb der lungenprotektiven Grenzen anstreben und dann die V-V ECMO weanen. Je nach Patient kann aber auch eine Extubation vor dem kompletten Weaning vom Respirator erfolgen, insbesondere bei Patienten mit führend hyperkapnischem respiratorischem Versagen oder Patienten im Weaningprozess am Tracheostoma. Weitere Voraussetzungen für ein erfolgreiches Weaning sind unter anderem: ausgeglichener Volumenstatus (Ausschluss Pleuraergüsse, keine pulmonale Stauung), beherrschte (pulmonale) Infekte, gebesserte pulmonalarterielle Widerstände und ein ausgeglichener Säure-Base-Haushalt.

Surrogat-Ziele für eine erneute lungenprotektive Beatmung als Ausgangspunkt vor dem Weaning sind:

- V_t< 6 ml/kgKG IBW, PEEP ≈ 10 cm H_2O, P_{insp} <27 cm H_2O, P_{delta} < 15 cm H_2O, F_iO_2 < 0,5.
- In Abhängigkeit von HCO_3^-/pH chron. Hyperkapnie nicht forciert korrigieren (p_aCO_2 oft erhöht und gegenkompensiert nach langer V-V ECMO).

Weaning von der Oxygenierung

Die Oxygenierung ist in erster Linie eine Funktion der V-V ECMO-Laufrate im Verhältnis zum HZV.
Zum Weaning jedoch keine Reduktion des Flusses unter 2,5-3 L/min (Clotting). Je nach Blutungsrisiko und Möglichkeit der Antikoagulation muss der Fluss ggf. auch höher gehalten werden. Schrittweise Reduktion Sweep-Gas-Fluss auf F_iO_2 0,21. Eine vollständige Simulation des Weanings von der Oxygenierung im Sweep-Off-Trial.

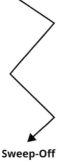

Sweep-Off

Weaning von der Decarboxylierung

Die Decarboxylierung ist in erster Linie eine Funktion des Sweep-Gas-Flusses. Zum Weaning kann bei erhaltenem V-V ECMO Fluss die Decarboxylierungsleistung des Oxygenators mittels Reduktion des Sweep-Gas-Fluss bis auf Null titriert werden.
Kurz vor Sweep-Off und je nach verbliebener Güte des Oxygenators entfällt dann jedoch auch die Oxygenierungsleistung.

Auch wenn die Oxygenierung in erster Linie eine Funktion der ECMO-Laufrate und die Decarboxylierung eine Funktion des Sweep-Gas-Flusses ist, bedingen sich beide Funktionen unausweichlich gegenseitig. Mit Reduktion des V-V ECMO-Flusses sinkt auch die Decarboxylierungleistung, bei Reduktion des Sweep-Gas-Flusses bei einem Oxygenators mit langer Standzeit auch die Oxygenierung. Explantation der Kanülen nach Stabilität für eine Schicht bettseitig, ggf. mit Z-Naht. Thrombose-Screening nach Dekanülierung: Falls pos. 3 Monate wie eine TBVT behandeln.

Literatur

Abrams D, Schmidt M, Pham T, et al. Mechanical Ventilation for Acute Respiratory Distress Syndrome during Extracorporeal Life Support. Research and Practice. Am J Respir Crit Care Med. 2020;201(5):514-525. doi:10.1164/rccm.201907-1283CI

Celik H, Agrawal B, Barker A, et al. Routine whole-body CT identifies clinically significant findings in patients supported with veno-venous extracorporeal membrane oxygenation [published online ahead of print, 2022 Oct 2]. Clin Radiol. 2022;S0009-9260(22)00638-9. doi:10.1016/j.crad.2022.08.143

Costa ELV, Slutsky AS, Brochard LJ, et al. Ventilatory Variables and Mechanical Power in Patients with Acute Respiratory Distress Syndrome. Am J Respir Crit Care Med. 2021;204(3):303-311. doi:10.1164/rccm.202009-3467OC

Dianti J, Tisminetzky M, Ferreyro BL, et al. Association of Positive End-Expiratory Pressure and Lung Recruitment Selection Strategies with Mortality in Acute Respiratory Distress Syndrome: A Systematic Review and Network Meta-analysis. Am J Respir Crit Care Med. 2022;205(11):1300-1310.

Gelissen H, de Grooth HJ, Smulders Y, et al. Effect of Low-Normal vs High-Normal Oxygenation Targets on Organ Dysfunction in Critically Ill Patients: A Randomized Clinical Trial. JAMA. 2021;326(10):940-948. doi:10.1001/jama.2021.13011

Gendreau S, Geri G, Pham T, Vieillard-Baron A, Mekontso Dessap A. The role of acute hypercapnia on mortality and short-term physiology in patients mechanically ventilated for ARDS: a systematic review and meta-analysis. Intensive Care Med. 2022;48(5):517-534. doi:10.1007/s00134-022-06640-1

Genty T, Cherel Q, Thès J, Bouteau A, Roman C, Stéphan F. Prone positioning during veno-venous or veno-arterial extracorporeal membrane oxygenation: feasibility and complications after cardiothoracic surgery. Crit Care. 2022;26(1):66. Published 2022 Mar 21. doi:10.1186/s13054-022-03944-y

Giani M, Rezoagli E, Guervilly C, et al. Prone positioning during venovenous extracorporeal membrane oxygenation for acute respiratory distress syndrome: a pooled individual patient data analysis. Crit Care. 2022;26(1):8. Published 2022 Jan 6.

Giani M, Rezoagli E, Guervilly C, et al. for the European Prone positioning During Extracorporeal Membrane Oxygenation (EuroPronECMO) Investigators. Timing of Prone Positioning During Venovenous Extracorporeal Membrane Oxygenation for Acute Respiratory Distress Syndrome. Critical Care Medicine: November 09, 2022 - Volume - Issue - 10.1097/CCM.0000000000005705doi: 10.1097/CCM.0000000000005705

Goligher EC, Tomlinson G, Hajage D, et al. Extracorporeal Membrane Oxygenation for Severe Acute Respiratory Distress Syndrome and Posterior Probability of Mortality Benefit in a Post Hoc Bayesian Analysis of a Randomized Clinical Trial [published correction appears in JAMA. 2019 Jun 11;321(22):2245]. JAMA. 2018;320(21):2251-2259. doi:10.1001/jama.2018.14276

Inagawa T, Ohshimo S, Shime N. Controversial Efficacy of Prone-Positioning for Patients With Severe Acute Respiratory Distress Syndrome Undergoing Venous-Venous Extracorporeal Membrane Oxygenation. Crit Care Med. 2022;50(9):e725-e726. doi:10.1097/CCM.0000000000005575

Massart N, Guervilly C, Mansour A, Porto, A et al. for the Extracorporeal Membrane Oxygenation for Respiratory Failure and/or Heart failure related to Severe Acute Respiratory Syndrome Coronavirus 2 (ECMOSARS) Investigators. Impact of Prone Position in COVID-19 Patients on Extracorporeal Membrane Oxygenation. Critical Care Medicine: November 11, 2022 - Volume - Issue - 10.1097/CCM.0000000000005714 doi: 10.1097/CCM.0000000000005714

Ong CS, Brown P, Shou BL, et al. Resting Energy Expenditure of Patients on Venovenous Extracorporeal Membrane Oxygenation for Adult Respiratory Distress Syndrome: A Pilot Study. Crit Care Explor. 2022;4(7):e0730. Published 2022 Jul 18. doi:10.1097/CCE.0000000000000730

Papazian L, Schmidt M, Hajage D, et al. Effect of prone positioning on survival in adult patients receiving venovenous extracorporeal membrane oxygenation for acute respiratory distress syndrome: a systematic review and meta-analysis. Intensive Care Med. 2022;48(3):270-280. doi:10.1007/s00134-021-06604-x

Poon WH, Ramanathan K, Ling RR, et al. Prone positioning during venovenous extracorporeal membrane oxygenation for acute respiratory distress syndrome: a systematic review and meta-analysis. Crit Care. 2021;25(1):292. Published 2021 Aug 12. doi:10.1186/s13054-021-03723-1

Rilinger J, Zotzmann V, Bemtgen X, et al. Prone positioning in severe ARDS requiring extracorporeal membrane oxygenation. Crit Care. 2020;24(1):397. Published 2020 Jul 8. doi:10.1186/s13054-020-03110-2

Schmidt M, Tachon G, Devilliers C, et al. Blood oxygenation and decarboxylation determinants during venovenous ECMO for respiratory failure in adults. Intensive Care Med. 2013;39(5):838-846. doi:10.1007/s00134-012-2785-8

Soliman SB, Ragab F, Soliman RA, Gaber A, Kamal A. Chest Ultrasound in Predication of Weaning Failure. Open Access Maced J Med Sci. 2019;7(7):1143-1147. Published 2019 Apr 14. doi:10.3889/oamjms.2019.277

Antikoagulation an der V-V ECMO

Antikoagulation an der V-V ECMO

Auch an der V-V ECMO sind Blutungen weitaus häufiger und mit einer höheren Mortalität verbunden, als Thrombosen (System+Patient), insbesondere sind Thrombembolien im Patienten seltener als Blutungen. **Deshalb sollte viel mehr eine Überdosierung der Antikoagulation, als eine Unterdosierung vermieden werden.** Eine Thrombosierung des Systems bahnt sich in den meisten Fällen an und kann durch einen Systemwechsel mit anschließender Re-Evaluation der Steuerung der Antikoagulation behoben werden.

Die Wahl des Antikoagulanz und dessen Steuerung sind bei manifesten Blutungen oder erhöhtem Thrombose- und/oder Blutungsrisiko individuelle Einzelfallentscheidungen. Ähnliches gilt für Trigger bezüglich Thrombozytentransfusion oder Substitution von Gerinnungsfaktoren. Prognostisch am ungünstigsten sind zwar intracerebrale Blutungen, jedoch drohen auch Blutungen oder Hämatome im Bereich der Kanüleneinstichstellen, spontane retroperitoneale Blutungen oder Hämatothoraces. Alle invasiven Interventionen, die mit einem Blutungsrisiko (insbesondere Pleurapunktionen, Thoraxdrainagen, elektive „Katheterwechsel" von zentralen Zugängen) sollten nur als ultima-ratio und von den Erfahrensten durchgeführt werden. Dennoch kann auch eine V-V ECMO als ultima ratio bis zum „bridging to", z.B. einer Damage-Control-OP, durchaus auch im polytraumatisierten Patienten erwogen werden. Denn angesichts der effektiven Heparinbeschichtung der Systeme und nach der initialen endogenen Beschichtung der inneren Oberflächen kann die Antikoagulation im Verlauf oft deutlich reduziert werden. Bei der V-V ECMO muss im Weaning im Gegensatz zur V-A ECMO die Laufrate nicht so sehr berücksichtigt werden, da das Weaning „Off Sweep" simuliert werden kann. Die unter jeglicher Form der ECMO als am kritischsten einzuschätzenden, manifesten bzw. drohenden Blutungskomplikationen sind bestehende intracerebrale Blutungen bzw. (sub-)akute cerebrale Infarkte. Eine V-V ECMO ist in diesem Fall eine individuelle Einzelfallentscheidung. Eine bei der Grunderkrankung bzw. bei Vorerkrankungen indizierte Vollantikoagulation ist zu berücksichtigen.

Antikoagulation mit unfraktioniertem Heparin

- Primäre Antikoagulation mit unfraktioniertem Heparin (UHF).

Ziel-PTT 50s, wobei anti-Xa > 0,3
PTT und anti-Xa-Aktivität immer parallel bestimmen

- Bei bestehender Kontraindikation zur Antikoagulation oder bereits bestehenden Blutungskomplikationen: Individuelles Vorgehen i.S.e. Risiko-Nutzen-Bewertung.
- Beachte: Blutungen sind häufiger als Thrombosen. Clotting/Thromosen scheinen mehr mit einer zu geringen anti-Xa-Aktivität, Blutungen mit einer zu hohen PTT zu korrelieren.
- Immer PTT und anti-Xa-Aktivität gleichzeitig bestimmen, die PTT kann auch durch einen (erworbenen) Mangel an Gerinnungsfaktoren im septischen Verbrauch oder in der Leberinsuffizienz unspezifisch verlängert sein. So auch beim Antiphospholipid- oder beim Von-Willebrand-Jürgens-Syndrom. Bei falsch-hoher PTT droht eine zu geringe Antikoagulation.
- Im Verlauf kann nach individueller Entscheidung auch auf unfraktioniertes Heparin (LMWH) gewechselt werden (dann nur anti-Xa-Aktivität bestimmen).
- Bei V-V ECMO sollte, um eine Erhöhung der Antikoagulation zu vermeiden, über Sweep-Gas-Fluss und F_iO_2 am Blender geweant werden ("Off-Sweep Trial").

Antikoagulation bei Blutungskomplikationen (manifest oder drohend)

- intracerebrale Blutung/Infarkte.
- Hb-relevante Blutung, z.B. GI-Blutung, etc.
- Lungenblutung, Hämatothorax, ARDS bei Polytrauma.
- peri-interventionell oder -operativ.

LMWH proph.
(z.B. Enoxaparin 0,4 ml 1xtägl.)
Kontrollen: keine, bei Niereninsuff.
ggf. anti-Xa Kontrollen

Alternative Antikoagulation und Blutentnahmen

Antikoagulation bei bekannter HIT Typ II oder HIT Typ II-Diagnose im Verlauf

- Einsatz der meisten Systeme „Off-Label", da die Systeme zumeist heparinbeschichtet sind
- eine HIT Typ II ist keine absolute Kontraindikation, sondern eine Einzelfallentscheidung.
- Antikoagulation mit Argatroban, Perfusor nach Dosierungsschema „kritisch kranker Patient". Steigerung vom unteren PTT-Zielbereich ausgehend, Kontrollen alle 2 Stunden.
- Unter Argatroban nur PTT-Bestimmung (Ziel PTT 50-60s).
- Kein Systemwechsel bei Bekanntwerden einer HIT im Verlauf, kein zu frühes Umstellen ohne Nachweis einer HIT in den ersten Tagen, beachte: „Zeit des Thrombozytenabfalls" im 4T-Score, ein kurzer Nadir nach Anschluss der ECLS ist üblich und tritt früher als 5 Tage ein.
- Hinweise für eine HIT II sind thromb(embolische) Ergeignisse, nicht Blutungen.
- Die antikoagulatorische Wirkung von unfraktioniertem Heparin (UFH) kann beim kritisch kranken Patienten bzw. in der Hyperinflammation durch eine Hochregulation von z.B. Faktor VIII (Hepatozyten-unabhängige Synthese) und Fibrinogen (Akutphase) nachlassen („Heparin-resistenz"). In der Akutphase oder im Verbrauch kann AT-III als weiterer Faktor abfallen.
- Argatroban bei „Heparinresistenz" erwägen werden.
- Definition der Heparinresistenz: ab ca 37.500 IE Tagesdosis.

Regelmäßige Blutentnahmen an der V-V ECMO

Wie bei jedem Intensivpatienten gilt das „choosing wisely"-Prinzip: Es sollten nur Blutentahmen durchgeführt und Laborparameter bestimmt werden, die mit einer gerichteten Fragestellung eine (Be-)Handlungskonsequenz nach sich ziehen. Routinepanel sollten vermieden werden.

Blutbild	☐ täglich	Hb-Verlauf, Erkennen einer Thrombopenie
Bilirubin, LDH, Haptoglobin	☐ alle 2 Tage bei V.a. Hämolyse	„Hämolysepanel", immer auch nach eCPR zur NSE , ggf. Hämolyseindex im Labor abfragen
PTT+ anti-Xa	☐ s. Antikoagulation	je nach Verlauf, 2x täglich im „steady state"
D-Dimere	☐ Ausgangswert, dann jeden 2. Tag	ein sprunghafter Anstieg der D-Dimere kann auf eine Verschlechterung des Oxys deuten
CO-Hb (BGA)	☐ Anstieg kann auf Hämolyse hinweisen CAVE: bei einem Patienten mit signifikantem, Hämolyse-induziertem CO-Hb wird die S_pO_2 falsch hoch gemessen, dann im ARDS Steuerung der Oxygenierung nach S_aO_2.	

Bedarfsgerechte Blutentnahmen an der V-V ECMO

Post-Oxy-BGA	☐ ab Tag + 3 an der V-V ECMO	Bei nur prophylaktischer oder sehr geringer Antikoagulation ab d+2
Fibrinogen Faktor XIII vWF, FXIII Thrombelastometrie	☐ nur bei Blutungs-komplikationen	zur differenzierten Gerinnungssubstitution bei bedrohlichen Blutungen, CAVE Clotting des Systems
Procalcitonin	☐ kein Routineparameter	ggf. unter externer Temperaturregulation ander HU/HCU zum Erkennen einer Sepsis
TDM Antibiotika	☐ wenn verfügbar obligat	bzgl. AB-Spiegel an der ECMO gibt es wider-sprüchliche Unersuchungen, deshalb immer wenn möglich Antibiotika mittels TDM steuern.

Literatur

Bemtgen X, Zotzmann V, Benk C, et al. Thrombotic circuit complications during venovenous extracorporeal membrane oxygenation in COVID-19. J Thromb Thrombolysis. 2021;51(2):301-307. doi:10.1007/s11239-020-02217-1

Coughlin MA, Bartlett RH. Anticoagulation for Extracorporeal Life Support: Direct Thrombin Inhibitors and Heparin. ASAIO J. 2015;61(6):652-655. doi:10.1097/MAT.0000000000000273

Descamps R, Moussa MD, Besnier E, et al. Anti-Xa activity and hemorrhagic events under extracorporeal membrane oxygenation (ECMO): a multicenter cohort study. Crit Care. 2021;25(1):127. Published 2021 Apr 2.

Fisser C, Winkler M, Malfertheiner MV, et al. Argatroban versus heparin in patients without heparin-induced thrombocytopenia during venovenous extracorporeal membrane oxygenation: a propensity-score matched study. Crit Care. 2021;25(1):160. Published 2021 Apr 29. doi:10.1186/s13054-021-03581-x

Gratz J, Pausch A, Schaden E, et al. Low molecular weight heparin versus unfractionated heparin for anticoagulation during perioperative extracorporeal membrane oxygenation: A single center experience in 102 lung transplant patients. Artif Organs. 2020;44(6):638-646. doi:10.1111/aor.13642

Jin Y, Zhang Y, Liu J. Ischemic stroke and intracranial hemorrhage in extracorporeal membrane oxygenation for COVID-19: A systematic review and meta-analysis [published online ahead of print, 2022 Oct 1]. Perfusion. 2022;2676591221130886. doi:10.1177/02676591221130886

Lorusso R, Gelsomino S, Parise O, et al. Neurologic Injury in Adults Supported With Veno-Venous Extracorporeal Membrane Oxygenation for Respiratory Failure: Findings From the Extracorporeal Life Support Organization Database. Crit Care Med. 2017;45(8):1389-1397. doi:10.1097/CCM.0000000000002502

Lubnow M, Berger J, Schneckenpointner R, et al. Prevalence and outcomes of patients developing heparin-induced thrombocytopenia during extracorporeal membrane oxygenation. PLoS One. 2022;17(8):e0272577. Published 2022 Aug 8. doi:10.1371/journal.pone.0272577

Mansour A, Flecher E, Schmidt M, et al. Bleeding and thrombotic events in patients with severe COVID-19 supported with extracorporeal membrane oxygenation: a nationwide cohort study. Intensive Care Med. 2022;48(8):1039-1052. doi:10.1007/s00134-022-06794-y

M'Pembele R, Roth S, Metzger A, et al. Evaluation of clinical outcomes in patients treated with heparin or direct thrombin inhibitors during extracorporeal membrane oxygenation: a systematic review and meta-analysis. Thromb J. 2022;20(1):42. Published 2022 Jul 28. doi:10.1186/s12959-022-00401-2

Nunez JI, Gosling AF, O'Gara B, et al. Bleeding and thrombotic events in adults supported with venovenous extracorporeal membrane oxygenation: an ELSO registry analysis [published correction appears in Intensive Care Med. 2022 Jan 18;:]. Intensive Care Med. 2022;48(2):213-224. doi:10.1007/s00134-021-06593-x

Martucci G, Panarello G, Occhipinti G, et al. Anticoagulation and Transfusions Management in Veno-Venous Extracorporeal Membrane Oxygenation for Acute Respiratory Distress Syndrome: Assessment of Factors Associated With Transfusion Requirements and Mortality. J Intensive Care Med. 2019;34(8):630-639. doi:10.1177/0885066617706339

Parzy G, Daviet F, Persico N, et al. Prevalence and Risk Factors for Thrombotic Complications Following Venovenous Extracorporeal Membrane Oxygenation: A CT Scan Study. Crit Care Med. 2020;48(2):192-199. doi:10.1097/CCM.0000000000004129

Pollak U. Heparin-induced thrombocytopenia complicating extracorporeal membrane oxygenation support: Review of the literature and alternative anticoagulants. J Thromb Haemost. 2019;17(10):1608-1622. doi:10.1111/jth.14575

Rajsic S, Breitkopf R, Jadzic D, Popovic Krneta M, Tauber H, Treml B. Anticoagulation Strategies during Extracorporeal Membrane Oxygenation: A Narrative Review. J Clin Med. 2022;11(17):5147. Published 2022 Aug 31. doi:10.3390/jcm11175147

Sattler LA, Boster JM, Ivins-O'Keefe KM, et al. Argatroban for Anticoagulation in Patients Requiring Venovenous Extracorporeal Membrane Oxygenation in Coronavirus Disease 2019. Crit Care Explor. 2021;3(9):e0530. Published 2021 Sep 7. doi:10.1097/CCE.0000000000000530

Seeliger B, Doebler M, Hofmaenner DA, et al. Intracranial Hemorrhages on Extracorporeal Membrane Oxygenation: Differences Between COVID-19 and Other Viral Acute Respiratory Distress Syndrome. Crit Care Med. 2022;50(6):e526-e538. doi:10.1097/CCM.0000000000005441

Umei N, Ichiba S, Genda Y, Mase H, Sakamoto A. Early predictors of oxygenator exchange during veno-venous extracorporeal membrane oxygenation: A retrospective analysis [published online ahead of print, 2022 Aug 18]. Int J Artif Organs. 2022;3913988221118382. doi:10.1177/03913988221118382

Wiegele M, Laxar D, Schaden E, et al. Subcutaneous Enoxaparin for Systemic Anticoagulation of COVID-19 Patients During Extracorporeal Life Support. Front Med (Lausanne). 2022;9:879425. Published 2022 Jul 11. doi:10.3389/fmed.2022.879425

V-V ECMO - Alarme und Dokumentation

Alarmgrenzen V-A ECMO

Δp	<30 mmHg bei Anstieg: CAVE Clotting. Grobe Regel: **<30 >60 >90 mmHg** *normal >Achtung >wechseln* In der Spätphase des Δp-Anstiegs fällt auch der Fluss ab (Missverhältnis rpm/lpm) .
p_{Ven}	Maximal -100 mmHg, bei zu negativen Drücken Gefahr der Hämolyse.
V / Fluss	0,5-1L/min unter dem aktuellen bzw. angestrebten Blutfluss.
p_{Int}, p_{Art}	nicht anpassen, Hersteller-angaben beachten bzgl. max. p_{Int} des Oxygenators.

Schwerwiegende Alarme

1. **Blutflussunterschreitung**
2. **Blasendetektion**
3. **Akkulaufzeit**
4. **Backflow:** ein negativer Fluss wurde erkannt
5. **Dislokation der Pumpe:** Pumpe/Oxygenator vom Antrieb diskonnektiert. Diskrepanz rpm (hoch), aber Blutfluss 0. CAVE: Nach Rekonnektion Drehzahl wieder auf 0 stellen, um die Zentrifugalpumpe wieder an den Magnetantrieb „anzukoppeln"

Je nach verwendeter Konsole und abgenommenen Drücken unterscheiden sich die Alarme. Herstellerangaben beachten.

Kein Fluss - Fluss-Sensor prüfen

- Immer wenn Drehzahl an der Zentrifugalpumpe anliegt, muss auch Fluss entstehen, sonst besteht entweder ein „Vorlast"- oder „Nachlast"-Problem im ECLS-System.
- Bei nicht plausiblem Fluss-Alarm: Fluss-Sensor prüfen: Kontakt? Deckel des Sensors aufgesprungen? Technischer Defekt? Je nach den Umständen kann ein aufgesprungener Deckel am Fluss-Sensor keinen Alarm verursachen, sondern einen falsch niedrigen Fluss anzeigen.

Luft-Blasen-Alarm bei kombinierten Fluss-Blasen-Sensoren

- Tritt meist nach Spülung des Postoxy-Ansatzstücks auf.
- Falls kein Blut abgenommen wurde: Die Luft kann nur vom Patienten (!) kommen:
  - ZVK: Infusionen am ZVK nur via Infusomat!
  - Check: defekte Konnektionen im Kreislauf?
  - **CAVE; Tracheotomie oder andere Interventionen/OPs mit Gefahr der Eröffnung stammnaher Venen:** Schnitt mit feuchten Kompressen abdecken.

Dokumentation im PDMS

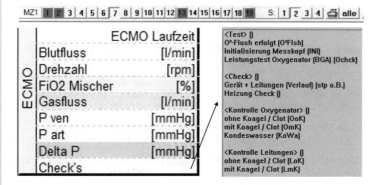

Beginn der Dokumentation im PDMS mit Beginn der Reperfusion.

Vor Aufnahme ITS Dokumentation auf gesondertem Papierbogen.

Minimal-Dokumentation:
Drehzahl und ECMO-Fluss
F_iO_2 Mischer, Sweep-Gasfluss
p_{Ven}, p_{Art}, Δp.

Dokumentation bei Änderung Drehzahl, Blendereinstellungen, sonst mind. 1x/Schicht mit Checks Gerät, Sichtkontrolle Oxygenator, Schlauchsystem, Kanüleneinstichstellen, Temperatur der Heizung bzw. Heater-Cooler-Unit.

V-V ECMO - Hämodynamisches Monitoring

Kreislauf mit V-V ECMO	Sinnvolle Parameter	Kommentar
	HZV [l/min] Bestimmung über LVOT VTI oder RVOT VTI.	Bei Verwendung des gleichen L(R)VOT-Ø reicht der L(R)VOT VTI zur Beurteilung des HZV im Verlauf, Bestimmung zur Beurteilung des Anteils des mittels ECMO oxygenierten Blutes/venösen Beimischung.
	SvO_2 [%] im PAK bzw. $ScVO_2$ am „venösen" Messkopf	HZV am PAK nur bei sehr tiefer Lage verlässlich. Das Verhältnis von S_vO_2 im PAK im Verhältnis zur S_vO_2 am Messkopf der venösen Linie und dem p_aO_2 gibt einen Anhalt für die venöse Beimischung.
	PVR [dyn·sec·cm^{-5}]	Berechnung aus PAP_{mean}, HZV, ZVD $\quad PVR = \dfrac{PAP_{mean} - ZVD}{HZV} \times 80$
	PAP_{mean} / PAP_{syst} [mmHg]	Abschätzung PAP_{syst} im TTE via TK-Gradient Messung im PAK von PAP_{syst} und PAP_{mean}
	PAOP/„Wedge-Druck" [mmHg]	Bestimmung nur im PAK, Surrogat-Parameter für den Anteil einer pulmonalen Stauung am ARDS.

Alle in der erweiterten hämodynamischen Betrachtung erhobenen Parameter sind im klinischen Gesamtkontext und in ihrer Dynamik zu werten. Sämtliche Parameter, die von einer exakten invasiven Bestimmung des HZV sowie des ZVD abhängig sind, sind unter V-V ECMO nicht korrekt bestimmbar. Transpulmonale HZV-Messungen sind während der V-V ECMO nicht verlässlich, Thermodilution am PAK nur bei dessen sehr tiefer Lage (selten). ZVD: Keine Messung an der V-V ECMO möglich, zur Berechnung Abschätzung nach Echo VCI und Klinik.

Literatur

Álvarez DR, Pérez-Costa E, Suso JJM. Dangers in using beta-blockers in patients with venovenous extracorporeal membrane oxygenation [published online ahead of print, 2022 Jul 18]. Acute Crit Care. 2022;10.4266/acc.2022.00661. doi:10.4266/acc.2022.00661

Bombardieri AM, Annoni F, Partipilo F, Taccone FS. Changes in cerebral hemodynamics after veno-venous extracorporeal membrane oxygenation implementation [published online ahead of print, 2022 Aug 16]. Intensive Care Med. 2022;10.1007/s00134-022-06853-4. doi:10.1007/s00134-022-06853-4

Lazzeri C, Cianchi G, Bonizzoli M, et al. Right ventricle dilation as a prognostic factor in refractory acute respiratory distress syndrome requiring veno-venous extracorporeal membrane oxygenation. Minerva Anestesiol. 2016;82(10):1043-1049.

Loosen G, Conrad AM, Hagman M, et al. Transpulmonary thermodilution in patients treated with veno-venous extracorporeal membrane oxygenation. Ann Intensive Care. 2021;11(1):101. Published 2021 Jul 2. doi:10.1186/s13613-021-00890-w

Peris A, Lazzeri C, Cianchi G, et al. Clinical significance of echocardiography in patients supported by venous-venous extracorporeal membrane oxygenation. J Artif Organs. 2015;18(2):99-105. doi:10.1007/s10047-015-0824-2

Lazzeri C, Bonizzoli M, Cianchi G, et al. Right ventricular dysfunction and Pre Implantation Vasopressors in Refractory ARDS Supported by VV-ECMO. Heart Lung Circ. 2018;27(12):1483-1488. doi:10.1016/j.hlc.2017.10.011

Lazzeri C, Bonizzoli M, Batacchi S, Socci F, Matucci-Cerinic M, Peris A. Combined lung and cardiac ultrasound in COVID-related acute respiratory distress syndrome. Intern Emerg Med. 2021;16(7):1779-1785. doi:10.1007/s11739-021-02646-7

Vieillard-Baron A, Matthay M, Teboul JL, et al. Experts' opinion on management of hemodynamics in ARDS patients: focus on the effects of mechanical ventilation. Intensive Care Med. 2016;42(5):739-749. doi:10.1007/s00134-016-4326-3

Komplikationen erkennen und beheben I

Blutungen an der Einstichstelle

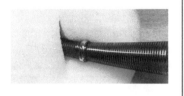

Vermeiden
- Geringst möglicher Schnitt bei der Anlage.
- Erhabenen Ring der Kanüle nicht einführen.
- Auf eine ausreichende Führungs- und Zugfixierung achten (Scherkräfte, Kanülen erweitern sich konisch)
- Grundsätzlich „minimal handling" der Einstichstellen: nicht-infizierte Krusten belassen, kein Einbringen von flüssigen CHX-haltigen Desinfektionsmitteln in den Stichkanal (erzeugt Nekrosen): Reinigen mit sterilem NaCl 0,9%.
- Verbandwechsel möglichst spät im vorgeschriebenen Intervall, zuvor nur bei deutlicher Verschmutzung.

2Do
- Lokal: Sandsack, Supratupfer, hämostyptische Gaze.
- KEINE Umstechung, KEINE Injektionen von Suprarein: Beschädigung der Kanülen, spätere Nekrosen im Bereich der Einstichstelle, Hygiene.
- Evaluation der systemischen Antikoagulation.

Erschöpfter/ thrombosierter Oxygenator

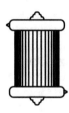

Erkennen
- pO_2 < 120-150 mmHg im Post-Oxy-Gas.
- Ineffiziente Dekarboxylierung, auch nach kräftigem „Flush".
- Thromben, Fibrinablagerungen auf der arteriellen Seite, Anstieg Delta-P.
- D-Dimer Anstieg ohne andere Erklärung patientenseits.
- Leckage im Wärmetauscher, Faserbruch.

2Do
- Bei längerer Standzeit des Oxygenators auch längeres, „Flushen" bis zu 1 Minute (CAVE: CO_2-Abfall).
- Bei kompakten Systemen kompletter Wechsel, bei offenen Systemen ggf. Tausch von Einzelkomponenten (Pumpe, Oxygenator).

Thrombosierte Pumpe

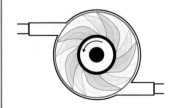

Erkennen
- Sichtbare Thromben, Fibrinablagerungen oder Verfärbungen im Pumpenkopf (wenn im Aufbau sichtbar).
- Meist angesaugter Thrombus aus der Kanüle.
- Deutlicher Anstieg der Hämolyseparameter.
- Laufgeräusche, im Extremfall Entkoppeln im laufenden Betrieb.

2Do
- Kanülen bei der Anlage immer gut spülen.
- Bei kompakten Systemen kompletter Wechsel, bei offenen Systemen ggf. Tausch von Einzelkomponenten.
- Patientenseitig: Thrombenequelle? HIT II?
- Die aktuelle systemische Antikoagulation re-evaluieren.

Komplikationen erkennen und beheben II

Luft im System

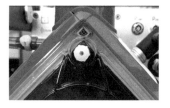

Vermeiden
- Im Aufbau in die rote Linie/post-Oxy keine Konnektoren mit Luer-Port einbringen, alle Konnektionen mit Kabelbindern sichern.
- Luft im System kommt meist vom Patienten.
- KEINE FREI LAUFENDEN INFUSIONEN an ZVK oder Shaldon-Kathetern.
- CAVE bei der Anlage von ZVK/Shaldon/PAK.
- CAVE bei Operationen/Eingriffen, die eine Vene eröffnen (z.B. Tracheotomie: Schnitt immer mit NaCl-getränkter Kompresse bedecken).

2Do
- kleinere Mengen ggf. durch entlüften und aspirieren entfernen, jedoch großzügig kompletter Systemwechsel.
- Ultima ratio bei nicht zeitnah verfügbarem Ersatzsystem: vom Patienten passager getrenntes Systems mittels einer Notfall-Leitung oder improvisierter venöse Konnektion mit größerer Menge NaCl 0,9% unter Druck „durchspülen". Cave: Blutverlust, Hygiene.

Kanülendislokation +/- fulminante Luftembolie

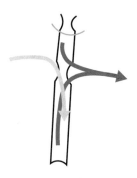

Bei Verdacht sofortiges Echo (TEE) zur Beurteilung von evtl. gefangener Luft in RA oder RV oder dem Vorliegen eines PFO

Vermeiden
- Tägliche Kontrolle auf ein „Herauswandern" der Kanülen.
- Bei Dislokation von Multi-Stage Kanülen kann es sowohl aus den Seitlöchern bluten, als auch in der venösen Linie zu einer Luftembolie mit Ausfall des Pumpe kommen.
- Bei allen Punktionen oder Eingriffen, die zu einer Eröffnung einer großen oder zentralen Vene führen, kann es durch den negativen Druck in der venösen Linie/Schenkel der ECMO zu einer Luftembolie mit Ausfall des Pumpe, aber auch zu einer Luftembolie im Patienten kommen.
- ZVK/Shaldon: alle Lumina entlüften, Finger auf Nadel nach Punktion, kein Lumen zur Atmosphäre offen halten.
- Dilatationstracheotomie: Hautschnitt mit NaCl 0,9% getränkten Kompressen abdichten.

2Do Luftembolie mit Ausfall der Pumpe
- System klemmen. Beatmung eskalieren.
- Bewertung der Optionen in Abhängigkeit der resultierenden Hypoxie und den verbleibenden Zugangsoptionen: Neuanlage mittels Switch auf eine Dual-Lumen-Kanüle oder kontra-/ bifemorale Kanülierung vs. Hineinschieben der Kanüle (infektiologisch nur ultima ratio!).
- Bereitschaft zur passageren V-A(V) Kanülierung.

2Do Luftembolie im Patienten
- Trendelenburglagerung (bei V-V nur bei V.a. PFO).
- Durant Manöver (partielle li.-laterale Dekubitus-Position).
- Luft kathetergesteuert aspirieren (ggf. in HKU).
- Bereitschaft zur Reanimation, V-A Kanülierung.

Komplikationen erkennen und beheben III

Pneumothorax/ Pleuraergüsse während der V-V ECMO

CAVE
- hohes Risiko für einen Hämatothorax an der V-V ECMO
- Punktionen und Thoraxdrainagen nur nach eingehender-Nutzen-/Risikoabwägung und bei hämodynamischer Relevanz

2Do
- Volumenmanagement, Hypervolämie vermeiden, Diuretika
- kleinere Pneumothoraces unter engmaschiger Kontrolle tolerieren (außer bei Spannungskomponente)
- Evaluation Antikoagulation vor Entlastung
- minimal invasivste Option der Entlastungspunktion, falls unausweichlich, z.B. 14F Seldinger-Drainage
- Bei großen Ergüssen fraktionierte Entlastung, um e vacuo Blutungen zu vermeiden.

Blutungen nach Zug der Kanülen

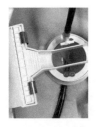 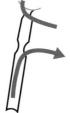

Vermeiden
- zusätzlicher Blutverlust bei Kanülenzug, Luftembolie beim oder nach dem Zug der Kanülen, (unbeobachtete) Nachblutung; chirurgische Entfernung nur als ultima ratio

2Do
- Multi-Stage Kanülen (femoral) rasch ziehen (Seitlöcher)
- Z-Naht bei Zug der Kanülen
- ggf. Femostop® verwenden
- Oberkörperhochlagerung nach Zug der jugulären Kanüle und Abkleben der jugulären Punktionsstelle mit Pflaster mit CHX-Patch (luftdicht, verhindert zweizeitige Luftaspiration)

Für den Notfall griffbereit halten

- mind. 4 sterile Schlauch-Klemme, steriler 3/8"-Schlauch (2m)
- Y-Konnektor und 1:1 Konnektoren (mit und ohne Luer-Port)
- sterile Schere, ausreichend stabil zum Schneiden des 3/8"-Schlauchs

Notfallbetrieb mittels Handkurbel

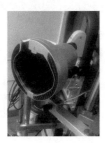

- *Ultima ratio* bei technischem Ausfall der Konsole oder nicht behebbarem Alarm, Bei leerem Akku auf Transport oder bei einem Systemwechsel, falls keine 2. Konsole verfügbar ist, die originäre Konsole dient dann dem Priming
- Je nach System ist ggf. keine Handkurbel vorhanden, sondern Wechsel auf eine redundante Backup-Konsole notwendig
- Switch des Pumpenkopfes auf die Handkurbel bzw. redundante Konsole regelmäßig am Übungsset üben
- Zum Wechsel auf die Handkurbel Oxy und Pumpe ausklemmen

REANIMATION des Patienten an der V-V ECMO

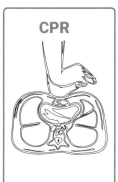

CPR

V-V ECMO WEITERLAUFEN LASSEN (!)

- Reanimation nach aktuellem ERC/ACLS-Algorithmus.
- System NICHT Klemmen oder Retransfundieren!
- Die V-V ECMO wird zur Oxygenierung gebraucht.
- Fluss nach unten regulieren, je nach Ansaugdruck (p_{ven}) und HZV unter Reanimation: Auch eine gute Herzdruckmassage erzielt max. ca. 2L/min HZV, die dann nur noch oxygeniert werden müssen

Indikation V-AV ECMO prüfen (eCPR)

- Echo: Reversibles Moment?
- Eskalation der V-V Konfiguration auf eine V-AV Konfiguration.
- Technische Durchführung siehe Kapitel „Erweiterung V-A oder V-V auf V-AV ECMO".

Während des Betriebs einer V-V ECMO sollte jederzeit der Wechsel auf V-AV möglich sein (geschultes Team, Ausstattung). Dennoch sollte die Indikation einer Eskalation auf eine V-AV ECMO i.S.e. eCPR im klinischen Gesamtkonzept getroffen werden. Idealerweise ist bei kritischen Patienten ein Procedere für den Notfall vorab besprochen (Gemeinsames Entscheidungstreffen/ GET) und dokumentiert.

Tri-femorale V-AV Konfiguration

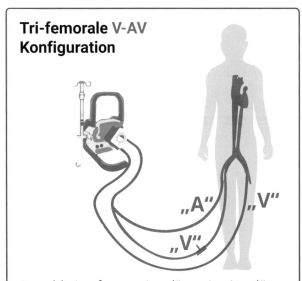

Sowohl eine femoro-juguläre, eine juguläre Dual-Lumen-Kanüle, als auch eine bifemorale V-V Konfiguration (s.o) können bei Kreislaufinsuffizienz auf eine V-AV ECMO erweitert werden.

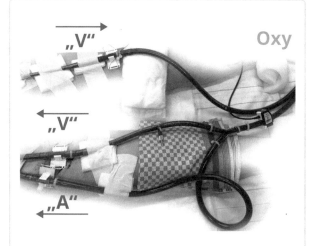

Trifemorale V-AV ECMO: Die rückführende venöse Linie wird mit einer Drosselklemme versehen. Die Teilflüsse nach dem Y-Konnektor addieren sich zum Gesamtfluss in der ungeteilten roten Linie. Im laufenden Betrieb den Fluss-Sensor jedoch am „A"-Schenkel anbringen.

V-V spez. Aspekte eines GET, Retransfusion V-V ECMO

V-V ECMO-spezifische Aspekte eines GET

Wie bei der Indikationsstellung zur V-V ECMO sollte in regelmäßgen Abständen eine interdisziplinäre und interprofessionelle Bewertung des bisherigen Therapieverlaufs erfolgen, um eine protrahierte Therapie über die Schwelle der „Futility" hinaus zu vermeiden (GET, Gemeinsames Entscheidungstreffen). Bei einem Patienten an der V-V ECMO sind insbesondere zu berücksichtigen:

- Entwicklung der zum ARDS führenden Grunderkrankung.
- Neue Befunde zur Ätiologie des ARDS oder neue Aspekte zu reversiblen Momenten.
- bisherige Umsetzbarkeit einer maximal lungenprotektiven Beatmung an der ECMO.
- Compliance der Lunge im Verlauf, Bildgebung im Verlauf.
- zusätzlich aufgetretene Organversagen, nicht beherrschte Infektionen, Blutungen.
- Bisherige Erfolge im Weaning, Ziel der „Wach-ECMO" erreicht/realistisch erreichbar, Briding-Ziel (Restitutio, LTX) erreichbar.
- Neurologische Beurteilung, bleibende Defizite.
- Neue Aspekte zum (mutmasslichen) Patientenwillen, Vereinbarkeit mit einer im Voraus definierter Schwelle zur „Futility", z.B. weitere (chronische) Organversagen, Operationen.
- Vereinbarkeit mit ggf. im Voraus definiertem zeitlich begrenztem Therapieversuch („Time Limited Trial, TLT".
- Bei Fortführung: Planung nächste Bildgebung und Re-Evaluationsintervall.

Retransfusion vor Abschluss V-V ECMO

- Retransfusion nur bei elektivem Abschluss, nicht bei Clotting oder längerem Stillstand des Systems. Ohne Retransfusion erfolgt der Abschluss isovoläm und „isochrom", da der Inhalt des Systems schon kompensiert bzw. transfundiert ist.
- Sichtkonrolle auf Clots im System: im Zweifel nicht retransfundieren
- Der benötigte Volumenbolus (300-500ml) muss hämodynamisch vertretbar sein, die Retransfusion erfolgt dann hypervoläm und „hypochrom".
- Immer nur durch den Oxygenator ins venöse System retransfundieren.
- bei der bifemoralen Konfiguration oder bei der Dual-Lumen Kanüle befindet sich i.d.R. kein Sideport an den Kanülen: z.B. den Post-Oxy- Gas-Anschluss zur retrograden Retransfusion verwenden.

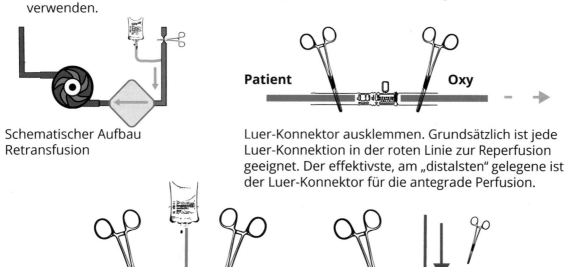

Schematischer Aufbau
Retransfusion

Patient   **Oxy**

Luer-Konnektor ausklemmen. Grundsätzlich ist jede Luer-Konnektion in der roten Linie zur Reperfusion geeignet. Der effektivste, am „distalsten" gelegene ist der Luer-Konnektor für die antegrade Perfusion.

Patient   **Oxy**   **Patient**   **Oxy**   **Patient**

500 ml kristalloide Lösung (VEL) anschliessen   VEL passiv und retrograd infundieren

ECMO - Systemwechsel

Vorbereitung

- Neues System auf 2. Konsole primen, bei konfektionierten Systemen können Oxygenator und/oder Pumpenkopf ggf. separat ersetzt werden (nur durch Kardiotechnik).
- *Notfallszenario, falls kein 2. geprimtes System vorhanden: altes System auf Handkurbelbetrieb.*
- Heparinisiertes NaCl 0,9% vorbereiten. Weiteres Material: Blasenspritzen, 2 sterile 3/8" Adapter, mindestens 4 sterile Klemmen, sterile Schere, Kabelbinder. EK nach Hb bereithalten.
- ausreichend großes Sterilfeld vorbereiten.
- Schlauch mit Wischdesinfektion vorab im Bereich der Schnittstellen desinfizieren.

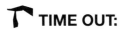 **TIME OUT:**
- Material und neues System komplett vorhanden, Sterilfeld ausreichend?
- Die Wechsel-Strategie, die Verteilung der Aufgaben und die Sequenz aller notwendigen Handgriffe nochmals durchsprechen.
- Bewertung ECLS-Abhängigkeit, Mögliche Komplikationen erörtern.

V-A ECMO

- im Team arbeiten, um Klemmzeiten so kurz wie möglich zu halten.
- Team in Reanimationsbereitschaft (HDM).

V-V ECMO

- „Präoxygenierung" mittels Maximalfluss an der ECMO, Beatmung intensivieren.
- F_iO_2 1,0 am Respirator

Praktische Durchführung

- Nach Desinfektion unter jede Linie ein Steriltuch unterlegen. Linien mit Coro-/Lochtuch abdecken, Schnittstellen freilegen, erneute Desinfektion.
- Schnittstellen ausklemmen, Konsole auf 0 rpm.
- Zusätzliche „Sicherheitsklemme" an die rote Linie anbringen, verhindert Luft im Oxygenator bei ggf. nicht fest sitzenden Klemmen beim Wechsel.
- Nahe der Kanülen schneiden, jedoch noch genug Schlauchlänge für die Konnektoren berücksichtigen.
- In der blauen Linie Konnektoren OHNE Sideport verwenden (potentielle Lufteintrittsstelle), in der roten Linie unnötige Luer-Sideports vermeiden (Clots).
- Alle Konnektionen luftfrei „unter dem fallenden Tropfen" (Assistenz).
- 3/8" Schläuche fest auf die neuen Konnektoren aufschieben ("Walken").
- Alle neuen Konnektionen mit Kabelbindern sichern.
- Beim Wiederanfahren bei V-A „Backflowprävention" beachten.
- Sicherheitsklemme der Rote Linie zuletzt öffnen (Kavitation).
- ggf. periinterventionell „Single-Shot" Antibiose, falls keine systemisches Antibiotikum im gram-pos. Spektrum.

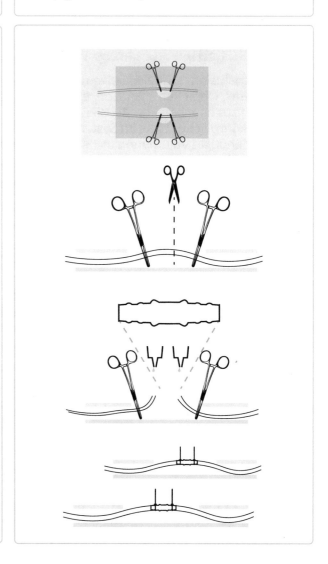

R. Bürkle, ECMO, https://doi.org/10.1007/978-3-662-66676-7_9

Explantation von venösen Kanülen

Modifizierte „Z"-Naht

Venös femoral oder jugulär implantierte Kanülen können i.d.R. ohne ein signifikantes Nachblutungs-risiko bettseitig explantiert werden. Besonders in der Leiste bietet sich zur sicheren Kompression eine sogenannte „Z"-Naht an, die tief subcutan gestochen die Einstichstelle rafft und komprimiert. Auch jugulär kann die Punktionsstelle mit einer passageren Z-Naht versorgt werden. Je nach Volumenstatus/ZVD muss darauf geachtet werden, dass es zu keiner Luftembolie beim Zug der Kanülen kommt. Engmaschige Kontrolle, bei Verlassen des Zimmers enge Alarmgrenzen, kein Abdecken der Einstichstellen, um eine Nachblutung nicht zu übersehen. Die Strategie der Explantation (Reperfusion, Assistenz der „Z"-Naht, Dauer der manuellen Kompression, etc.) im Team vorab planen.

Femorale „Z"-Naht - Schematische Darstellung

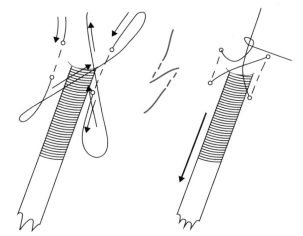 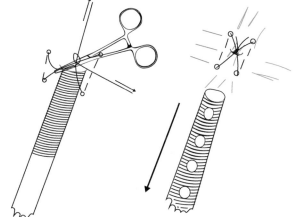

Zwei gleichläufige, tief greifende Stiche werden links und rechts der Eintrittstelle gestochen. Durch die Gleichläufigkeit überkreuzen sich die Enden. Werden sie verknotet, bildet sich ein „Z". Ausreichend kräftiges Nahtmaterial verwenden (geflochten, z.B. Ethibond Excel® 2-0 mit 48mm Nadel).
Beim wachen Patienten Infiltration mit Lokalanästhetikum im Bereich der beiden Stichkanäle.

Einen Knoten vorlegen und Fadenenden unter Zug halten. Vor dem 2 Knoten zieht eine assistierende Person die Kanüle. Bei Multistage-Kanülen die Kanüle rasch ziehen, da es aus den Seitlöchern so lange blutet, bis die Kanüle entfernt ist. Nach dem Kanülenzug hält die assistierende Person einen Nadelhalter auf den ersten Knoten. Der zweite, gegenläufige Knoten, kann dann satter geknotet werden. Noch 5-10 Minuten manuell komprimieren. Z-Naht 6 Stunden belassen, dann entfernen.

Juguläre „Z"-Naht - Schematische Darstellung

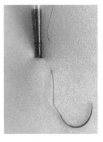 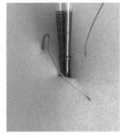 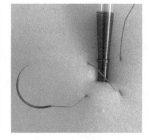 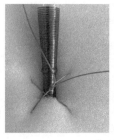 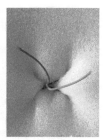

Zwei gleichläufige Stiche werden links und rechts der Eintrittstelle gestochen. CAVE: ausreichend Abstand zur A. carotis. Durch die Gleichläufigkeit überkreuzen sich die Enden, werden sie verknotet, bilden sie ein „Z". Geflochtenen Faden verwenden, z.B. Mersilene® CP 0). Noch 5-10 Minuten manuell komprimieren. Z-Naht 6 Stunden belassen, dann Faden entfernen.

Analogie Lunge - Oxygenator

Analogie zum Horovitz-Index, dem „Post-Oxy-Gas der Lunge"

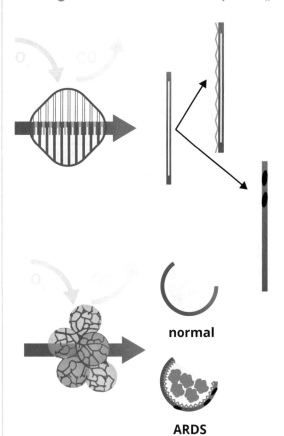

normal

ARDS

Die Ausbildung von **Pseudomembranen** im Oxygenator führt führend zu einer schlechteren Diffusion von O_2 über die Membran. Das bei F_iO_2 1,0 bestimmte Post-Oxy-Gas fällt im Verlauf ab. Da das post-Oxy-Gas auch lange eine Sättigung von 100% aufweist, können pO_2 > 120-150 mmHg gut toleriert werden.

Ein **Clotting der Kapillaren** im Oxygenator führt führend zu einer schlechteren Elimination von CO_2 über die Membran. Auch wenn das bei F_iO_2 1,0 bestimmte Post-Oxy-Gas noch akzeptable Werte zeigen kann, zeigt sich die Erschöpfung des Oxygenators durch einen Anstieg des Sweep-Gases, um den den Patienten normokapnisch zu halten. Alternativ kann auch CO_2 im prä- und post-Oxy-Gas verglichen werden, um die Elimination von CO_2 abzuschätzen. Nachteil: keine etablierten Grenzwerte, zusätzliches Anbringen einer Leitung/Manipulation.

Im ARDS fällt analog den Vorgängen im Oxygenator der Oxygenierungsindex ab durch Verlust von Alveolen und Kapillaren und Verlängerung der Diffusionsstrecke. Der physikalisch gelöste Sauerstoff im Blut nimmt ab. Der maximale (theoretische) paO_2 ergibt sich unter einer F_iO_2 von 1,0 beim Barometerdruck von 760 mm Hg zu:
$$pB - pH_2O - pCO_2 = 760 - 47 - 40 = 673 \text{ mm Hg.}$$

Betrachtet man die Sauerstoffbindungskurve, so ist anlaog dem ECMO-System mit dem Oxygenator als „Lunge" die S_aO_2 noch lange in den hohen 90%-Werten, fällt p_aO_2 ab. In der DO_2-Formel bestimmt S_aO_2 den C_aO_2, nicht das p_aO_2. Ein Abfall des p_aO_2 unter den altersentsprechenden Wert weist jedoch auf die pulmonale Pathologie hin (Verlust von Austauschfläche durch Verlust von Alveolen, Durchblutung/Kapillaren und eine Verlängerung der Diffusionsstrecke).

„Prä-Oxy-BGA"

Durch Anbringen einer optionale Verlängerung mit 3-Wege-Hahn vor dem Oxygenator, je nach Modell direkt am Oxygenator oder durch Einbringen einer Konnektion mit Luer-Sideport in die balue Linie vor dem Oxygenator, kann ergänzend zur „Post-Oxy -BGA" eine „Prä-Oxy-BGA" abgenommen werden. Dies sollte bereits beim Priming geschehen werden, um ein Klemmen der Maschine im laufenden Betrieb zu vermeiden.

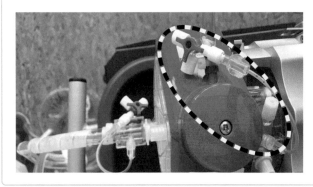

- bei V-V ECMO relevant, ergibt einen Anhalt für die Decarboxylierungsleistung des Oxygenators über die Ratio CO_2 prä/post.
- gibt einen Anhalt im Weaning (V-V ECMO) für die Eigen-Ventilation des Patienten.
- CAVE: keine etablierten Werte, Dynamik beachten.
- wie bei der Post-Oxy-BGA immer luftfrei(!) spülen

Bewertung der Leistung des Oxygenators

„Post-Oxy"-BGA

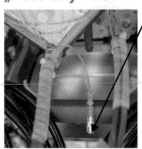

Post-Oxy-Linie nach Abnahme der BGA blasenfrei spülen, sonst Gefahr der Luftembolie, häufigster Luftblasenalarm bei installiertem Fluss-Blasen-Sensor

- Manipulationen insgesamt so gering wie möglich halten, bei neuem Oxygenator erst ab Tag 3 zur Leistungskontrolle des Oxygenators.
- Post-Oxy-BGA immer nach dem Flushen abnehmen.
- **immer bei F_iO_2 1,0,** *jedoch Sweepgasrate belassen!*
- Post-Oxy-pO_2 >200 mmHg: OK.
- pO_2 <120-150 mmHg: Wechsel Oxygenator in Betracht ziehen.

„Flushen" des Oxygenators

- 1x/Schicht durchführen und dokumentieren.
- 10 L/min plus 1/2 Umdrehung.
- 3-5 Sekunden bei einem neuen Oxygenator, Drehknopf nicht aus der Hand lassen! (Gefahr der CO_2-Depletion)
- bei langer Standzeit, je nach Post-Oxy-Gas und sichtbarem Kondenswasse länger „flushen" (10-60s)

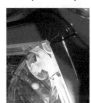

Bei längerer Standzeit kann es zu einem Serumaustritt aus der Entlüftungsmembran kommen, dies ist zunächst unbedenklich, sollte jedoch beobachtet werden.

Drücke im ECMO-System

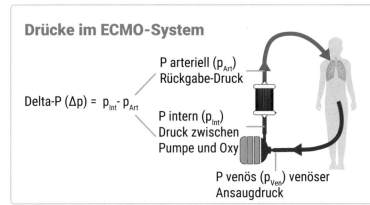

$$\text{Delta-P } (\Delta p) = p_{Int} - p_{Art}$$

P arteriell (p_{Art})
Rückgabe-Druck

P intern (p_{Int})
Druck zwischen Pumpe und Oxy

P venös (p_{Ven}) venöser Ansaugdruck

P venös (p_{Ven}) venöser Ansaugdruck
P intern (p_{Int}) zwischen Pumpe und Oxygenator
P arteriell (p_{Art}) Rückgabe-Druck *CAVE: nicht Patientendruck*
Delta-P (Δp) p_{Int}- p_{Art} *Druck, der benötigt wird, um das Blut von einer Seite des Oxygenators zur anderen zu bekommen*

Literatur

Cilingiroglu M, Salinger M, Zhao D, Feldman T. Technique of temporary subcutaneous "Figure-of-Eight" sutures to achieve hemostasis after removal of large-caliber femoral venous sheaths. Catheter Cardiovasc Interv. 2011;78(1):155-160. doi:10.1002/ccd.22946

Epis F, Belliato M. Oxygenator performance and artificial-native lung interaction. J Thorac Dis. 2018;10(Suppl 5):S596-S605. doi:10.21037/jtd.2017.10.05

Kumar P, Aggarwaal P, Sinha SK, et al. Efficacy and Safety of Subcutaneous Fellow's Stitch Using "Fisherman's Knot" Technique to Achieve Large Caliber (> 10 French) Venous Hemostasis. Cardiol Res. 2019;10(5):303-308. doi:10.14740/cr931

Pracon R, Bangalore S, Henzel J, et al. A randomized comparison of modified subcutaneous "Z"-stitch versus manual compression to achieve hemostasis after large caliber femoral venous sheath removal. Catheter Cardiovasc Interv. 2018;91(1):105-112. doi:10.1002/ccd.27003

Optionale Besonderheiten im ECMO-System

Allgemeines

Durch Veränderung der von den Herstellern vorgesehenen Aufbauten erlischt zumeist die Zulassung für die Systeme. Deshalb sind Manipulationen in der Eigenverantwortung des Benutzers und bedürfen einer Rechtfertigung für eine „Off-Label"-Verwendung oder Verwendung ohne Herstellerzulassung. Dies geschieht in der alleinigen Verantwortung des Betreibers des ECMO-Systems.

„Post-Oxy-etCO$_2$"

Durch Anbringen einer etCO$_2$-Messung am Auslass des Oxygenators kann etCO$_2$ im Sweep-Gas gemessen werden. Die durch das Sweepgas im Oxygenator entfernte CO$_2$ ist proportional dem Sweepgasfluss. Analog hierzu ist die Decarboxylierung der nativen Lunge proportional der Ventilation (Minutenvolumen). Wie auch bei der nativen Lunge führt ein Ventilations bzw. Sweep-Gasfluss/Perfusions-Mismatch zu einer verminderten Decarboxylierungsleistung trotz erhaltener Ventilation/konstantem Sweepgas. Bei der nativen Lunge ist das z.B. bei einer Lungearterienembolie der Fall, beim Oxygenator durch Verlust von Kapillaren, z.B. durch Clotting oder Kondenswasser im Oxygenator.

- ergibt einen Anhalt für die Decarboxylierungsleistung des Oxygenators
- CAVE: keine etablierten Werte, Dynamik beachten, die üblichen Monitorsysteme errechnen keine „AUC" der etCO$_2$-Kurve
- Anhalt im Weaning (V-V ECMO) für Eigen-Ventilation des Patienten: das Verhältnis der Decarboxylierungsleistung Oxy/Patient kann bei liegendem PAK über S$_v$O$_2$ berechnet werden

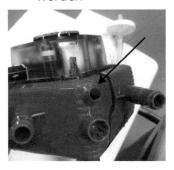
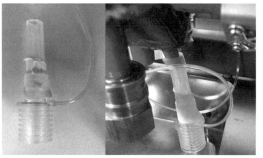
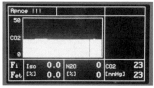

Oxygenator von unten. Der Pfeil markiert den Sweep-Gas-Auslass.

CO$_2$-Messküvette mit einem kurzen Stück Silikonschlauch als Verlängerung am Auslass angebracht. CAVE: Off-Label! Der Aufbau darf den Auslasswiderstand nicht erhöhen, sonst sinkt die Oxy-Leistung.

etCO$_2$-Monitoring, durch den konstanten Sweep-Gas-Fluss wird entsprechend ein laminares etCO$_2$-Signal detektiert. Im Beispiel zeigt ein etCO$_2$ von 23 mmHg bei 6 L/min Sweepgas bei einem erschöpften Oxygenator.

"Isochromer Anschluss" — CAVE: nur V-V ECMO

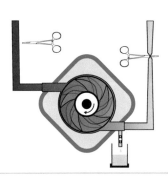

Der herkömmliche Anschluss an die ECLS erfolgt „isovoläm": Das venös drainierte Blut wird im arteriellen Schenke 1:1 mit dem sich im System befindlichen Primingvolumen ersetzt, es kommt zu einer Verdünnung. Um dies zu vermeiden, kann - ein ausreichender oder hypervolämer Volumenstatus des Patienten vorausgesetzt - der Anschluss „isochrom" erfolgen: durch Öffnen eines Hahns am tiefsten Punkt des ECLS-Aufbaus können sowohl Schlauchsystem und Oxygenator auf der venösen Seite, als auch das Schlauchsystem der arteriellen Seite durch wechselseitiges Klemmen befüllt werden. Die Kochsalzlösung drainiert dabei in ein unter den Anschluss gestelltes Gefäß. Währenddessen enge Kontrolle der Hämodynamik.

Sicheres Klemmen im ECMO System

Sicheres Klemmen des ECLS-Systems

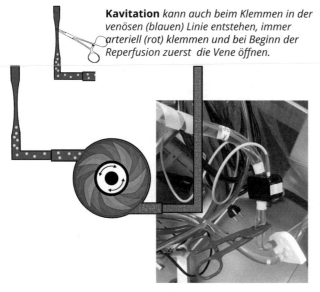

Kavitation *kann auch beim Klemmen in der venösen (blauen) Linie entstehen, immer arteriell (rot) klemmen und bei Beginn der Reperfusion zuerst die Vene öffnen.*

Kavitation und andere Quellen von „Microbubbles"

Der physikalische Vorgang der Kavitationsentstehung ähnelt dem Sieden, nur dass Luftblasen durch stark erhöhten Unterdruck enstehen. Der Unterdruck entsteht durch den Bernoulli (Venturi)-Effekt durch Flussbeschleuningug an einer Engstelle. Im ECLS-System kann dies im venösen System bei Unterdruckspitzen entstehen, z.B. beim „chugging", Klemmen oder Knicken im venösen System. Kavitation sind bei *-200 bis -400 mmHg* beschrieben. Die Zentrifugalpumpe kann diese Mikrobubbles noch weiter zerschlagen und diese können, wenn auch zu einem geringen Teil, den Oxygenator passieren und in den Patientenkreislauf gelangen.

Durch diesen Effekt kann auch über das Entstehen einer **„Venturi-Düse"** Luft über undichte Luer-Anschlüsse oder Konnektionen Luft ins System gelangen: Keine Luer-Konnektionen in den venösen Kreislauf einbringen, Konnektionen mit Kabelbindern sichern. Auch starke **Temperaturunterschiede** (>10° C zwischen Patientenblut und Heizung) können Mikrobubbles entstehen lassen. Weitere Quellen: ZVK (keine Infusionen mit Schwerkraftsystemen) und eröffnete stammnahe Venen (z.B. bei Tracheotomie).

Weitere Anwendungen des Y-Konnektors „Regensburg"

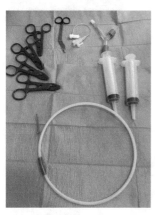
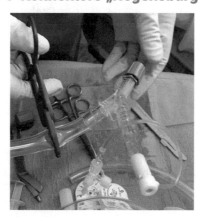
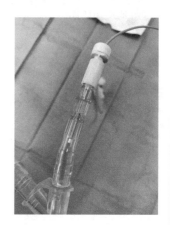

Anwendungen für den Y-Konnektor, um Klemmzeiten und Blutungen beim Tausch von Kanülen zu verringern und Sicherung des Zugangswegs beim Austausch einer Kanüle:
- Luer-Schenkel des Y-Konnektors mit einer Schleusenkappe schliessen, den 3/8" Schenkel zur Möglichkeit der Entlüftung mit einem kurzen Stück 3/8" Schlauch versehen. Entlüften.
- Y-Konnektor über ein kurzes 3/8" Schlauchstück an die Kanüle anbringen.
- (Stiff)-Draht über das Seitloch einführen und über diesen die Kanüle tauschen.
- Zum Einführen des Stiff-Drahtes kann es vorkommen, dass das „J" an der Drahtspitze das „Y" nicht passiert. Abhilfe: Strecken des „J" in einem Multi-Purpose-Katheter.
- Bei Tausch einer jugulären Kanüle im V-V-Setting auf eine bi-cavale Dual-Lumen-Kanüle kann durch Einbringen während der Drahtplatzierung bei bestehender ECMO-Abhängigkeit noch ein Fluss aufrechterhalten werden oder eine Retransfusion erfolgen.

Besonderheiten - Integration einer RRT

Integration RRT - genereller Aufbau

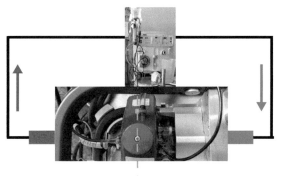

Post-Oxy   **Prä-Oxy**

- CAVE: formal keine Zulassung/ meist Zulassungsverlust des ECMO-Systems.
- Kein Routineverfahren, Einzelfallentscheidung bei begrenzten Zugangsmöglichkeiten.
- Arterie der RRT post-Oxy, Vene der RRT nur(!) PRÄ-Oxy anschliessen, um zu vermeiden, dass Luft nach dem Oxygenator in den Patientenkreislauf kommen kann.
- Bei nachträglicher Integration: passager Null-Fluss, gut planen.
- Das RRT-System kann bei zu hohen Flüssen im ECLS-Sysstem Probleme mit einem zu hohen Eintrittsdruck ins RRT-System haben.

Praktische Durchführung

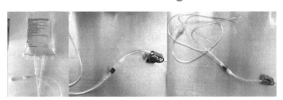

Arterielle (rote) und venöse (blaue) Linie des RRT- Systems mit druckfesten „Heidelberger Verlängerungen" versehen, blasenfrei entlüften.

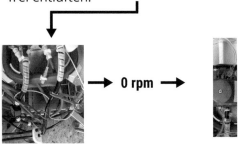

→ **0 rpm** →

| Oxygenator ausklemmen | Drehzahl auf 0 rpm | RRT nach Schaubild integrieren |

Klemmen öffnen, ECMO wieder anfahren, an der V-A ECMO mit „Backflowprävention" .

Systemdruck der RRT

Bei Übersteigen des maximalen Systemdrucks des Dialysegeräts muss ggf. die zuführende Linie zur Dialyse ("Arterie") gedrosselt werden . Dialyse-Drosselklemme verwenden, Effektivität der Dialyse und Hämolyseparameter engmaschig überwachen.

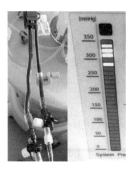

Abschluss der Dialyse

Bei der Retransfusion der RRT darauf achten, dass die Elektrolytlösung zur Retransfusion über die Dialysemaschine zur blauen Linie (PRÄ-Oxy) läuft.

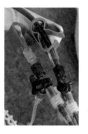

IHA Diagnostik an der ECMO

Der irreversible Hirnfunktionsausfall (IHA) an der ECMO

Grundsätzlich muss bei dem klinischen Verdacht auf einen irreversiblen Hirnfunktionsausfall, z.B. durch eine vor Kanülierung erlittene hypoxische cerebrale Schädigung oder eine an der ECMO entstandene cerebrale Einblutung, die Möglichkeit einer Organspende geprüft werden. Die aktuell gültigen Richtlinien zur Diagnostik des IHA sind auch an der ECMO zu erfüllen, es gelten die gleichen (Grenz-)werte und Grundsätze im Ablauf: Die klinische Untersuchung mit Feststellung der Bewusstlosigkeit (Koma), der Hirnstamm-Areflexie und des Atemstillstandes (Apnoe). Darauf folgt der Nachweis der Irreversibilität, enweder über die Wartezeit oder ein ergänzendes Verfahren. Ein ECMO-Kreislauf zeigt id.R. keine technische Interferenz mit dem EEG, jedoch unter Umständen mit der Bildgebung

Die bei Drucklegung aktuelle Richtline für Deutschland

Richtlinie gemäß § 16 Abs. 1 S. 1 Nr. 1 TPG für die Regeln zur Feststellung des Todes nach § 3 Abs. 1 S. 1 Nr. 2 TPG und die Verfahrensregeln zur Feststellung des endgültigen, nicht behebbaren Ausfalls der Gesamtfunktiondes Großhirns, des Kleinhirns und des Hirnstamms nach § 3 Abs. 2 Nr. 2 TPG, Fünfte Fortschreibung (08.07.2022)

V-A ECMO

- Bei kardial instabilen Patienten an der V-A ECMO frühzheitig an die IHA-Diagnostik denken.
- Frühzeitiges Wiedererwärmen des Patienten an der ECMO-Heater-Unit, um ein zu schnelles Wiedererwärmen just zum Apnoe-Test hin zu vermeiden (SVR-Verlust, Elektrolytverschiebungen).
- Die auf den Nachweis einer fehlenden intracerebralen Perfusion beruhenden Verfahren (CT-Angiographie/Perfusionsszintigraphie/Doppler-/Duplexsonographie) sind als apparative Zusatzverfahren nicht zugelassen, da es, insbesondere bei noch schlagendem Herzen, analog einem „Harlekin-Phänomen" durch unterschiedliche Anreicherung von Kontrastmittel (Timing, Verdünnung) im nativ antegrad ausgeworfenen Blut zu einer asymmetrischen bzw. nicht verlässlichen Kontrastrierung der intracerebralen Gefäße kommen kann (im Sinne von „falsch negativ" bezogen auf die intracerebrale Durchblutung). Gleichzeitig kann es bei einem hohen Abgabedruck (p_{art}) der ECLS, der mit mehreren hundert mmHg höher als der ICP liegen kann, theoretisch auch KM nach intracererbral abgepresst werden oder unspezifische Flussphänomene entstehen (im Sinne von „falsch positiv")

V-V ECMO

- Bei einem hyperkapnischen respiratorischen Versagens als Indikation für die V-V ECMO, bzw. auch bei primär hypoxischem Versagen mit anschließender Gewöhnung an hohe CO_2-Werte entfallen die allgemein akzeptierten CO_2-Werte für den Apnoe-Test (Ausgangswert $CO_2 \leq 45$ mmHg und Durchführung des Apnoe-Tests bei $CO_2 \geq 60$ mmHg)
- In diesem Fall muss ein Nachweis des cerebralen Perfusionsausfalles (z.B. CTA erfolgen)
- Bei der V-V ECMO ist im arteriellen System die Blutentnahme zur IHA-Diagnostik unabhängig von der Lokalisation möglich
- Die V-V ECMO zeigt möglicherweise Interferenz mit dem Timing der Kontrastierung, jedoch keine Artefakte bezüglich einer asymmetrischen cerebralen Kontrastierung
- Bei einer CTA als ergänzende Untersuchung sollte eine frühzeitige Absprache mit der Neuroradiologie für die Planung des cCT-Protokolls erfolgen.

IHA Diagnostik an der ECMO, Molekulare Autopsie

Blutgasanalysen zur IHA-Diagnostik an der V-A ECMO

An der V-A ECMO Bestimmung des p_aCO_2 aus Arterien des rechten und linken Arms (!)

Ausgangswert
Der höhere der beiden p_aCO_2-Werte muss zwischen 35 und 45mmHg liegen

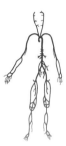

Apnoetest
Der niedrigere der beiden p_aCO_2-Werte muss bei mindestens 60mmHg liegen

Analog der Pathophysiologie des Harlekin-Phänomens (Differential Hypoxaemia) kann es auch zu einer differentiellen Decarboxylierung oder differentiellen Kontrastmittelanreicherung zwischen den oberen und unteren, jedoch auch innerhalb der oberen Extremitäten kommen. Aus diesem Grund sind die auf den Nachweis einer fehlenden intracerebralen Perfusion beruhenden Verfahren kritisch zu bewerten bzw. nicht zugelassen.

Einstellungen am Blender zur IHA-Diagnostik

- F_iO_2 am Blender stets 1,0
- zu Beginn des Apnoe-Tests auf ein korrektes Ausgangs-CO_2 achten *CAVE: immer temperaturkorrigierte Werte verwenden* .
- Besonderheiten zur seitengetrennten Butgasanalyse an der V-A ECMO beachten.
- Reduktion des Sweep-Gases zu Beginn der IHA-Diagnostik auf 0,5-1 l/min.
- Die IHA-Diagnostik sollte immer nach der aktuellen Richtlinie und einem mit den hämodynamischen und apparativen und hämodynamischen Besonderheiten der ECLS/ECMO vertrauten/erfahrenen Ärztin/Arzt durchgeführt werden

Molekulare Autopsie

Bei jungen Patienten mit plötzlichem, unvermutetem Herzkreislaufstillstand kann im Rahmen der eCPR bereits DNA asserviert werden. Eine nach infaustem Ausgang der Reanimation, dann postmortale molekulare Autopsie ist von den entsprechenden Fachgesellschaften in einem Positionspapier empfohlen für Patienten:
- Alter < 40 Jahre
- sicherer/vermuteter Plötzlicher Herztod rhythmogen
- sicherer/vermuteter Plötzlicher Herztod thrombembolisch
- sichere/vermutete Dissektion
- echokardiographische Auffälligkeiten (HOCM, etc.)

Ein entsprechendes Formular und die Kommunikation mit dem Labor erleichtert die sichere Asservierung von DNA. Bei Versterben des Patienten sollte mit den Hinterbliebenen die Möglichkeit besprochen werden, sich mit dieser DNA ggf. an eine humangenetische Beratungsstelle zu wenden, z.B. zur Abklärung von erblichen Ionenkanal- oder Bindegewebserkrankungen.

Literatur

Behr ER, Scrocco C, Wilde AAM, et al. Investigation on Sudden Unexpected Death in the Young (SUDY) in Europe: results of the European Heart Rhythm Association Survey. Europace. 2022;24(2):331-339. doi:10.1093/europace/euab176

Schulze-Bahr, E., Dettmeyer, R.B., Klingel, K. et al. Postmortale molekulargenetische Untersuchungen (molekulare Autopsie) bei kardiovaskulären und bei ungeklärten Todesfällen. Kardiologe 15, 176–193 (2021). https://doi.org/10.1007/s12181-020-00438-5

Wilde AAM, Semsarian C, Márquez MF, et al. European Heart Rhythm Association (EHRA)/Heart Rhythm Society (HRS)/Asia Pacific Heart Rhythm Society (APHRS)/Latin American Heart Rhythm Society (LAHRS) Expert Consensus Statement on the State of Genetic Testing for Cardiac Diseases. Heart Rhythm. 2022;19(7):e1-e60. doi:10.1016/j.hrthm.2022.03.1225

ECMO-Kreislauf-Infektionen

Infektionen und Sepsis an der ECMO

Der septische Patient an einer ECMO ist zunächst ein septischer Patient und sollte nach den aktuellen Sepsis-Guidelines und der ABS-Hausliste wie eine (Patienten-)systemische Sepsis diagnostiziert und behandelt werden. Durch die große extrakorporale Köerperoberfläche kühlt bereits das ECMO-System den Patienten auch ohne Einsatz einer H(C)U. Entwickelt der Patient mildes Fieber, kann dies verborgen bleiben, erst bei höheren Temperaturen wird es manifest, der Patient kann dann sogar die HU „heizen". Eine Device-Infektion ist oft eine Ausschlussdiagnose bzw. rein klinische Einschätzung und kann ursächlich, aber auch koinzident mit einer klinischen Verschlechterung des Patienten aufgrund eines anderen Infektfokus sein. Ob „Infektparameter" wie die Neutrophil-Lymphocyte Ratio (NLR), Platelet-Lymphocyte-Ratio (PLR) oder das Procalcitonin (PCT) eine Infektion von einem sterilen ECMO- oder Reperfusions- assoziierten SIRS unterscheiden können, ist nicht endgültig geklärt. PCT und NLR scheinen auch unabhängige Prognoseparameter für die Mortalität zu sein. Bezüglich CRP und PCT sind die „cut-offs" wahrscheinlich höher anzusetzen (CRP > 10 mg/dl und PCT > 2 ng/ml). Dynamik der Infektwerte beachten!

ECMO-spezifische Besonderheiten

Besiedelung der Einstichstelle
Von einer lokalen Besiedelung der Einstichstellen kann nicht auf eine systemische Infektion geschlossen werden. Deshalb keine Routineabstriche der Einstichstellen durchführen, diese dokumentieren nur eine lokale Besiedelung und führen ggf. zu unnötiger systemischer Therapie (ABS/Resistenzenwicklung, Toxizität)

Kolonisation der (inneren) ECMO-Oberflächen
Eine Kolonisation der inneren Oberflächen des ECMO-Systems ist wohl häufig (Besiedelung der endogenen Fibrinbeschichtung/Biofilm). Diese Besiedelung ist jedoch per definitionem okkult, außer es kommt zu einer Ausschwemmung (Bakteriämie/Candidämie i.S.e. BSI). „Biomarker" können nicht zwischen einem okkulten ECMO-Device-Infekt und einem Patienteninfekt unterscheiden, es muss klinisch eingeschätzt werden, ob eine kalkulierte Therapie unter Einbezug eines Deviceinfektes indiziert ist.

Kolonisation der (inneren) ECMO-Oberflächen
Je nach Schweregrad, Ansprechen auf eine antibiotische Therapie (CAVE Biofilmpenetration) und der Abhängigkeit vom Device muss eine Entscheidung gefällt werden: Tausch des Sytems, ggf. einschließlich der Kanülen vs. konservatives Procedere. Letzteres führt nicht zwangsläufig zu einem schlechteren Outcome. Limitierend sind oft verbliebene Gefäßzugangsmöglichkeiten. Deshalb eingehende „Risiko-Nutzen" Abwägung.

„Post-Dekanülierungs-Fieber"
Durch den abrupten Wegfall der über Tage bis Wochen bestehenden externen Temperaturregulierung (HU oder HCU) kann es nach Dekanülierung zu Fieber kommen, ohne dass eine Infektion vorliegt. Differentialdiagnostische Abgrenzung zu einer septischen Einschwemmung (z.B. durch einen infizierten Thrombus): Klinische Einschätzung, Blutkulturen, Dynamik der „Infektparameter".

Dosierung der Antibiose bei Patienten an der ECMO: TDM OBLIGAT!
Es gibt noch zu wenige und z.T. widersprüchliche Studien zum Thema Sequestrierung und PD/PK von Antiinfektiva an der ECMO. Deshalb ist ein konsequentes Therapeutic Drug Monitoring (TDM) obligat und bei Antibiotika, für die ein TDM verfügbar ist, konsequent anzuwenden. Bis zum nächsten TDM-Spiegel: tendentiell höhere Dosierung (Sequestrierung, erhöhtes Verteilungsvolumen), keine Anpassung für 1-2 Tage an die Nierenfunktion.

ECMO-Kreislauf-Infektionen II

Manifeste ECMO Device-Infektionen

Häufige Erreger

gram-pos. Erreger
(*CNS, Staph. aureus*)

gram-neg. Erreger
(*Pseudomonas, Enterokokken*)

Konfigurationsspezifische Unterschiede

V-V ECMO
gram pos. > gram neg.
Candidämien nach
Woche 3

V-A ECMO
gram neg. > gram pos.
Candidämien auch früh

Riskiofaktoren für Device-Infektionen

V-V ECMO Konfiguration
Lange Liegedauer der
Kanülen, vorbestehende
Immunsuppression
bi-femorale Konfiguration

CAVE:

PCT, CRP diskriminieren nicht
Patienten-Sepsis vs.
Device-Infektion
PCT, CRP diskriminieren nicht
gram-pos. Infektion vs.
Candidämie
Lokale Abstriche dokumen-
tieren eine lokale Besiede
lung, beweisen aber keine
Blutstrominfektion

ECMO spezifische Massnahmen

Vermeiden

- Ventilator- und Device-assoziierte Infektionen (CRBI) vermeiden
- Parenterale Ernährung möglichst vermeiden
- keine unnötigen Zugänge und Punktionen während der ECMO, täglich Evaluation der intravasalen Devices und Katheter
- Auf eine ausreichende Fixierung achten, dies minimiert lokale Reizungen der Einstichstellen und Blutungen (Nährboden)
- Bei der Kanülenanlage Fäden der Haltenähte so kurz wie möglich halten (Nährboden, Keimstraßen)
- Stets transparente Pflaster mit Clorhexidin-Kissen verwenden
- Verbandswechsel unter sterilen Kautelen (alter Verband ab - Desinfektion - steriles Abdecken - steriler neuer Verband).
- 1. Wechselintervall 48h, dann 72h, keine tägl. Manipulationen, nur bei deutlicher Verschmutzung
- Lokale Besiedelung nicht systemisch behandeln

2Do

- Basishygiene, VAP, CRBI-Bundles nach lokalem Standard
- SOD/SDD (Einzelfalentscheidung zur Reduktion von Bakteriämien)
- Keine lokalen Abstriche (dokumentiert nur lokale Besiedelung)
- Diagnostik und Therapie nach ABS-Hausliste/lokalen Standards. Fokussuche (Bildgenung, Urin, etc.)
- Bei hochgr. V.a. Device-Infekt kalkulierte AB im gram-neg. Spektrum, im gram-pos. Bereich erweitern (Vanco, Linzeolid)
- Bei pos. Blutkultur Anpassung der antiinfektiven Therapie, ggf. biofilmgängige Antibiotikum nach Antibiogramm (Linezolid, Daptomycin, Rifampicin)
- Echinocandine bei Candidämie, ß-D-Glucan-Diagnostik
- Ultima ratio: Device-Wechsel planen, z.B. passagere bifemorale Konfig. mit späterem Wechsel auf jug. Dual-Lumenkanüle

Ernährung an der ECLS/ECMO I

Ernährung beim kritisch kranken Patienten

Weder eine ECMO noch eine ECLS sind Kontraindkationen für eine vollständige enterale Ernährung von Anfang an. Auch die Bauchlage ist keine Kontraindikation. Ein enteraler Kostaufbau sollte ab d +1 erfolgen, bis d +7 sollten 100% des Kalorienziels erreicht werden. Wach-ECMO-Patienten können bei ausreichenden Schutzreflexen und unter Beobachtung der enteralen Verträglichkeit (Übelkeit, Aerophagie) vollständig enteral ernährt werden. Wache Patienten mit Tracheostoma können unter Aufsicht essen und trinken, enoral intubierte Patienten unter Aufsicht schluckweise trinken. Stets begleitend auf eine ausreichende prokinetische Therapie achten, insbesondere in der Kombination mit SDD. Nüchtern-Phasen (um Eingriffe oder Transporte) sollten so gering wie möglich gehalten werden. Kontinuierliche Gabe über 20h. Keine (!) Refluxkontrollen durchführen. Bei der parenteralen Ernährung potentielle Lipid-Depot-Bindung im Membranoxygenator, Post-Oxy-Gas beobachten.

Kalorienziel in der Akutphase

- **24 kcal/kg** KG bei BMI < 30 kg/m²
- **12 kcal/kg** KG bei 30 kg/m² > BMI < 50 kg/m²
- **24 kcal/kg** *ideales Körpergewicht* bei BMI > 50 kg/m²

KG: aktuelles Körpergewicht. Pragmatische Formel das Ideale Körpergewicht: IBW = (Größe in cm - 100) in kg

Ziel an d+7 ist ein Erreichen des Kalorienziels. Bei Hinweis auf eine metabolische Intoleranz sollte das Kalorienziel nach Insulinbedarf und Phosphatspiegel angepasst werden. Steigerung bis auf 36 kcal/kg KG/d in der Rekonvaleszenphase in Asprache mit dem Ernährungsteam.

Metabolische Intoleranz

BZ > 180 mg/dl
trotz einer Insulinzufuhr von mehr als 4 IE/h. Gilt nicht bei vorbestehendem DM.
Phosphat < 0,65 mmol/l
gilt nicht unter RRT tägliche Phosphat Kontrollen bis „steady state". Bei Refeeding auch Monitoring von Mg²⁺.
Trigylceride > 400 mg/dl
Trigylceridkontrollen 2x/Woche (z.B. Mo+Do)

Praktische Durchführung

Dokumentation des aktuellen Körpergewichts und des Kalorienziels bei Aufnahme. Bei einem Kalorienziel von 24 kcal/kgKG/d beträgt die kontinuierliche Laufrate über 24h einer Ernährungsölung gleich dem Körpergewicht in ml/h. Beispiel: ein 80kg schwerer Patient benötigt eine Laufrate von 80ml/h einer Ernährungslösung mit 1 kcal/ml. Ist die Ernährungslösung hochkalorischer, muss die Laufrate entsprechend dem Verhältnis zu 1 kcal/ml reduziert werden. Entsprechend auch einer Laufzeit von 20 Stunden. Die exakten Laufraten von Beispiellösungen kann o.g. Tabelle entnommen werden. Beginn mit einem Viertel der Laufrate ("1/4"). Steigerung nach metabolischer und enteraler Verträglichkeit um ein Vielfaches von „1/4". Die Pause dient u.a. der Applikation von sensitiven Medikamenten am Morgen (z.B. L-Thyroxin), sollte jedoch nicht (!) zum Anlass zur Durchführung von Refluxkontrolle dienen.

Beispiel: Pat. 80 kg KG, Ernährungslösung 1,5 kcal/ml

Das Kalorienziel berechnet sich
80 kgKG · 24 kcal/kgKG/d = 1920 kcal/d

Mit einer Ernährungslösung mit 1,5 kcal/ml über 20h
1920 kcal/20h : 1,5 kcal/ml = 1280 ml/20h = 64 ml/h

Tag 1	Tag 2	Tag 3	Tag 4
			6 kcal/kg KG
		6 kcal/kg KG	6 kcal/kg KG
	6 kcal/kg KG	6 kcal/kg KG	6 kcal/kg KG
6 kcal/kg KG	6 kcal/kg KG	6 kcal/kg KG	6 kcal/kg KG
16 ml/h	32 ml/h	48 ml/h	64 ml/h

zum Beispiel: Pat. 80kg KG, Lösung 1,5 kcal/ml
Kostaufbau/Steigerung bei guter enteraler
Toleranz um 1/4 der berechneten Laufrate/d

Ernährung an der ECLS/ECMO II

Anpassung an eine metabolische oder enterale Intoleranz

Anpassung an den Insulinbedarf

Maximale Laufrate Insulin am Vortag (d n-1)

0-1 I.E./h

| +6 kcal/kg KG |
| 6 kcal/kg KG |
| 6 kcal/kg KG |
| 6 kcal/kg KG |

Steigerung der Laufrate um
„1/4" bis max. „4/4"
(24 kcal/KG/d)

2-4 I.E./h

| |
| -6 kcal/kg KG |
| 6 kcal/kg KG |
| 6 kcal/kg KG |

Reduktion der Laufrate um
„1/4": minus 6 kcal/kg
KG/d bis hin zu 0 kcal/d

> 4 I.E./h

| |
| -6 kcal/kg KG |
| -6 kcal/kg KG |
| 6 kcal/kg KG |

Reduktion der Laufrate um
„2/4": - 12 kcal/kg KG/d bis
hin zu 0 kcal/d

Bei vorbestehendem IDDM/Insulin-Resistenz muss in Rücksprache mit dem Ernährungsteam ein individueller Kostaufbau erfolgen.

Anpassung nach tagesaktuellem Phosphatspiegel

PO_4^{3-}< 0,65 mmol/l

| |
| +Phosphat |
| +300mg Vit B$_1$ |
| 6 kcal/kg KG |

Reduktion der Laufrate auf
„1/4": 6 kcal/kg KG/d

PO_4^{3-} > 0,65 mmol/l

| +300mg Vit B$_1$ |
| +Phosphat |
| 6 kcal/kg KG |
| 6 kcal/kg KG |

Steigerung der Laufrate um
„1/4": + 6 kcal/kg KG/d

Phosphatsubstitution bei Hypo-phosphatämie

Zusätzlich zur Ernährung Phosphat i.v. ca. 0,3 mmol/kg KG pro Tag. Eine Ampulle (20ml) Kalium- oder Natrium-PO_4^{3-} enthält üblicherweise 12 mmol PO_4^{3-} (0,6mmol PO_4^{3-}/ml).

Ein 80kg schwerer Patient benötigt rechnerisch 4 Ampullen/d. Zumeist reichen jedoch 24 mmol/d.Kontrolle am nächsten Tag nach Substitution. Bei gleichzeitigem Kaliumbedarf oder Hypernatriämie Kaliumphosphat verwenden. Zu beachten: 1ml Kaliumphosphat enthält 1 mmol Kalium. Bei Phosphatbedarf an der iHD/SLEDD: immer während des Verfahrens PO_4^{3-} laufen lassen, um zu starke Spiegelschwankungen zu vermeiden.

Parenteraler Ausgleich bei enteraler Intoleranz ab d +5

| |
| 6 kcal/kg KG |
| 6 kcal/kg KG |

nur „2/4" enteral
verträglich

+

| 6 kcal/kg KG |
| |
| |

plus „1/4"/d
parenteral

=

| 6 kcal/kg KG |
| 6 kcal/kg KG |
| 6 kcal/kg KG |

Kombiniert „3/4"

Unter strenger Indikationsstellung kann ab d +5 eine parenterale Ernährung (PN) ergänzt werden. CAVE: Volumenüberladung, Infektion. Die Möglichkeit eines (erneuten) enteralen Kostaufbaus täglich prüfen. Ein PN-Beutel darf nur über 24h benutzt werden, Reste verwerfen. Deshalb ist es oft pragmatischer, einen ganzen „kleinen Beutel" mit ca. 1000-1250ml parenteral komplett zu infundieren und mit enteraler Kalorienzufuhr die Lücke zum Kalorienziel zu schließen. Zur Verbesserung der metabolischen Toleranz kann auch eine für die periphere Infusion gedachte Lösung („peri") über einen zentralen Zugang infundiert werden.

Prokinetische Massnahmen an der ECLS/ECMO

Prokinetische Maßnahmen

Eine ausgeglichene Stuhlmenge ist an der ECMO von entscheidender Bedeutung. Obstipation kann zu Reflux/Erbrechen/Nicht-Erreichen des Kalorienziels oder Erhöhung des intraabdominellen Drucks mit Beeinträchtigung der Beatmung kommen. Diarrhöen fördern Dekubiti und machen eine Bilanzierung oft schwierig.

⚠️

adäquate Stuhlmenge: >150 ml/24h und <500 ml/24h

Esklations-Stufe 3:

Stufe 2 PLUS
- Neostigmin 1,5mg i.v./d (Laufrate 0,25mg/h) CAVE: Bradykardie

Esklations-Stufe 2:

Stufe1 PLUS
- „Mandelmilch" mit Rizinusöl

Esklations-Stufe 1

- Lactulose 2x10 ml/d p.o.
- Laxans 10 Trpf./d p.o.
- Klysma 1x/d
- Bisacodyl 1x10mg supp./d

Zusätzliche Refluxproblematik
- MCP 3x10mg i.v. (max. 3d*)
- Erythrocin 3x250 mg i.v. (max. 1-2 d*)
  *Wirkverlust durch Tachyphylaxie

Bei Opioid-Induzierter Obsipation zusätzlich 0,4mg/kgKG/d Naloxon p.o. in 4 Einzeldosen. CAVE: (off-label). Alternativ: Methylnaltrexoniumbromid 12 mg s.c. jeden 2. Tag

Vorgehen bei erhöhter Stuhlmenge/Diarrhö
Überlegungen: Osmolarität der EN-Lösung? Infektiologische Ursache? Unverträglichkeiten? Darmischämie? Erst nach Ausschluss dieser Ursachen:
- lösliche Ballaststoffe (z.B. getrocknetes Apfelpulver 3-6 Btl/d)
- Tinctura opii 3x5 Tropfen oder Loperamid 2-4mg Anfangsdosis

Gängige Ernährungslösungen

Enteral	kcal/ml	%kcal Prot.	gProt./100ml	%kcal Glc	%kcal Fett	%kcal Ballast	50	60	70	80	90	% Protein/d
Nutrison® Protein Plus Multifibre	1,3	20	6,3	44	34	2	48	56	64	72	80	120
Isosource® soyenergy fibre	1,5	16	4,9	49	33	2	40	48	56	64	72	80
Isosource® protein fibre	1,3	20	6,7	30	48	2	48	56	64	72	80	130
Fresubin® 2 KCAL HP	2	20	10	33	45	2	30	36	42	48	54	120
Fresubin® hepa	1,3	12	4	53,5	33	1,5	48	56	64	72	80	80
Survimed® OPD	1,3	20	6,7	55	25	0	48	56	64	72	80	130

Laufrate bei 20h enteral/d

Parenteral	kcal/ml	%kcal Prot.	gProt./100ml	%kcal Glc	%kcal Fett	%kcal Ballast	80	96	112	124	136	% AS/d
Nutriflex® Lipid peri novo	0,765	17	3,2	33	50	entf	80	96	112	124	136	120
Nutriflex® Lipid Plus novo	1	15	4,8	48	38	entf	60	72	84	96	108	140
Olimel® 5,7% E	1	16	5,7	44	40	entf	60	72	84	96	108	160
SMOV Kabiven	1,1	20	5			entf	54,55	65,5	76,4	87,3	98,2	130

Laufrate bei 24h parenteral/d

Die Standzeit eines Beutels beträgt maximal 24h, bei geringerer Laufrate den Rest verwerfen

*bezogen auf ein Proteinziel von 1g/kg KG

Laufraten auf durch 4 teilbare Werte gerundet

Spurenelemente *(nur bei parenteraler* Ernährung)*

| ADDEL® TRACE | täglich 1 Amp (10ml) pro Beutel |
| Zink | individuell, z.B. bei Wundheilungsstörungen |

Vitamine *(nur bei parenteraler* Ernährung)*

| Cernevit® | täglich 1 Amp pro Beutel |

* bei einem Äquivalent von ca. 1.500 kcal ist der Bedarf an Spurenelementen und Vitaminen bei einer EN abgedeckt. Sonst: 1xtägl. Supradyn® BT

Eine (T)PN sollte frühestens ab d+5 nach Ausschöpfung aller Möglichkeiten der Steigerung der Verträglichkeit einer enteralen Ernährung begonnen werden.

Selektive Dekontamination des Verdauungstraktes (SDD)

Begriffsklärung

Die selektive Dekontamination des Verdauungstraktes (*engl.:* **s**elective **d**econtamination of the **d**igestive tract, **SDD**) bezieht sich auf die die Dekontamination der Mundhöhle (**s**elektive **o**rale **D**ekontamination, *SOD*) **und** die Dekontamination des Darms. Zur Durchführung wird 4 x täglich eine Lösung von Antibiotika und Antimykotika sowohl enteral über die Magensonde, als auch lokal oral mit einer Paste appliziert. Beide Zubereitungen erhalten typischerweise Tobramycin, Colistin oder Polymyxin E sowie Amphotericin-B oder Nystatin. Ziel von SDD ist, die physiologische Standortflora vor der Kolonisation durch **p**otenzielle **p**athogene **M**ikroorganismen (**PPM**) zu schützen und dadurch deren Translokation in sonst weitgehend sterile Kompartimente (Bronchial-, Urogenitalsystem, Fremdmaterial/ECMO-Kreislauf) zu vermeiden. **Ziel der SDD ist eine komplette Eradikation von PPM bzw. von Beginn an eine komplette PPM-Freiheit des GI-Traktes.**

Modell zur Translokation von PPM und MRGN-Entwicklung

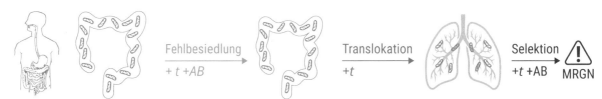

Die physiologische Standortflora besteht zu über 99% aus anaeroben(!) Lactobacilli, Streptococci und Bacteroides. Diese verhindern kompetitiv eine Fehlbesiedlung der inneren Schleimhäute ("colonisation resistance") durch aerobe, gram-negative, potenziell pathogenene Keime (PPM, im Klinik-Jargon „Darmkeime").

Im kritisch Kranken Patienten kommt es, vor allem gefördert durch endogene Immunsuppression und systemisch applizierte Antibiotika, die zum Teil über die Galle ausgeschieden werden, zu einem Durchbrechen der natürlichen „colonisation resistance" und einer Fehl-Kolonisierung des Gastrointestinaltraktes mit PPM.

Im Verlauf translozieren PPM vom Darm in sterile Kompartimente. Die Differenzierung zwischen Kolonisation und Infektion ist dann oft schwierig. Bei Nachweis von PPM werden systemisch Breitband-AB eingesetzt. Niedrig konzentrierte AB in Kombination mit hoher PPM-Last im Darm fördern die Selektion von MRGN.

Zusammensetzung der SDD-Präparationen

- **Tobramycin 80mg** (z.B. 1 Amp TobraZid® 80mg)
- **Amphotericin B 500mg** (z.B. 5ml AmphoMoronal®)
- **Colistinsulfat 118mg** (z.B. 1,5 Tabl Diarönt®mono. Colistintabletten in eine Spritze geben und in 5ml Wasser suspendieren, mörsern nicht nötig
- Bei duodenalen oder jejunalen Sonden mit Magenschenkel Aufteilung der Dosis 50/50.

Die SDD-Paste muss von der Apotheke hergestellt werden. Einreiben mit Handschuh/Finger nach Abschluss der Basis-Mundhygiene.

Applikation

- 4 x tägliche orale Applikation der SDD-Fertig-Lösung
- 4 x tägliche enorale Applikation der oralen SDD-Fertig-Paste

SDD wirkt nur bei adäquater Stuhlfrequenz und -menge:
>150 ml/24h und

Selektive Dekontamination des Verdauungstraktes (SDD) II

Patientenkollektiv

☐ **ECMO-Therapie begonnen oder wahrscheinlich**

☐ **ECMO für mehr als 48h**

☐ **Keine Allergien gegen die Substanzen der SDD**

Ein wacher Patient („Wach-ECMO") ist keine Kontraindikation gegen SDD, ggf. individuelles Vorgehen bei der oralen Applikation (ggf. den Geschmack der Paste verbessern)

Bei Transfer auf Normalstation: SDD absetzen!

Eingangsscreening

☐ **3 x 2 BK peripher PLUS BK aus allen ZVK**

☐ **Trachealsekr./Urin/Wunden**

☐ **MRGN/MRSA-Screening nach Hygieneplan**

☐ **SDD-Aufnahmescreeing Rektal-und kombinierter Nasen/Rachenabstrich**

Aufnahmescreening unabhängig vom Wochentag. CAVE: es ersetzt nicht das MRSA/MRGN-Aufnahme-Screening nach dem aktuellen Hygieneplan (Zeitfaktor, da MRGN-Screening schneller)

Induktionstherapie

☐ **Induktionstherapie bei Aufnahme zur Eradikation evtl. schon vorhandener PPM mittels Cefotaxim:** 3x2g. 1. Dosis über 1 h, Folge-Dosen je über 7h

Die Cefotaxim-Induktion erfolgt auch bei fehlendem Focus. Dauer: bis zum Vorliegen der des Eingangsscreenings, max. aber 5d. Bei bestehender anderer AB prüfen, ob z.B. Wechsel auf Cefotaxim (± Kombination) möglich ist. Cave Pseudomonaden, bei hohem Risiko plus z.B. Gentamicin-Single Shot (7mg/kg)

Surveillance

⚠ Keine SDD ohne Surveillance

 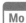   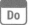 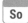

| Mo | Di | Mi | Do | Fr | Sa | So |

Anlassbezogene Diagnostik
Die SDD-Surveillance ersetzt nicht die anlassbezogene mikrobiologische Diagnostik (z.B. bei Fieber, purulentem Sputum, etc.).

Systemische Antibiotika
Bei hinreichendem V.a auf eine invasive (Durchbruch-)infektion durch PPM erfolgt der Einsatz von systemischen AB nach der aktuellen Hausliste und den aktuellen ABS-Gesichtspunkten.

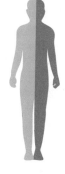

SDD Surveillance
Unabängig von der anlassbezogenen Diagnostik erfolgen SDD-Surveillance Abstriche 2x/Woche (Mo+Do) Bei Nachweis von PPM in anderen Materialien im Rahmen der anlassbezogenen Diagnostik auch deren Miteinbezug bis zur Clearance.

SDD
ist kein Ersatz für einen systemischen AB-Einsatz.

Bei Nachweis von SDD-resistenten PPM (natürlich oder erworben) muss im ABS-Team ein individuelles Vorgehen besprochen werden (z.B. bei einer Fehlbesiedelung mit E. faecium Hinzunahme von Vancomycin p.o., auch bei VRE). Bei nicht-Clearance von PPM immer an einen Wechsel des Fremdmaterials denken (Tracheostoma, Magensonde, Fäkalkollektoren, etc.).

Literatur

ECMO-Kreislauf-Infektionen
Lee EH, Lee KH, Lee SJ, et al. Clinical and microbiological characteristics of and risk factors for bloodstream infections among patients with extracorporeal membrane oxygenation: a single-center retrospective cohort study. Sci Rep. 2022;12(1):15059. Published 2022 Sep 5. doi:10.1038/s41598-022-19405-z

Li X, Wang L, Li C, et al. A nomogram to predict nosocomial infection in patients on venoarterial extracorporeal membrane oxygenation after cardiac surgery [published online ahead of print, 2022 Sep 29]. Perfusion. 2022;2676591221130484. doi:10.1177/02676591221130484

Martínez-Martínez M, Nuvials FX, Riera J. Nosocomial infections during extracorporeal membrane oxygenation [published online ahead of print, 2022 Aug 11]. Curr Opin Crit Care. 2022;10.1097/MCC.0000000000000976. doi:10.1097/MCC.0000000000000976

Yang L, Li M, Gu S, et al. Risk factors for bloodstream infection (BSI) in patients with severe acute respiratory distress syndrome (ARDS) supported by veno-venous extracorporeal membrane oxygenation (VV-ECMO). BMC Pulm Med. 2022;22(1):370. Published 2022 Sep 28. doi:10.1186/s12890-022-02164-y

Rosas MM, Sobieszczyk MJ, Warren W, Mason P, Walter RJ, Marcus JE. Outcomes of Fungemia in Patients Receiving Extracorporeal Membrane Oxygenation. Open Forum Infect Dis. 2022;9(8):ofac374. Published 2022 Jul 25. doi:10.1093/ofid/ofac374

Roth S, M'Pembele R, Stroda A, et al. Neutrophil-lymphoycyte-ratio, platelet-lymphocyte-ratio and procalcitonin for early assessment of prognosis in patients undergoing VA-ECMO. Sci Rep. 2022;12(1):542. Published 2022 Jan 11. doi:10.1038/s41598-021-04519-7

Shekar K, Abdul-Aziz MH, Cheng V, et al. Antimicrobial Exposures in Critically Ill Patients Receiving Extracorporeal Membrane Oxygenation [published online ahead of print, 2022 Oct 10]. Am J Respir Crit Care Med. 2022;10.1164/rccm.202207-1393OC. doi:10.1164/rccm.202207-1393OC

Tanaka D, Pitcher HT, Cavarocchi NC, Diehl JT, Hirose H. Can procalcitonin differentiate infection from systemic inflammatory reaction in patients on extracorporeal membrane oxygenation?. J Heart Lung Transplant. 2014;33(11):1186-1188. doi:10.1016/j.healun.2014.08.015

Xu W, Fu Y, Yao Y, Zhou J, Zhou H. Nosocomial Infections in Nonsurgical Patients Undergoing Extracorporeal Membrane Oxygenation: A Retrospective Analysis in a Chinese Hospital. Infect Drug Resist. 2022;15:4117-4126. Published 2022 Jul 29. doi:10.2147/IDR.S372913

Selektive Dekontamination des Verdauungstraktes (SDD)
de Smet AM, Kluytmans JA, Blok HE, et al. Selective digestive tract decontamination and selective oropharyngeal decontamination and antibiotic resistance in patients in intensive-care units: an open-label, clustered group-randomised, crossover study. Lancet Infect Dis. 2011;11(5):372-380. doi:10.1016/S1473-3099(11)70035-4

Hammond NE, Myburgh J, Seppelt I, et al. Association Between Selective Decontamination of the Digestive Tract and In-Hospital Mortality in Intensive Care Unit Patients Receiving Mechanical Ventilation: A Systematic Review and Meta-analysis [published online ahead of print, 2022 Oct 26]. JAMA. 2022;10.1001/jama.2022.19709. doi:10.1001/jama.2022.19709

Martínez-Martínez M, Nuvials FX, Riera J. Nosocomial infections during extracorporeal membrane oxygenation [published online ahead of print, 2022 Aug 11]. Curr Opin Crit Care. 2022;10.1097/MCC.0000000000000976. doi:10.1097/MCC.0000000000000976

Rosas MM, Sobieszczyk MJ, Warren W, Mason P, Walter RJ, Marcus JE. Outcomes of Fungemia in Patients Receiving Extracorporeal Membrane Oxygenation. Open Forum Infect Dis. 2022;9(8):ofac374. Published 2022 Jul 25. doi:10.1093/ofid/ofac374

SuDDICU Investigators for the Australian and New Zealand Intensive Care Society Clinical Trials Group, Myburgh JA, Seppelt IM, et al. Effect of Selective Decontamination of the Digestive Tract on Hospital Mortality in Critically Ill Patients Receiving Mechanical Ventilation: A Randomized Clinical Trial [published online ahead of print, 2022 Oct 26]. JAMA. 2022;10.1001/jama.2022.17927. doi:10.1001/jama.2022.17927

Xu W, Fu Y, Yao Y, Zhou J, Zhou H. Nosocomial Infections in Nonsurgical Patients Undergoing Extracorporeal Membrane Oxygenation: A Retrospective Analysis in a Chinese Hospital. Infect Drug Resist. 2022;15:4117-4126. Published 2022 Jul 29. doi:10.2147/IDR.S372913

Ernährung an der ECLS/ECMO
Elke G, Hartl WH, Kreymann KG, et al. Clinical Nutrition in Critical Care Medicine - Guideline of the German Society for Nutritional Medicine (DGEM). Clin Nutr ESPEN. 2019;33:220-275. doi:10.1016/j.clnesp.2019.05.002

Ponzo V, Pellegrini M, Cioffi I, Scaglione L, Bo S. The Refeeding Syndrome: a neglected but potentially serious condition for inpatients. A narrative review. Intern Emerg Med. 2021;16(1):49-60. doi:10.1007/s11739-020-02525-7

Beispielformulare

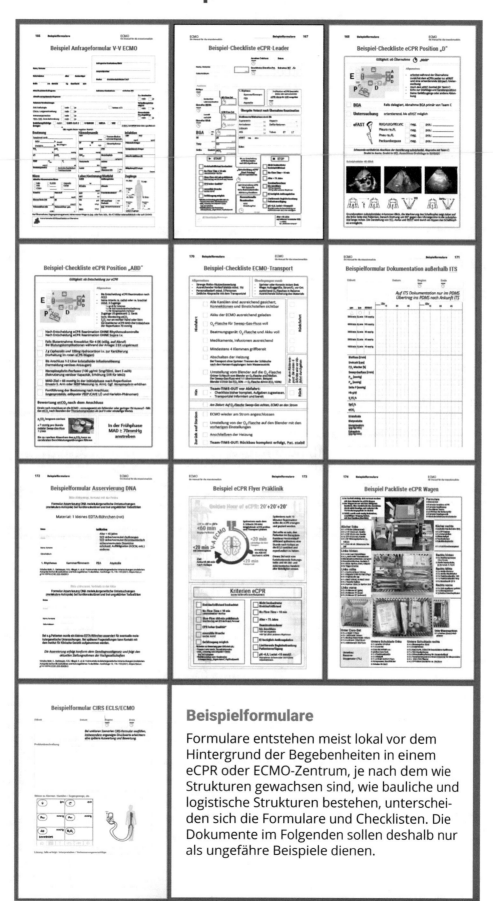

Beispielformulare

Formulare entstehen meist lokal vor dem Hintergrund der Begebenheiten in einem eCPR oder ECMO-Zentrum, je nach dem wie Strukturen gewachsen sind, wie bauliche und logistische Strukturen bestehen, unterscheiden sich die Formulare und Checklisten. Die Dokumente im Folgenden sollen deshalb nur als ungefähre Beispiele dienen.

Beispiel Anfrageformular V-V ECMO

Name, Vorname _____

Geburtsdatum _____ **Alter** _____ **Kostenträger** _____

Größe _____ **cm** **Gewicht** _____ **kg** **Geschlecht** **m/w**

Aktuelle pulmonale Diagnose _____

Aktuelle extrapulmonale Diagnosen _____

Relevante Vorerkrankungen _____

Anfragendes Krankenhaus/Klinik _____	
Ansprechpartner _____	
Station _____ **Erreichbarkeit/Rückruf 24/7**	

Aufnahme Krankenhaus _____ **Aufnahme ITS** _____

Z.n. Reanimation ☐ nein ☐ ja

Vollantikoagulation möglich ☐ nein ☐ ja

ZNS-Pathologie ☐ nein ☐ ja: _____ ☐ letztes cCT: _____

Chron. Lungenerkrankung ☐ nein ☐ ja: _____

Immunsuppression ☐ nein ☐ ja: _____

Häm.-Onk. Grunderkrankung ☐ nein ☐ ja: _____

Einverständnis Pat./Angehörige ☐ nein ☐ ja

Isolationspflichtige Erreger: ☐ nein ☐ **SARS-CoV-2** ☐ **3/4MRGN** ☐ **MRSA** ☐ **VRE** ☐ _____

andere, bei MRGN Keim bitte spezifizieren

_____
falls negativ: letzter negativer Abstrich

Beatmung

beatmet seit:_____

NIV: _____ h Anzahl Bauchlagen:

invasiv:_____ h

FiO$_2$	**paO$_2$**
%	mmHg
pH	**paCO$_2$**
	mmHg

PEEP	**P$_{insp}$**	**V$_t$**
cmH$_2$O		ml

Beatmungsmodus ☐ Endotrachealtubus ☐ Tracheostoma

Niere

Aktuelles Nierenersatzverfahren

☐ kein ☐ SLEDD ☐ Heparin
☐ iHD ☐ _____ ☐ Citrat
☐ CVVH ☐ _____ ☐ _____

Kreatinin	**Harnstoff**
mg/dl	mg/dl
Diurese letzte 24h	**BE**
ml	mmol/l
Volumenbilanz 24h	**Volumenbilanz ges.**
L/24h	L

Hämodynamik

HZV	☐ Thermodilution
L/min	☐ echokardiograph.

EF	**HF**	☐ Sinusrhythmus
%	/min	☐

MAD	**ZVD**
mmHg	mmHg

PAP$_{syst}$	**Norepinephrin**
mmHg	µg/kg/min

Vasopressin	**andere:**
IE/h	

Lactat	**Lactat-Clearance 24h** ☐ nein ☐ ja
mmol/l	

Leber/Gerinnung/Blutbild

Q/INR	**Antikoagulation**
%/	
Bilirubin	**Albumin**
mg/dl	g/l
GOT U/l	**Transfusionsbedarf**
GPT U/l	
Hb: g/dl	**HIT manifest/ Verdacht** ☐ nein ☐ ja
Tc: 10^3/µl	
WBC: 10^3/µl	**NLR** (Neutrophile/Lymphozyten)

Infektion

CRP	**PCT**
mg/dl	ng/ml

Pulmonale Erreger

Extrapulmonale Erreger

Aktuelle Antibiose (d)

Bildgebung/CT Lunge:

Datum

Zugänge

re. jug.: ○○ li. jug.:

Thrombose
☐ nein
☐ ja
Ø ____ mm

re. fem.: ○○ li. fem.:

Thrombose Thrombose
☐ nein ☐ nein
☐ ja ☐ ja
Ø ____ mm Ø ____ mm

weitere Zugänge:

Bei Übernahme: Zugangsmanagement, keine neuen Wege re. jug. oder fem. bds., Rö-/CT-Bilder telemedizinisch oder auf CD/DVD

Interne Vermerke: GET/Shared Decision zur Übernahme

Beispiel-Checkliste eCPR-Leader

Annahme Telefonat
Uhrzeit

Datum

Name, Vorname

Alter

Geschätztes Eintreffen Pat.
Uhrzeit

Rufnahme NEF

Geburtsdatum

/   –

Anamnese

Kollaps
Uhrzeit

☐ beobachtet
☐ Laienreanimation

NO-Flow-Zeit
(≤10 min)

Eintreffen RD/NA
Uhrzeit

☐ Lucas®
☐ corPuls®

LOW-Flow-Zeit
(≤60 min)

Eintreffen Klinik
Uhrzeit

„00:00"

BGA ☐ ven. ☐ art.
(≤2 Minuten)

BZ		pH	
	mg/dl		(≥6,8)
Temp		**Lac**	
	°C		(≤18 mmol/l)
Größe	**Gewicht**	**etCO₂**	
kg	cm		(≥10 mmHg)

1. Rhythmus
☐ Kammerflimmern
☐ PEA
☐ Asystolie

☐ Indikation **eCPR besteht**
(sicher oder wahrscheinlich)
eCPR-Alarm für ASR ausgelöst
Uhrzeit

Übergabe Notarzt nach Übernahme Reanimation

Medikamente/Maßnahmen durch NA

Suprarenin	mg	Heparin	I.E.
Amiodaron	mg	Defibrillationen	x
Lidocain	mg		
ASS	mg	Tubus ET ☐ LT ☐	

eFAST ☐ neg. ☐ pos.:

Echo:

▶ START

☐ **Kreislaufstillstand beobachtet**

☐ **No-Flow-Time ≤ 10 min**
Laienreanimation = No-Flow

☐ **Slow-Flow ≤60 min präklinisch**
Slow-Flow beg. mit CPR durch med. Personal

☐ **CPR hoher Qualität***

☐ **reversible Ursache**
kardial, 4H/4T

☐ **Gefäßzugang möglich**

***Kriterien zur Bewertung guter CPR sind z.B.:**
- Transport unter mech. Thoraxkompression
- **etCO₂** ≥10mmHg zum Zeitpunkt t+20min
  bzw. bei Aufnahme
- Vitalitätszeichen unter Reanimation:
  Schnappatmung, „Gegen-Atmen", Pupillendynamik

Bis zur Entscheidung
eCPR Reanimation
nach ERC-Algorithmus

„Entscheidung eCPR"
„Start Priming"
(falls kein vorgerichteter Oxy)
min

nach Entscheidung eCPR:
Kein Suprarenin
Keine Rhythmuskontrollen
Aktivierung Checklisten

Konventionelle
Reanimation
☐ ROSC
☐ Einstellung/Tod

Uhrzeit

■ STOP

☐ **Nicht beobachteter**
Kreislaufstillstand

☐ **No-Flow-Time > 10 min**

☐ **Alter > 75 Jahre**

☐ **Reanimationsdauer**
bis Anschluss
>20' bei Asystolie
>90' bei allen anderen Rhythmen

☐ **KI bezüglich Antikoagulation**

☐ **Limitierende Begleiterkrankung**
Patientenverfügung

☐ **pH <6,8, Lactat >18 mmol/l**
Eine BGA sollte die Entscheidung zur
eCPR nicht mehr als 2 min verzögern

GET/Shared Decision/Bemerkungen

Alter < 40 Jahre
und sicherer/ vermuteter SCD
☐ 1 x EDTA
für „molekulare Autopsie"

Beispiel-Checkliste eCPR Position „D"

Gültigkeit: ab Übernahme ⏱ „00:00"

Allgemeines

- arbeitet während der Übernahme zunächst dem **eCPR**-Leader zu: **eFAST** und eine **orientierende körperl. Untersuchung**
- *Nach dem eFAST Zuarbeit für Team C:*
- Echo zur Drahtlage und Kanülenposition
- Keine Gefäßzugänge oder andere Ablenkung

☐ **BGA**   Falls delegiert, Abnahme BGA primär von Team C

☐ **Untersuchung**   orientierend, bis eFAST möglich

☐ **eFAST**

RUQ/LUQ/PELVIC	☐ neg.	☐ pos.: _____
Pleura re./li.	☐ neg.	☐ pos.: _____
Pneu re./li.	☐ neg.	☐ pos.: _____
Pericarderguss	☐ neg.	☐ pos.: _____

Echosonde verbleibt bis Abschluss der Kanülierung subxiphoidal. Absprache mit Team C:
Draht in Aorta, Draht in VCI, Ausschluss Drahtlage in RV/RVOT

Subxiphoidaler 4K-Blick

Grundposition subxiphoidaler 4-Kammer-Blick, die Markierung des Schallkopfes zeigt dabei auf die linke Seite des Patienten. Danach Drehung um 90° gegen den Uhrzeigersinn in die subxiphoidal lange Achse. Die Darstellung von VCI, Aorta und RVOT wird durch ein Kippen des Schallkopfes ermöglicht.

Beispiel-Checkliste eCPR Position „ABD"

Gültigkeit: ab Entscheidung zur eCPR

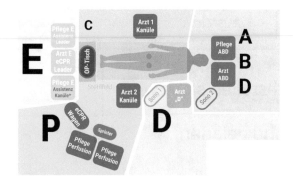

Allgemeines

- Bis Entscheidung eCPR Reanimation nach ACLS
- keine Arterie re. radial oder re. brachial
- mind. 3 Zugänge
  - 1 x groß für Volumen
  - 1 x für Boli Katecholamine/Sedierung
  - 1 x für Norepinephrin-Perfusor
- Zugänge US-gesteuert: 2. Gerät
- kont. Monitoring etCO$_2$
- S$_p$O$_2$ nur an rechter Hand oder Stirn
- bei etablierter eCPR MAD-Ziel Initialphase der Reperfusion 70 mmHg

☐ Nach Entscheidung **eCPR** Reanimation **OHNE Rhythmuskontrolle**
Nach Entscheidung **eCPR** Reanimation **OHNE Supra** i.v.

☐ Falls Blutentnahme: **Kreuzblut für 4 EK (eilig, auf Abruf)**
Bei Blutungskomplikationen während der Anlage: 2 EK ungekreuzt

☐ *2 g Cephazolin und 100mg Hydrocortison* i.v. zur Kanülierung
(Vorhaltung im roten eCPR-Wagen)

☐ Bis Anschluss **1-2 Liter kristalloide Infusionslösung**
(Vermeidung venöses Ansaugen)

☐ **Norepinephrin-Perfusor** (100 µg/ml: 5mg/50ml, *Start 5 ml/h*)
(Rekrutierung venöser Kapazität, Erhöhung SVR für MAD)

☐ **MAD-Ziel > 60 mmHg in der Initialphase nach Reperfusion**
(invasiv li. Arm oder NIBP Messung re. Arm). Ggf. *Norepinephrin* erhöhen

☐ **Fortführung der Beatmung** nach Anschluss:
lungenprotektiv, adäquater PEEP (CAVE LÖ und Harlekin-Phänomen)

Bewertung etCO$_2$ nach dem Anschluss

Direkt nach Anschluss an die ECMO - vorausgesetzt ein fehlender oder geringer RV-Auswurf - fällt das etCO$_2$ nach Beenden der Thoraxkompression ab (auf 0 oder einstellige Werte).

p$_a$CO$_2$ langsam senken

≤ 7 mmHg pro Stunde
*initialer Sweep-Gas-Fluss
1 L/min*

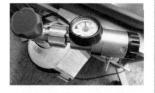

Ein zu rasches Absenken des p$_a$CO$_2$ kann zu cerebralen Durchblutungsstörungen führen

In der Frühphase MAD ≥ 60-65mmHg anstreben

Beispiel-Checkliste ECMO-Transport

Allgemeines
- Strenge Risiko-/Nutzenbewertung
- Ausreichender Vorlauf (elektiv mind. 1h)
- Personalbedarf: mind. 3 Personen
- Zeitliche Absprache mit dem Transportziel

Überlegungen vorab
- Sprinter oder Konsole im/am Bett
- Wege: Aufzuggröße, Strom/O_2 vor Ort
- aureichend O_2-Flaschen in Reserve
- Ausreichende Sicherung des Materials

Hinfahrt

☐ Alle Kanülen sind ausreichend gesichert, Konnektionen und Einstichstellen sichtbar ☐

☐ Akku der ECMO ausreichend geladen ☐

☐ O_2-Flasche für Sweep-Gas-Fluss voll ☐

☐ Beatmungsgerät: O_2-Flasche und Akku voll ☐

☐ Medikamente, Infusionen ausreichend ☐

☐ Mindestens 4 Klemmen griffbereit ☐

Rückfahrt

☐ Abschalten der Heizung
Bei Transport ohne Sprinter: Trennen der Schläuche nach den Hansen-Kupplungen: kein Wasseraustritt

☐ Umstellung vom Blender auf die O_2-Flasche
Grüner Schlauch vom Blender an O_2-Flasche anschließen. Der Sweep-Gas-Fluss wird 1:1 übernommen. Beispiel: Blender 4 l/min bei F_iO_2 50% --> O_2-Flasche 4l/min (F_iO_2 100%)

Vor dem Rücktransport: Die ersten 6 Schritte wie vor Abfahrt durchgehen

Hin

☐ **Team-TIME-OUT vor Abfahrt:**
- Checkliste bisher komplett, Aufgaben zugewiesen,
- Transportziel informiert und bereit

☐ **Rück**

☐ *Am Zielort: Auf O_2-Flasche Sweep-Gas achten, ECMO an den Strom*

Zurück auf Station

☐ ECMO wieder am Strom angeschlossen

☐ Umstellung von der O_2-Flasche auf den Blender mit den vorherigen Einstellungen

☐ Anschließven der Heizung

☐ **Team-TIME-OUT: Rückbau komplett erfolgt, Pat. stabil**

Beispielformular Dokumentation außerhalb ITS

Etikett

Datum

Beginn
Uhrzeit

Ende
Uhrzeit

Auf ITS Dokumentation nur im PDMS
Übertrag ins PDMS nach Ankunft ITS

			____ Uhr					____ Uhr			
rpm	lpm	RR/MAD		15	30	45			15	30	45
△	○	⅄									
5000/min	5L/min	120 mmHg									
4000/min	4L/min	100 mmHg									
3000/min	3L/min	80 mmHg									
2000/min	2L/min	60 mmHg									
1000/min	1L/min	40 mmHg									

Blutfluss [l/min]										
Drehzahl [rpm]										
F_iO_2 Mischer [%]										
Sweep-Gasfluss [l/min]										
P_{ven} [mmHg]										
P_{art} [mmHg]										
Delta P [mmHg]										
Hb g/dl										
S_cVO_2%										
SpO_2%										
$etCO_2$										
Kristalloide										
Blutprodukte										
Norepinephrin (µg/kg/min)										
Epinephrin (µg/kg/min)										

Beispielformular Asservierung DNA

Bitte Abtrennen, Versand mit der Probe

Formular Asservierung DNA molekulargenetische Untersuchungen
(molekulare Autopsie) bei kardiovaskulären und bei ungeklärten Todesfällen

Material: 1 kleines EDTA-Röhrchen (rot)

Datum

Indikation

Etikett

☐ Alter < 40 Jahre
☐ SCD sicher/vermutet rhythmogen
☐ SCD sicher/vermutet thrombembolisch
☐ sichere/vermutete Dissektion
☐ echokard. Auffälligkeiten (HOCM, evtc.)
☐ anderes:

Name, Vorname

Geburtsdatum

1. Rhythmus   ☐ Kammerflimmern   ☐ PEA   ☐ Asystolie

Schulze-Bahr, E., Dettmeyer, R.B., Klingel, K. et al. Postmortale molekulargenetische Untersuchungen (molekulare Autopsie) bei kardiovaskulären und bei ungeklärten Todesfällen. Kardiologe 15, 176–193 (2021). https://doi.org/10.1007/s12181-020-00438-5

Bitte abtrennen, Verbleib in der Akte

Formular Asservierung DNA molekulargenetische Untersuchungen
(molekulare Autopsie) bei kardiovaskulären und bei ungeklärten Todesfällen

Datum

Etikett

Name, Vorname

Geburtsdatum

Bei o.g.Patienten wurde ein kleines EDTA-Röhrchen asserviert für eventuelle molekulargenetische Untersuchungen. Bei späteren Fragestellungen kann Kontakt mit dem Institut für Klinische Genetik aufgenommen werden.

Die Asservierung erfolgt konform dem Gendiagnostikgesetz und folgt den aktuellen Stellungnahmen der Fachgesellschaften

Schulze-Bahr, E., Dettmeyer, R.B., Klingel, K. et al. Postmortale molekulargenetische Untersuchungen (molekulare Autopsie) bei kardiovaskulären und bei ungeklärten Todesfällen. Kardiologe 15, 176–193 (2021). https://doi.org/10.1007/s12181-020-00438-5

Beispiel eCPR Flyer Präklinik

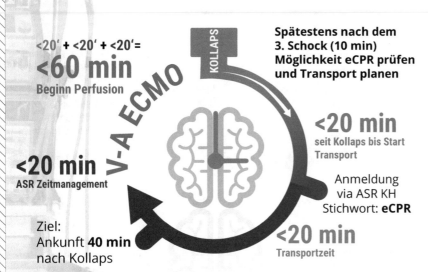

Golden Hour of eCPR: 20'+20'+20'

<20' + <20' + <20'=
<60 min
Beginn Perfusion

V-A ECMO

KOLLAPS

Spätestens nach dem 3. Schock (10 min) Möglichkeit eCPR prüfen und Transport planen

<20 min
ASR Zeitmanagement

<20 min
seit Kollaps bis Start Transport

Anmeldung via ASR KH Stichwort: **eCPR**

Ziel:
Ankunft **40 min** nach Kollaps

<20 min
Transportzeit

Spätestens nach 10 Minuten Reanimation sollte die eCPR erwogen und geplant werden.

Ziel sollte es sein, den Patienten im therapierefraktären Herzkreislaufstillstand spätestens eine Stunde nach Kollaps an die ECLS kanüliert und reperfundiert zu haben.

Dieses Ziel setzt eine funktionierende Rettungskette und ein ziel- und zeitorientiertes Handeln aller Beteiligten voraus.

Kriterien eCPR
(werden bei Eintreffen im KH komplettiert)

☐ **Kreislaufstillstand beobachtet**

☐ **No-Flow-Time ≤ 10 min**
Laienreanimation = No-Flow

☐ **Slow-Flow ≤60 min präklinisch**
Slow-Flow beg. mit CPR durch med. Personal

☐ **CPR hoher Qualität***

☐ **reversible Ursache**
kardial, 4H/4T

☐ **Gefäßzugang möglich**

***Kriterien zur Bewertung guter CPR sind z.B.:**
- Transport unter mech. Thoraxkompression
- **etCO$_2$** ≥10mmHg zum Zeitpunkt t+20min
  bzw. bei Aufnahme
- **Vitalitätszeichen** unter Reanimation:
  Schnappatmung, „Gegen-Atmen", Pupillendynamik

☐ **Nicht beobachteter Kreislaufstillstand**

☐ **No-Flow-Time > 10 min**

☐ **Alter > 75 Jahre**

☐ **Reanimationsdauer bis Anschluss**
>20' bei Asystolie
>90' bei allen anderen Rhythmen

☐ **KI bezüglich Antikoagulation**

☐ **Limitierende Begleiterkrankung Patientenverfügung**

☐ **pH <6,8, Lactat >18 mmol/l**
Ausnahme: sichere oder vermutete Intoxikationen

Beispiel Packliste eCPR Wagen

☐ **Im Vorfeld wichtig: sich vertraut machen mit dem Material im eCPR-Wagen**
☐ **Der Wagen ist nur mit dem Nötigsten bestückt, dies vereinfacht das Anreichen durch nicht Kundige und reduziert die Verwechslungsgefahr im Notfall**
☐ **CAVE: somit auch wenig Redundanz, sorgfältiger Umgang insbes. mit den Kanülen (Sterilität)**

Formulare
☐ Blutzentrale
☐ Formular Annahme eCPR
☐ Formular Kanülierung
☐ Checklisten Teams
☐ eCPR-Flyer für Notärzte/RD
☐ Formular Gendiagnostik
☐ Händedesinfektionsmittelständer

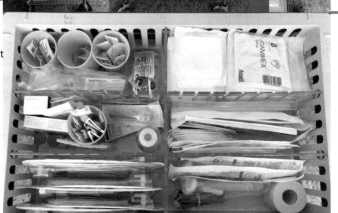

Köcher links
☐ 1 x PIK-Set (Dilatatoren)
☐ 2 x 17F 23cm art. Kanüle
☐ 1 x 25F 61cm ven. Kanüle
☐ 1x 27F 61cm ven. Kanüle
☐ 2 x 5F Führungskatheter re., 100cm
☐ 1 x Set mit alt. Dilatatoren bis 26F

Köcher rechts
☐ unsterile Handschuhe SML
☐ 4 x OP-Hauben
☐ 2 x Schutzbrillen
☐ Ultraschallgel
☐ Taschenlampe
☐ Kabelbinderpistole

☐ 1 x V-AV-Erweiterungsset

Links hinten
☐ 4 x rote Luer-Verschlüsse
☐ 4 x „male-male"-Konnektoren
☐ Blutabnahmeröhrchen, komplett
☐ Kreuzblutröhrchen, Bedside-T.
☐ 4 x BGA: Spritze, Dorn, Adapter
☐ 2x Viggo-Arterien

Links mitte
☐ 1 x Hydrocortison 100mg
☐ 1 x Heparin 5.000 IE/Vial (Pkg.)
☐ 2 x Cephazolin 2gr.
☐ 1 x NaCl 100ml, 4x NaCl 10ml
☐ 2 x Transfer-Spikes
☐ 4 x Spritze 10ml, 2x Spritze 2ml

Links vorne
☐ 2 x Schleuse 6F (grün)
☐ 2 x Schleuse 7F (rosa)
☐ 2 x Schleuse 9F (schwarz)

Rechts hinten
☐ 6 x Sterilkompressen 7,5 x 7,5 cm
☐ Sterile Handschuhe, je 2x: 6; 6,5; 7; 7,5; 8

Rechts Mitte
☐ 2 x sterile Klemme
☐ 2 x steriler Nadelhalter
☐ 2 x Punktionskanüle, 18G
☐ 1 x Punktionskanüle lang
☐ 8 x Mersilene® CP 0

Rechts vorne
☐ 3 x CHX-Applikator gefärbt
☐ 4 x Einwegrasierer
☐ 1x breites Gewebepflaster

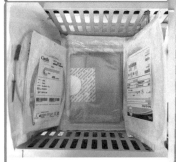

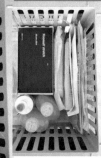

Unter Coro-Set
☐ 2 x J-Draht 175cm
☐ 2 x Stiff-Draht 180cm
☐ 1 x Backup Maier-Draht 185cm
☐ 1 x Lochtuch 120x150cm
☐ 1 x Abklebetuch 50x75cm

Unterbau:
Reserve-
Oxygenator (7 L)

Unter Blasenspritzen
☐ 1 x breites (20cm) Mullpflaster

Untere Schublade links
☐ 1 x steriler OP-Kittel
☐ 1 x Coro-Set
☐ Coro-Set enthält u.a.:
☐ großes Coro-Tuch
☐ 1 x Punktionskanüle
☐ 2 x Skalpell
☐ 1 x J-Draht 0,035/175cm
☐ Kompressen, Bauchtücher
☐ Schalen für NaCl

Untere Schublade rechts
☐ 4 x Blasenspritze 50ml
☐ 1 x Desinfektion
☐ 2 x NaCl 0,9%, 250ml für heparinisierte Spüllösung
☐ 1 x TEE-Sondenbezug
☐ 2 x Ultraschallkopfbezug für Linearschallkopf
☐ 2 x Transfusionssysteme Braun Infusomat für Blutprodukte
☐ 4 x CHG ZVK-Pflaster
☐ 4 x OP-Folien-Zuschnitte ca. 20x20cm

Beispielformular CIRS ECLS/ECMO

Etikett

Datum

Beginn
Uhrzeit

Ende
Uhrzeit

Bei unklaren Szenarien CIRS-Formular ausfüllen, insbesondere angezeigte Druckwerte erleichtern eine spätere Auswertung und Bewertung.

Problembeschreibung

Skizze zu Alarmen / Kanülen / Zugangswege, etc.

$\dot{V}$	lpm	$\circlearrowright$	rpm
p_{Ven}	mmHg	p_{Art}	mmHg
Δp (unverändert)	mmHg	S_vO_2	

Lösung, falls erfolgt / Interpretation / Verbesserungsvorschläge